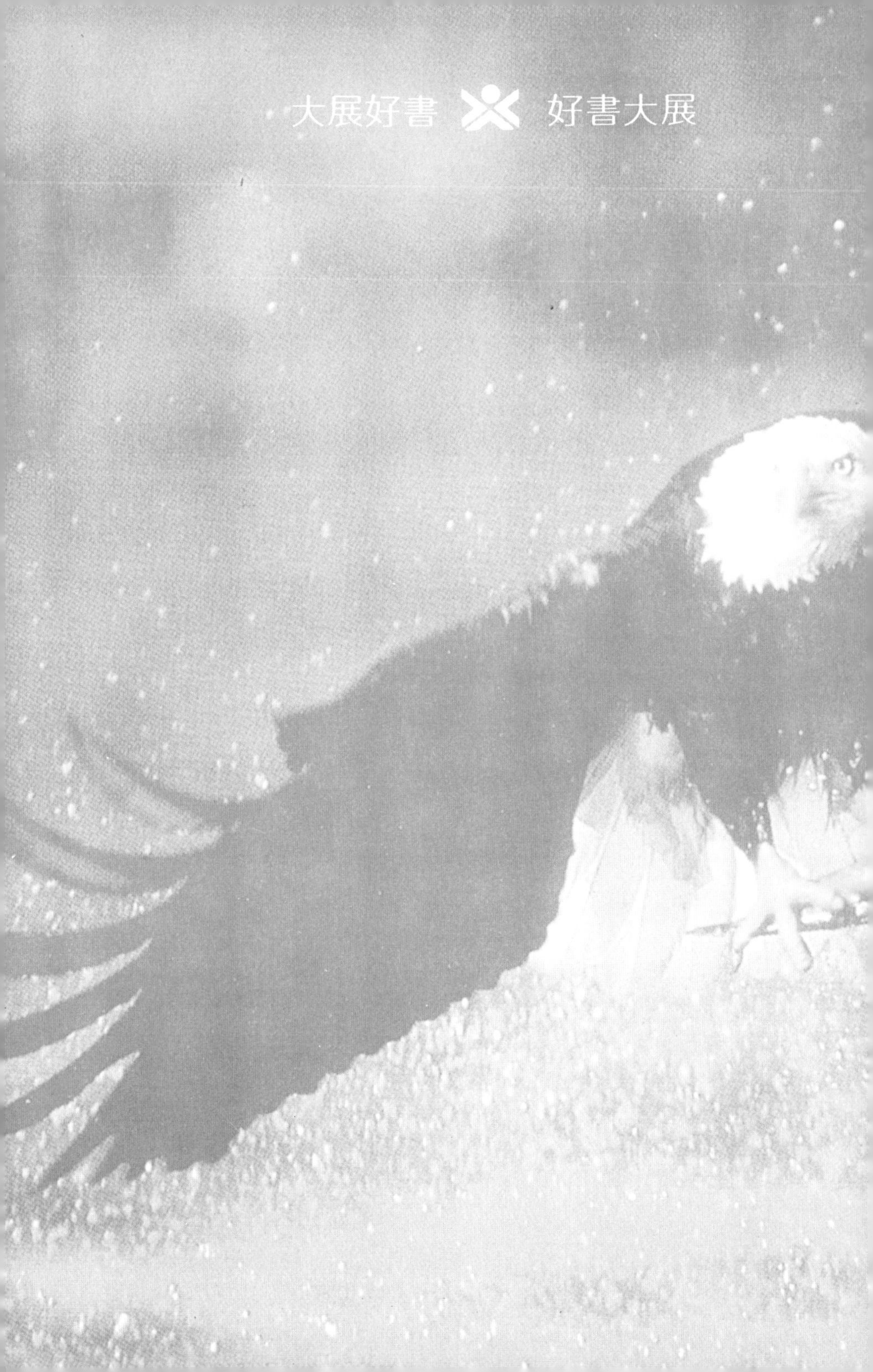
大展好書 好書大展

貧血者的飲食

●製作飲食之前

為各位介紹四群點數法的治療食。

由本書第四頁到第三十一頁，以圖片方式介紹一天的早、中、晚三餐加上點心的菜單例，作法刊載於一〇二頁到一二九頁。

由三十二頁至六十三頁為單項料理。作法刊載於彩色頁後方的黑白頁上。

各菜單及料理的材料皆為一人份。此外，卷末除了表示四大食品群的群別點數以外，也刊載一人份的營食價。

材料的計量使用標準量杯、量匙，大概為各位併計數值，可配合家人的飲食使用。

目錄

一日菜單集

一品料理集

●貧血者的飲食●

貧血的症狀與原因

●貧血者的營養●

貧血者飲食的實際內容

青春期女子菜單①

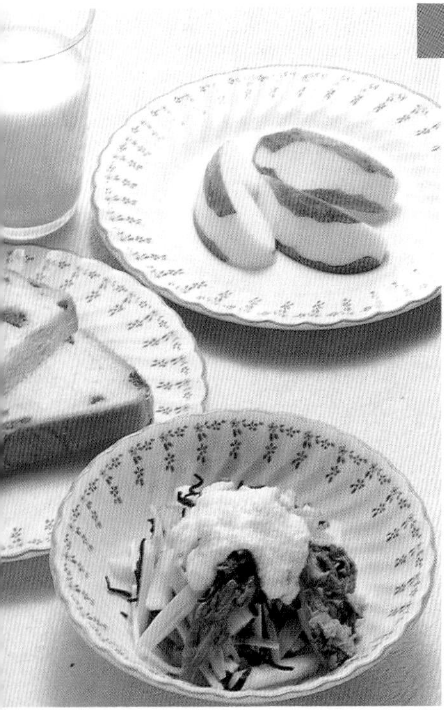

早餐

油菜沙拉淋豆腐調味醬
葡萄麵包　牛乳　蘋果

●

豆腐為良質蛋白質源，所以必須每天攝取。調味醬和蔬菜一起吃。可涼拌含鐵質較多的羊栖菜或綠色的油菜。

午餐

炸紫蘇鰺魚
炸竹筍
煮豬肝
小油菜拌芥末
印度豆芽菜　飯

●

同樣是動物性蛋白質，魚類和肉類中所含的氨基酸種類卻不同。兩者一併攝取當成便當菜使用。料理時要選擇不容易產生湯汁的油炸食品、煮的食品。

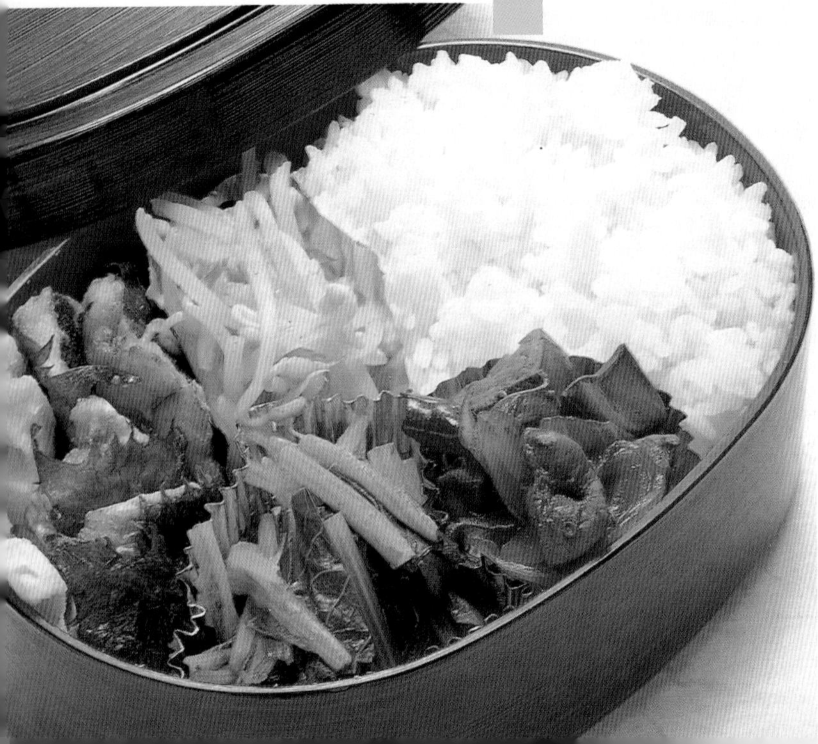

作法102頁

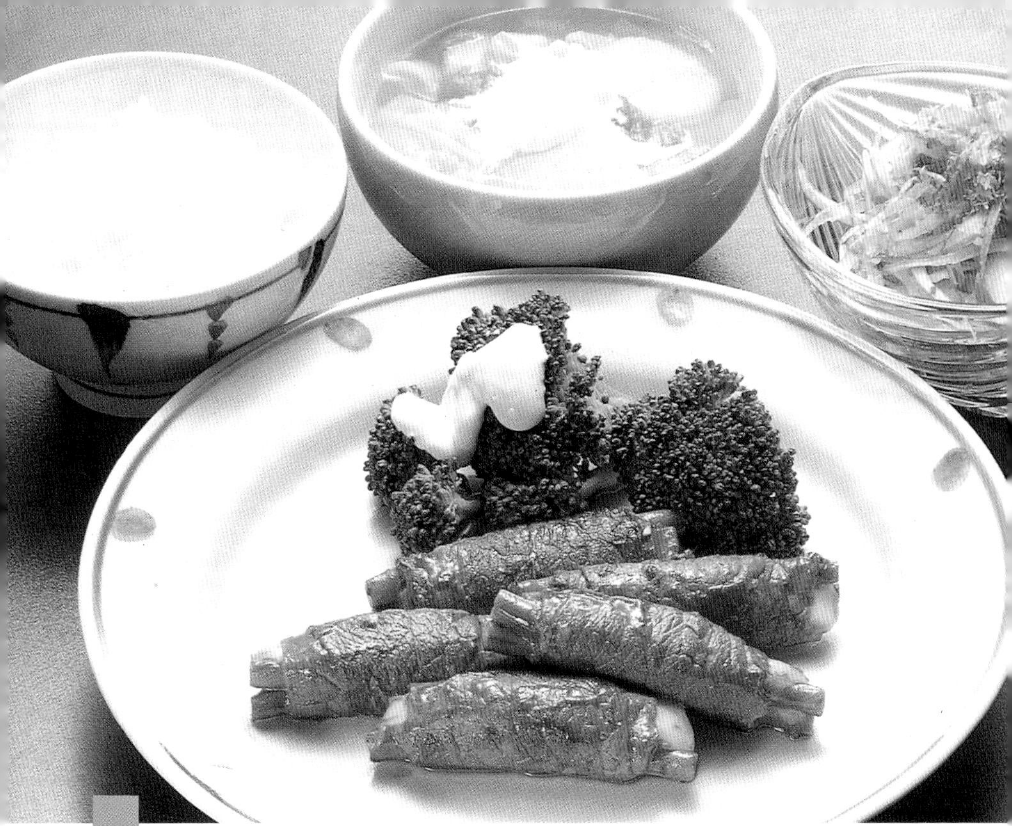

晚餐

牛肉八幡卷　奶油蔬菜
洋蔥薄片　飯

●

八幡卷的肉要使用牛肉瘦肉。捲入的蔬菜之甘甜味與肉一起吃非常適合。可搭配含有豐富維他命 C 的花椰菜。

點心

香蕉杏仁片　紅茶

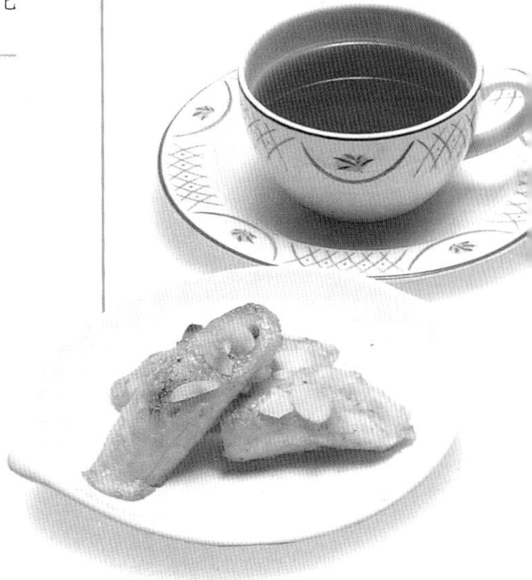

●四群點數法營養價

					合計
早餐	1.5	0.7	0.9	3.3	6.4
午餐	0.0	1.2	0.7	6.5	8.4
點心	0.0	0.0	1.1	1.8	2.9
晚餐	1.0	1.3	2.2	5.6	10.1
合計	2.5	3.2	4.9	17.2	27.8

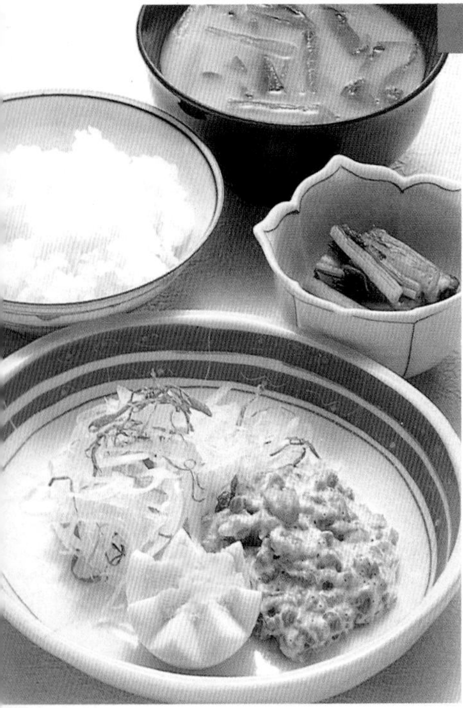

早餐

納豆淋蛋黃醬・
加洋蔥薄片
鹽漬蕪菁菜　油炸甘薯片
小油菜味噌湯　飯

●

早餐吃飯的話要配上納豆沙拉。添上許多洋蔥薄片及煮蛋盛盤。洋蔥用水浸泡後就能去除辣味。

午餐

蕈類明太子義大利麵　日式牛肉沙拉
酸乳酪　哈蜜瓜

●

很多人吃午餐時單點一道義大利麵。但是，可以搭配動物性蛋白質和蔬菜。義大利麵加上明太子的辣味及檸檬的酸味，呈現爽口的味道。

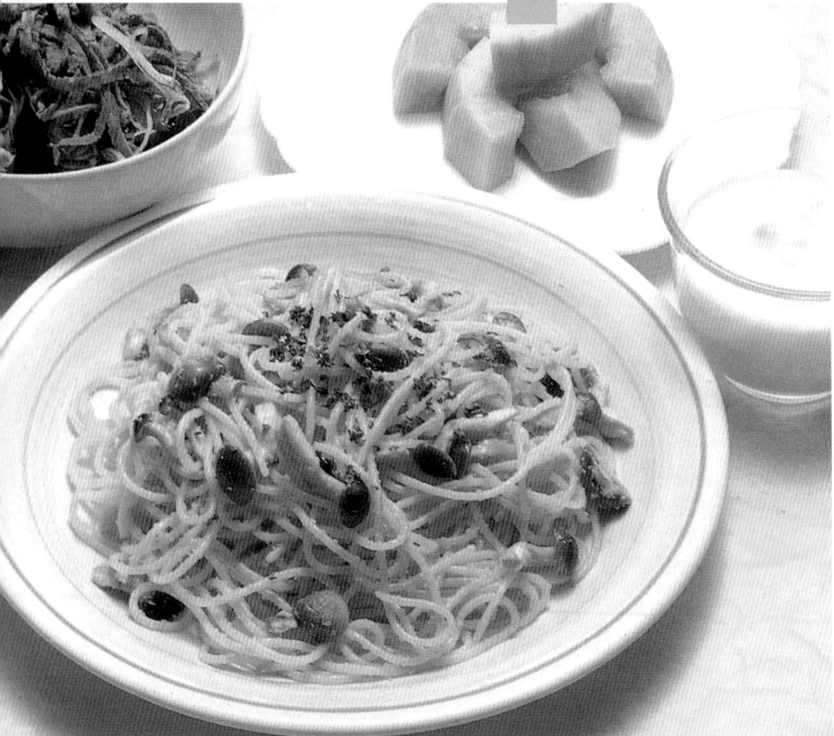

作法104頁

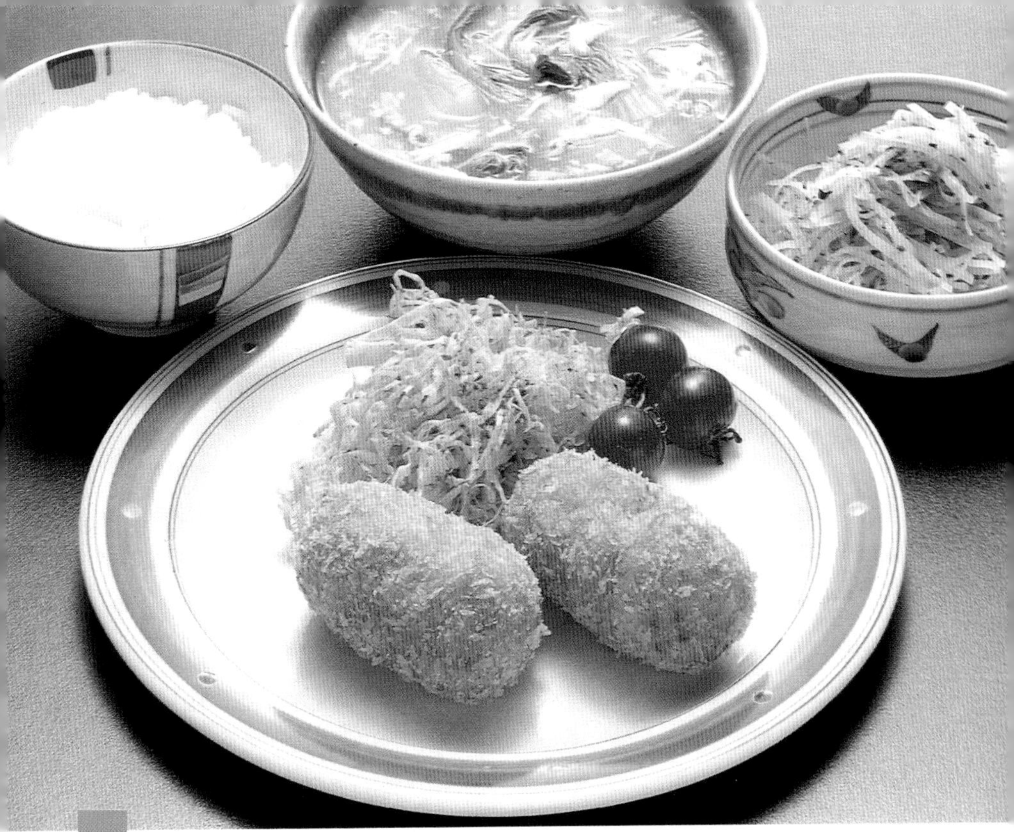

晚餐

炸南瓜丸子
青江菜蟹肉羹
芝麻醋拌馬鈴薯　飯

●

南瓜不只含有維他命 C，而且也有胡蘿蔔素和 B_1 、 B_2 。和搗碎的肝臟一起炸成炸丸子。

點心

麵包布丁淋李子醬
帶有果粒的橘子汁

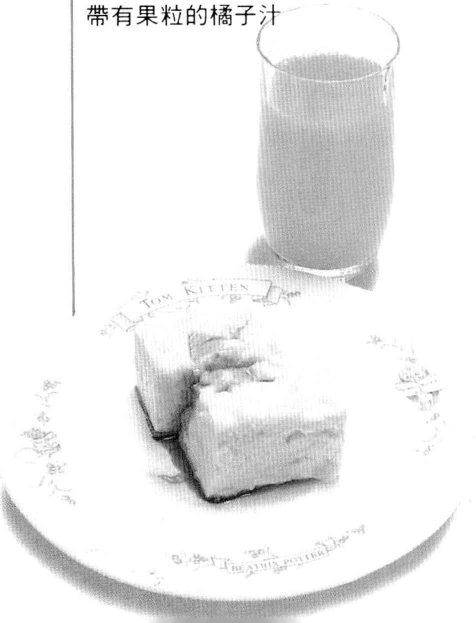

●四群點數法營養價

		♥	♣	♦	合計
早餐	0.5	1.2	0.3	4.7	6.7
午餐	1.1	1.6	0.7	4.8	8.2
點心	1.2	0.0	1.3	1.6	4.1
晚餐	0.5	0.8	2.0	6.2	9.5
合計	3.3	3.6	4.3	17.3	28.5

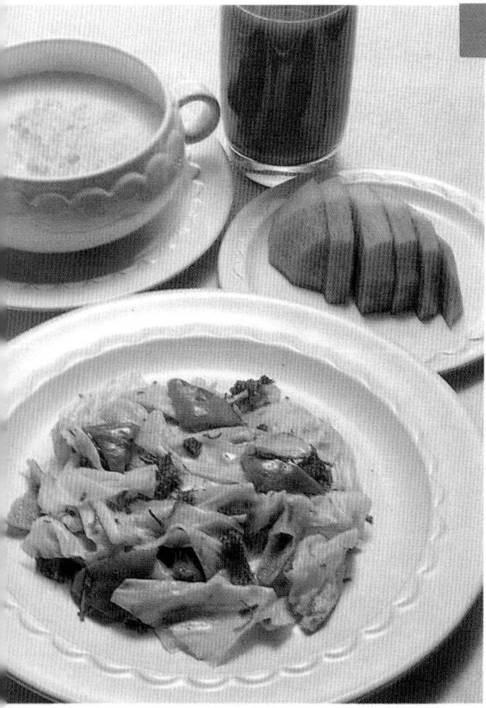

早餐

鹹牛肉炒蔬菜
燕麥片　番茄汁
柿子
●
想在早餐上變化時，可以用燕麥片代替吐司麵包。燕麥片含有很多具有造血作用的葉酸和銅。煮太久時葉酸的效果較差，因此略煮即可。

午餐

炸蝦　燉菜
菠菜拌芝麻
碎蛋飯
蘋果
●
親手做的便當考慮色彩的變化，可以搭配各種食品。海苔所含的鐵質與肝臟相同，最好經常攝取。

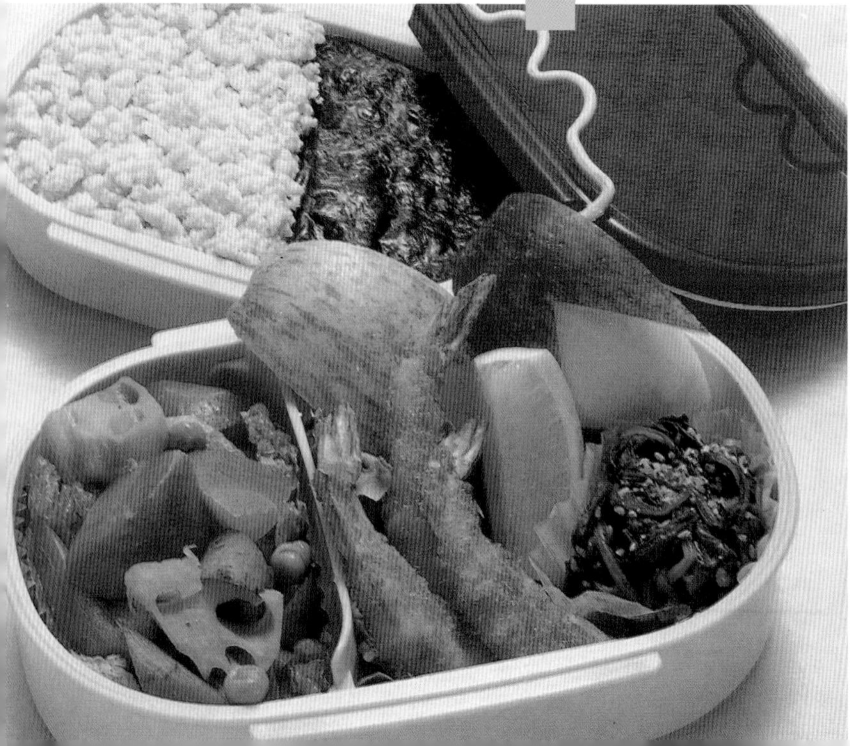

作法106頁

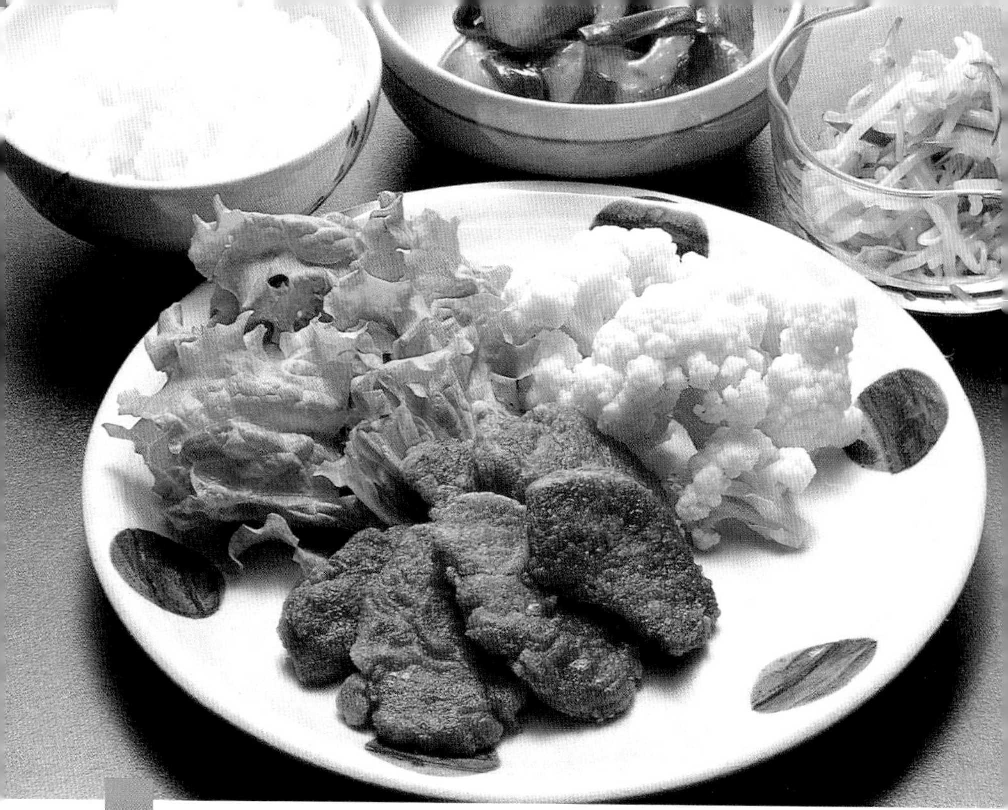

晚餐

咖哩豬肉豬肝
煮芋頭
豆芽菜拌芥末醋
飯

●

吃肉時不只攝取肉，連鐵質較多的肝臟也要一併攝取。咖哩爽口的刺激與豬肉、豬肝搭配非常適合。

點心

蛋奶烘餅　薄荷茶

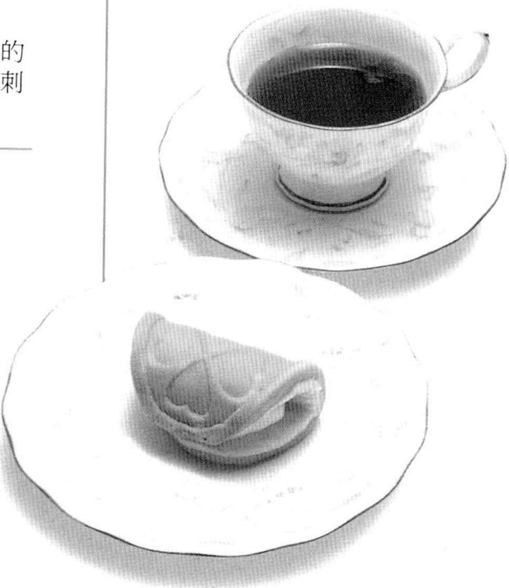

●四群點數法營養價

					合計
早餐	1.4	0.9	1.3	3.3	6.9
午餐	1.1	1.5	1.1	5.9	9.6
點心	0.0	0.0	0.0	1.9	1.9
晚餐	0.0	1.6	1.1	6.9	9.6
合計	2.5	4.0	3.5	18.0	28.0

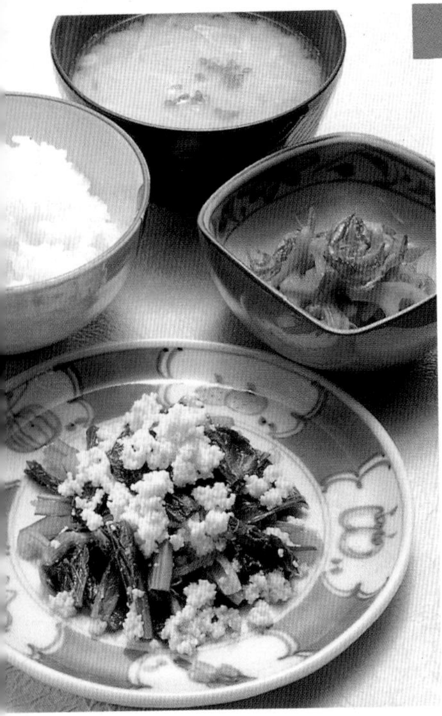

早餐

小油菜拌碎蛋
金平蓮藕
豆芽菜味噌湯　飯

●

蓮藕加蝦米含有豐富的鈣質。攝取大量鈣質時，鐵質較容易吸收利用。是骨骼、牙齒的基礎成分，為成長期不可或缺的食品。

午餐

麵包捲
炸雞肝配蔬菜
橘子　番茄汁

●

麵包捲的菜碼有各種組合。秘訣為雞肝要沾牛乳和洋蔥後再炸。雞肝附帶的咖哩漬花菜可以一次多做些，當成常備菜使用。

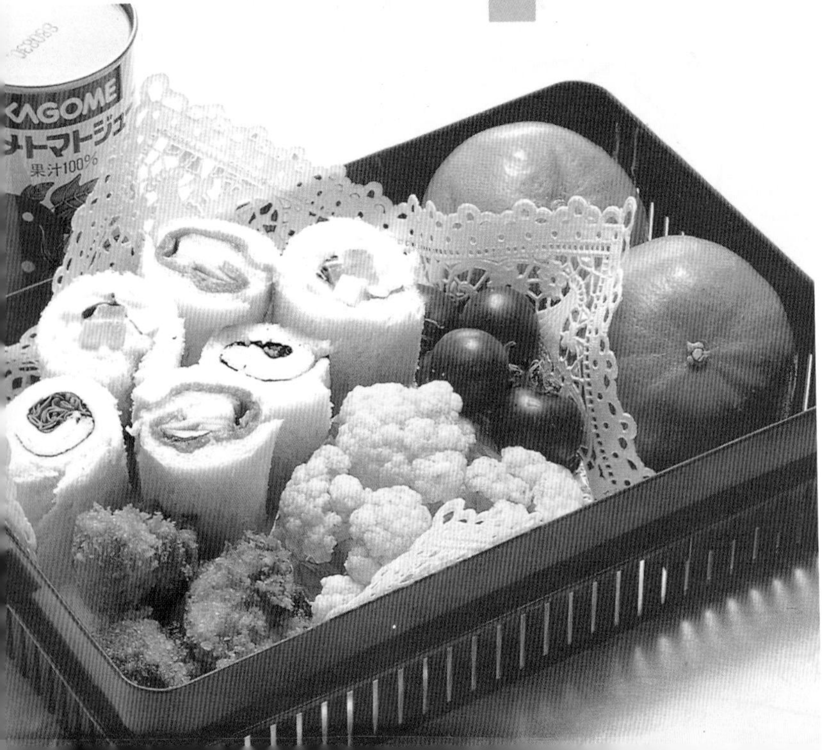

作法108頁

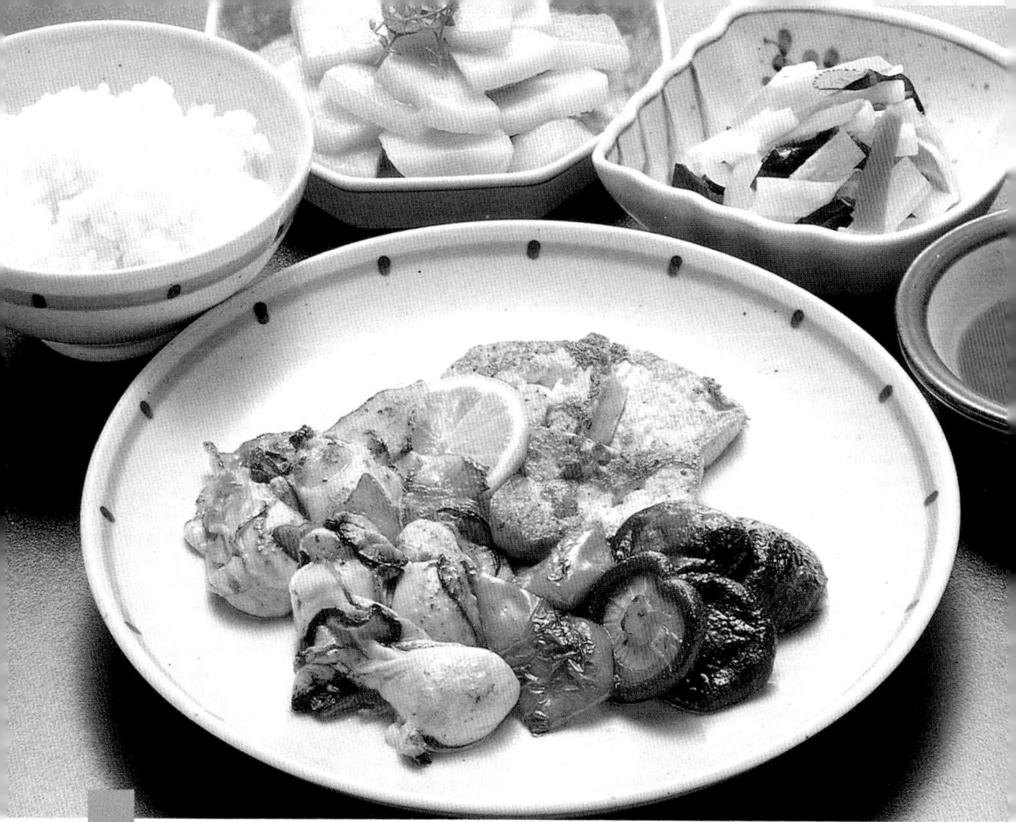

晚餐

牡蠣培根蔬菜鐵板燒
馬鈴薯炒煮蒟蒻
醋漬菜　飯

●

牡蠣含有豐富的鐵質和葉酸。油不要放太多，可以利用煎培根產生的帶有香氣的好油脂。

點心

酸乳酪凍配桃子醬

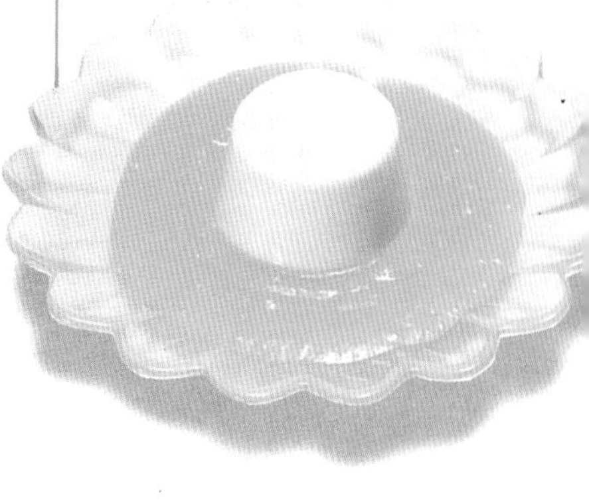

●四群點數法營養價

					合計
早餐	0.5	0.3	0.6	5.0	6.4
午餐	1.4	0.9	1.4	5.7	9.4
點心	0.9	0.1	0.2	0.2	1.4
晚餐	0.0	2.7	0.9	5.9	9.5
合計	2.8	4.0	3.1	16.8	26.7

早餐

鰹魚拌蘿蔔泥　豆芽菜拌芝麻
豆腐海帶芽味噌湯　飯

●

鰹魚是早餐時可以利用的食品，因為很容易處理。含有很多鐵質。配上蘿蔔泥非常爽口。也可以撒上一些海苔屑。

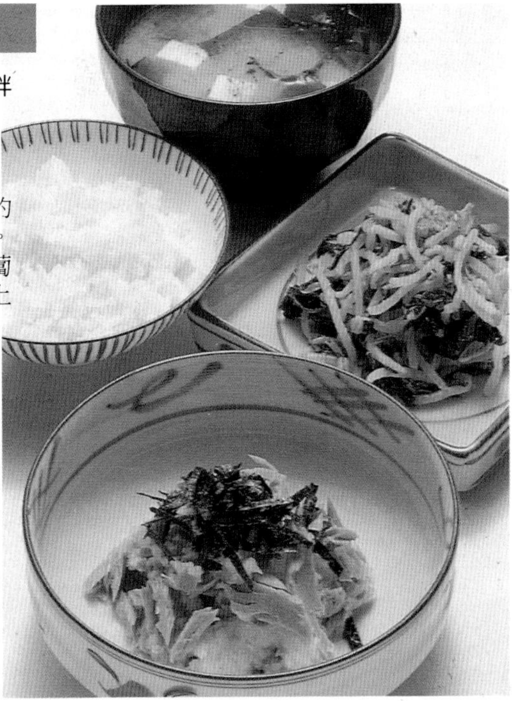

午餐

煎牛肉餅
番茄沙拉
奇異果

●

煎牛肉餅菜碼可以放入牛肉和蔬菜，含有充實的營養。番茄沙拉和當成甜點的奇異果是維他命 C 的供給源。

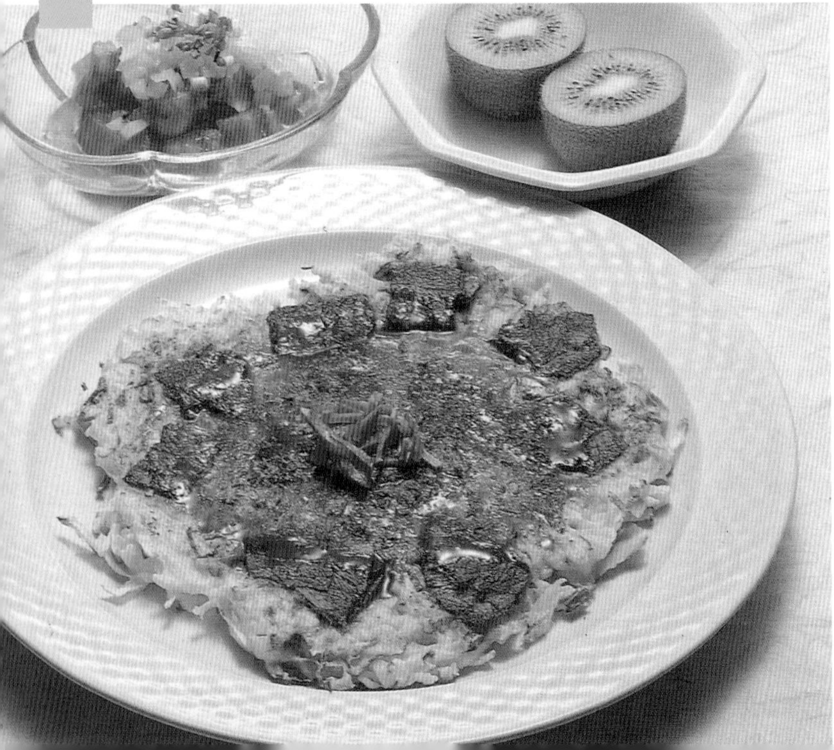

作法 110 頁

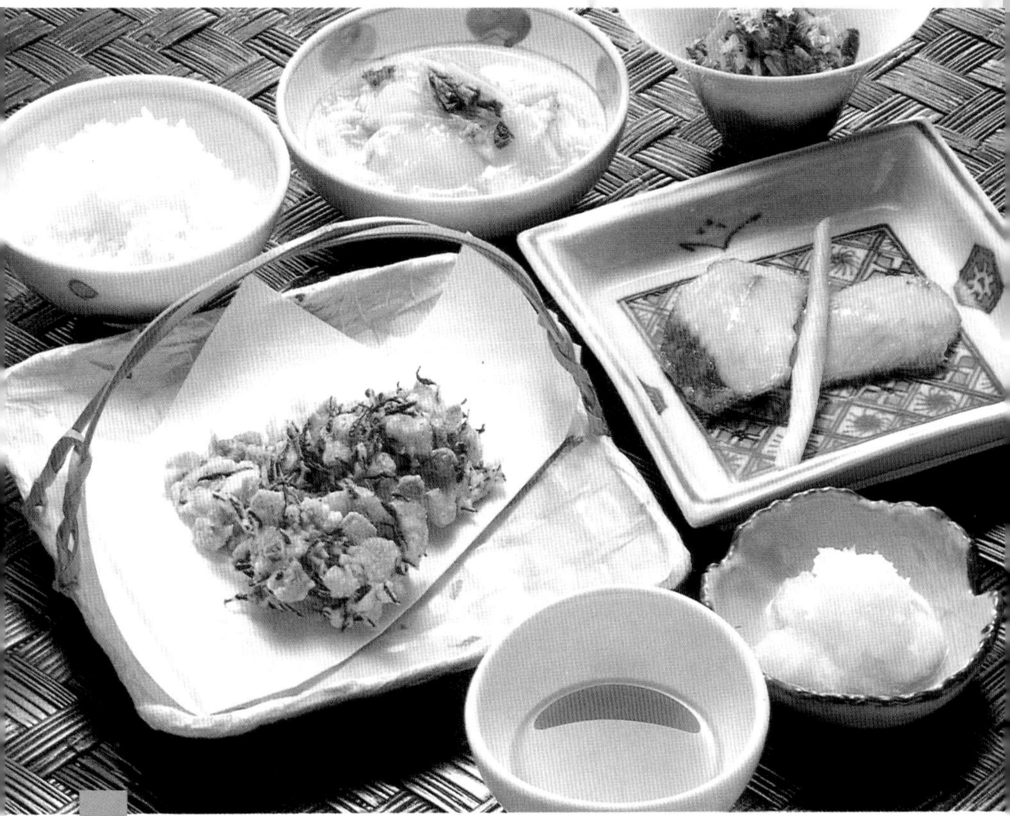

晚餐

烤霸魚　炸羊栖菜
煮蕪菁　燙菠菜
飯

●

炸羊栖菜使用 5g 的羊栖菜，相當於 70g 的菠菜的鐵質含量。是非常有效的食品，平常可以利用。

點 心

桃子奶　蘇打餅乾

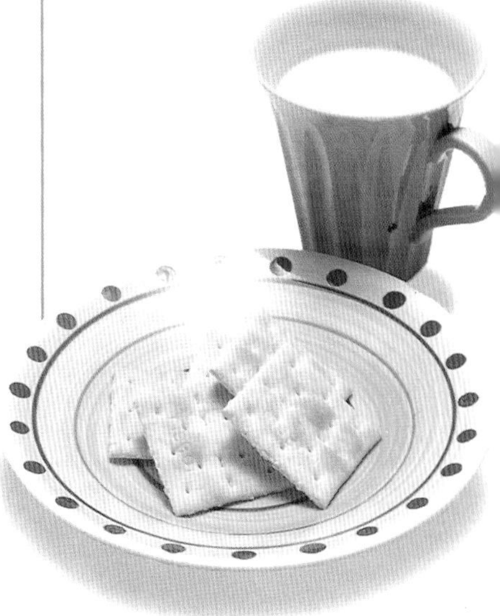

●四群點數法營養價

					合計
早餐	0.0	1.8	0.3	3.0	5.1
午餐	2.0	0.8	1.4	4.1	8.3
點心	1.1	0.0	0.6	1.0	2.7
晚餐	0.2	2.1	0.8	4.7	7.8
合計	3.3	4.7	3.1	12.8	23.9

早餐

奶油捲三明治
乳酪蔬菜沙拉
玉米湯

●

使用奶油捲也可以做三明治。當成配菜的簡單沙拉淋上檸檬汁就可以吃了。

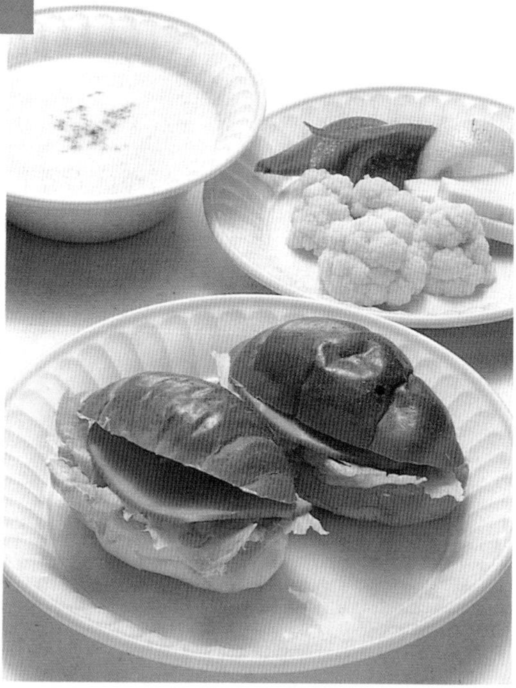

午餐

煮鰹魚
炒茄子
小油菜拌芝麻
飯

●

鰹魚和款冬、海帶芽一起煮。為避免海帶芽吸走香氣，最後再放入。小油菜拌芝麻是很方便的菜。

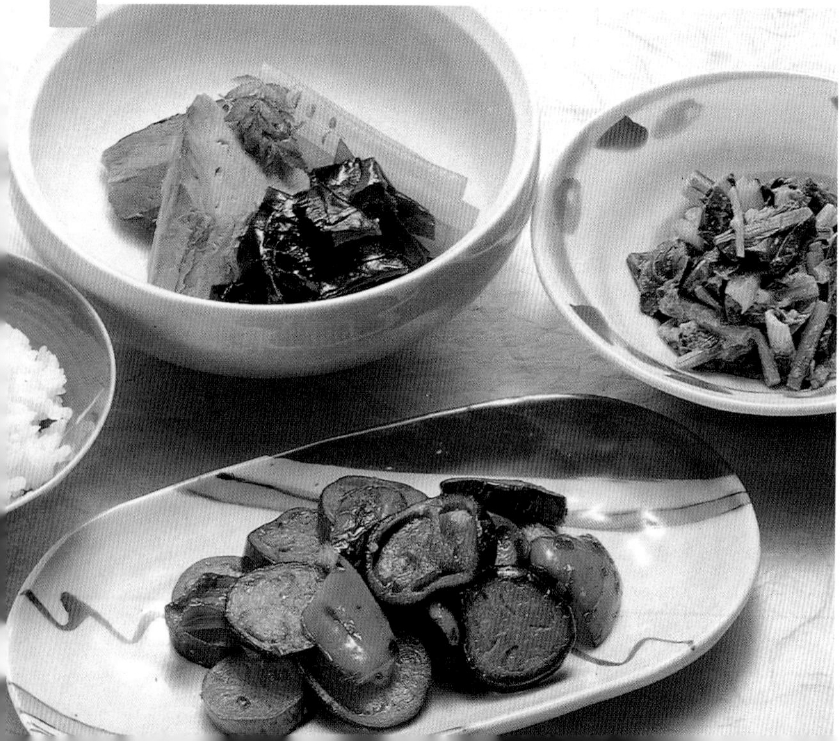

作法 112 頁

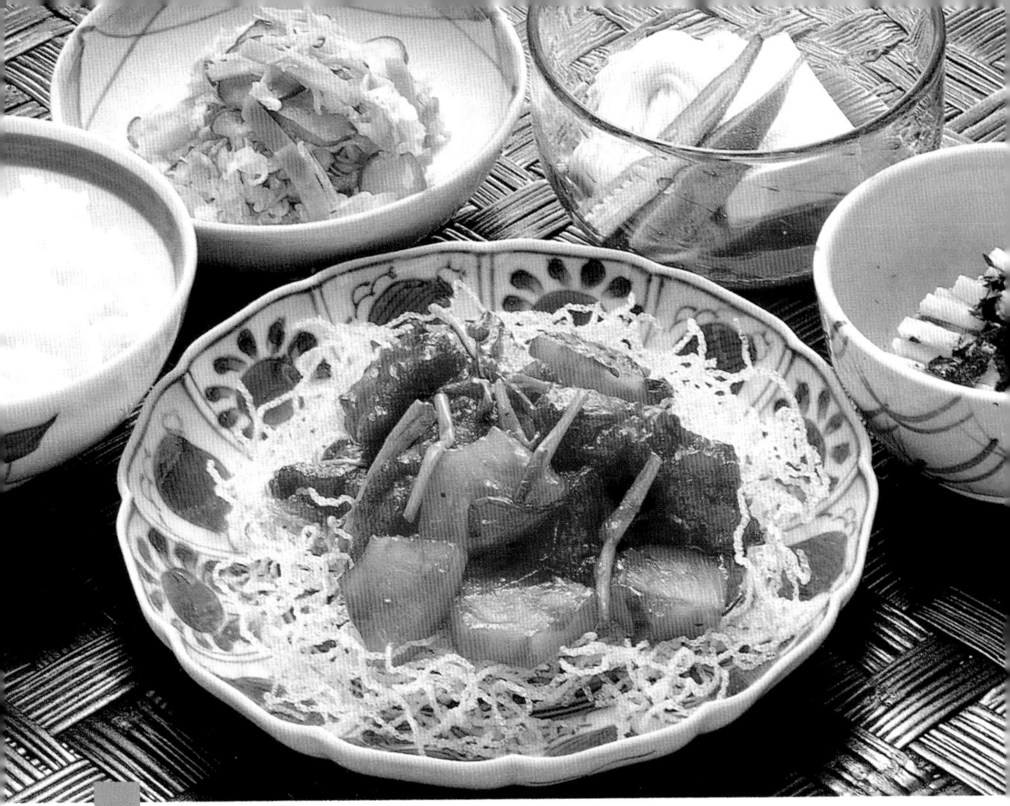

晚餐

咕咾肉、蛋豆腐冷盤　山藥淋山葵醬油
即席漬高麗菜　飯

●

夏天沒有食慾的時候，水果和番茄的酸味有助於產生食慾。蛋豆腐看起來非常清涼爽口。

點心

蛋蜜乳
奇異果

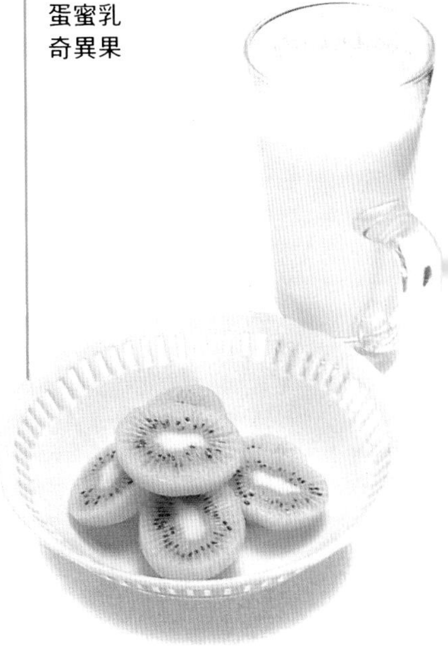

●四群點數法營養價

					合計
早餐	1.8	0.5	1.5	2.9	6.7
午餐	0.0	1.9	0.4	3.8	6.1
點心	1.6	0.0	0.7	0.5	2.8
晚餐	0.5	1.4	1.3	6.2	9.4
合計	3.9	3.8	3.9	13.4	25.0

早餐

鳥巢蛋　魩仔魚拌蘿蔔泥
茄子味噌湯　飯

●

早餐忙碌的時間利用烤箱烤蛋很方便。也可以作成烤吐司。魩仔魚用蘿蔔泥涼拌，利用柚子汁的酸味控制鹽分攝取量。

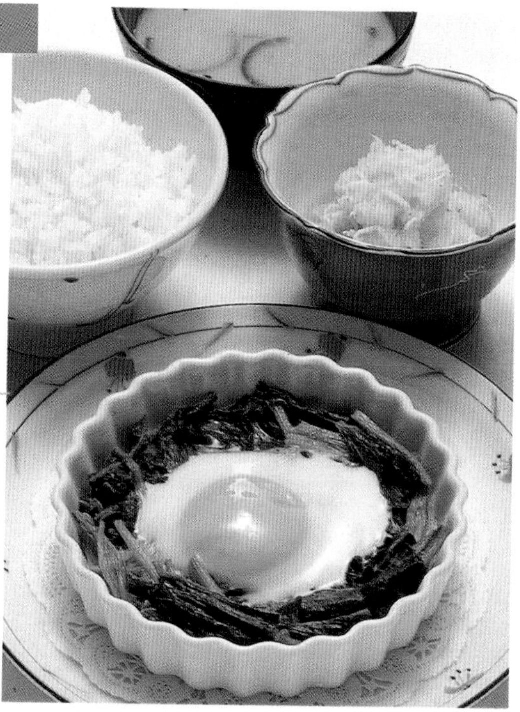

午餐

雞肉淋梅蛋黃醬
雞湯　法國麵包
梨子

●

雞肉添上洋蔥、肉桂等有香氣的食物，煮過之後更能增添香味。煮汁含有雞肉的甘甜及萃取劑，可用來作湯。

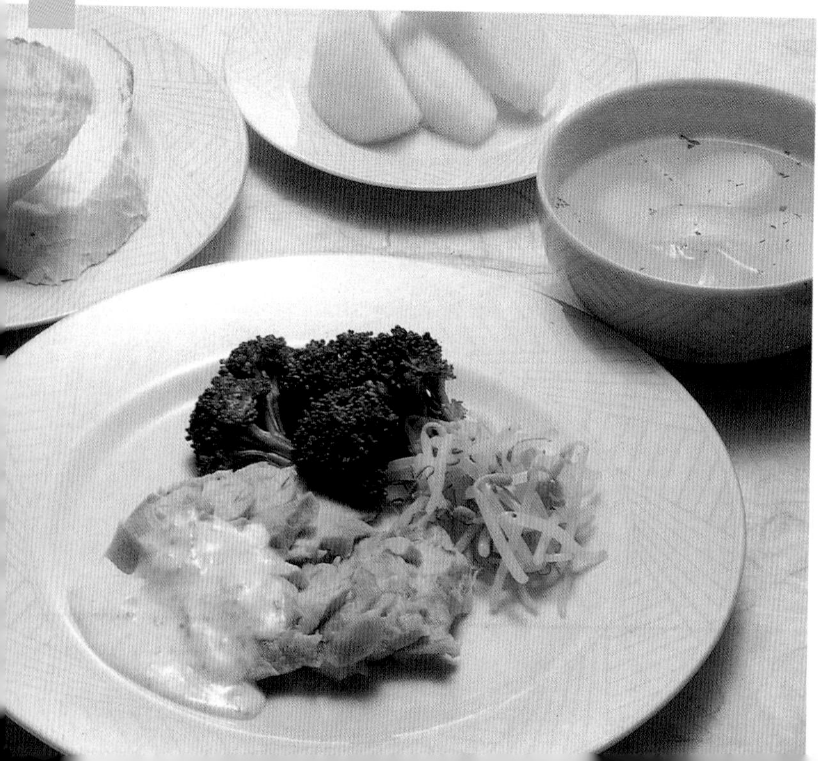

作法114頁

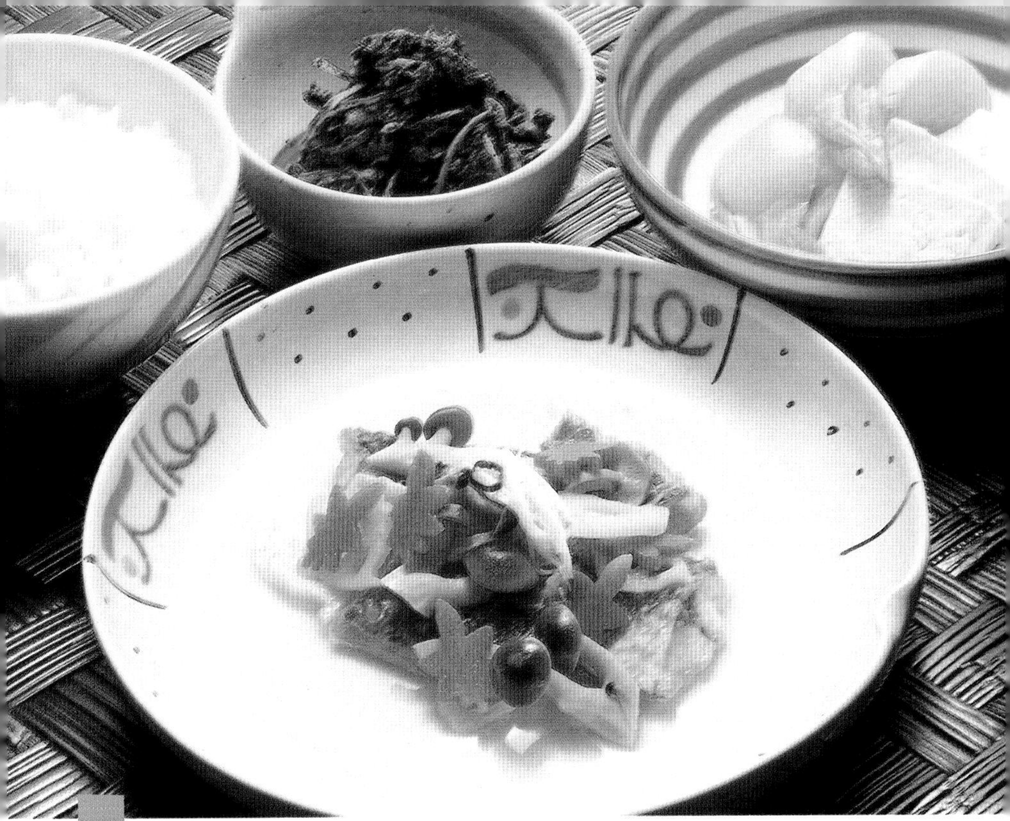

晚餐

日式鰺魚
油豆腐煮小蕪菁
茼蒿拌黑芝麻　飯

●

鰺魚炸過之後再加上含有蔬菜的甜醋，成為日式鰺魚。辣椒的辣味和醋的酸味形成爽口的風味。蕪菁菜含有豐富的維他命 C，不要丟棄，可當成湯中的菜碼加以利用。

點心

油酥餅
牛乳

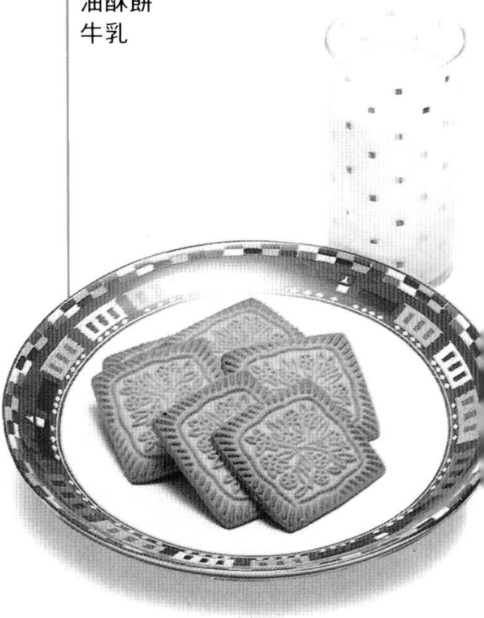

●四群點數法營養價

	♠	♥	♣	♦	合計
早餐	1.0	0.5	0.5	3.2	5.2
午餐	0.0	1.6	2.0	3.4	7.0
點心	1.5	0.0	0.0	2.3	3.8
晚餐	0.0	1.5	0.5	4.5	6.5
合計	2.5	3.6	3.0	13.4	22.5

早餐

酒炒雞肝
吐司
牛乳
柳燈汁

●

早餐是一天開始的營養源。不要光吃吐司和牛乳。必須充分攝取良質蛋白質。

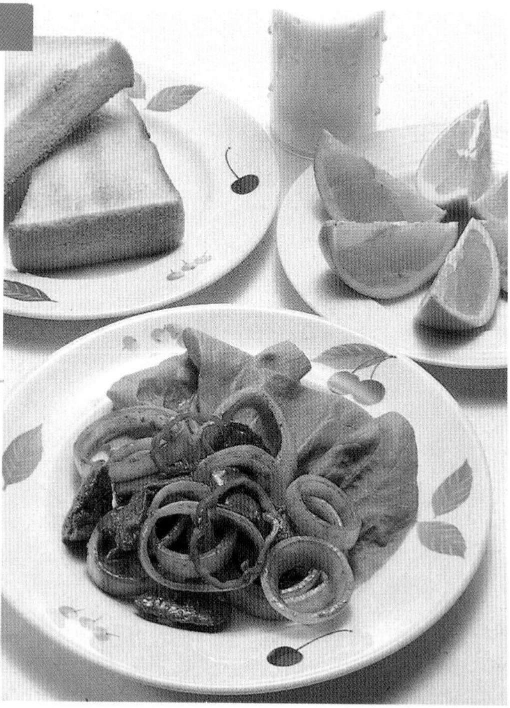

午餐

蒲燒沙丁魚飯
芥末醬拌高麗菜
煮蛋湯

●

沙丁魚含有豐富的礦物質，在每天的飲食生活中一定要多攝取。剖開的沙丁魚用煎鍋煎，非常方便。

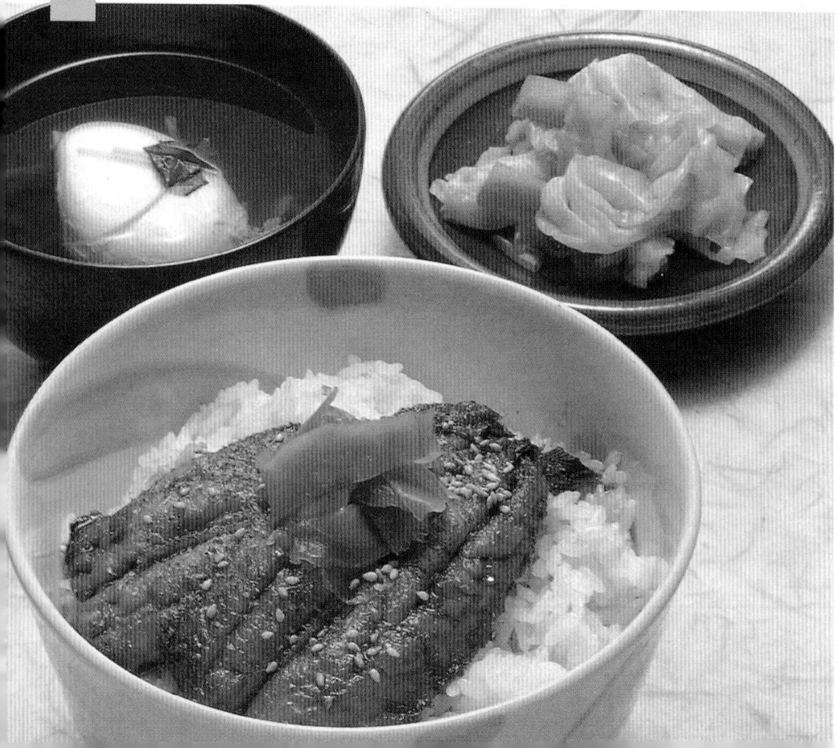

作法116頁

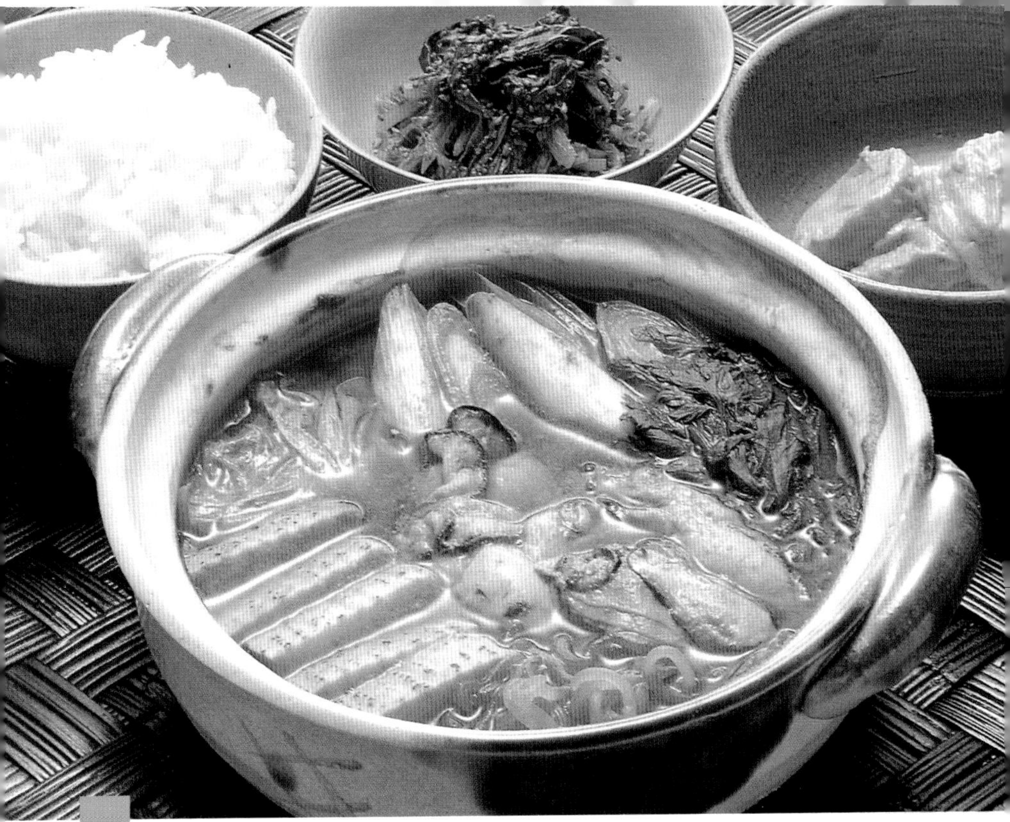

晚餐

牡蠣鍋
芋頭拌花生醬
菠菜拌芝麻
飯

●

牡蠣鍋帶有味噌的焦味。豆腐和茼蒿及其他的蔬菜都可隨意放入，具有滿足感。花生等豆類含有造血作用所需要的葉酸和維他命 B_6。做菜時使用花生味道也不錯。

●四群點數法營養價

		♥			合計
早餐	1.5	0.7	1.4	4.1	7.7
午餐	1.0	1.6	0.3	5.5	8.4
點心	0.0	0.0	0.8	0.3	1.1
晚餐	0.0	2.1	1.0	3.9	7.0
合計	2.5	4.4	3.5	13.8	24.2

點心

抹茶糰子
煎茶

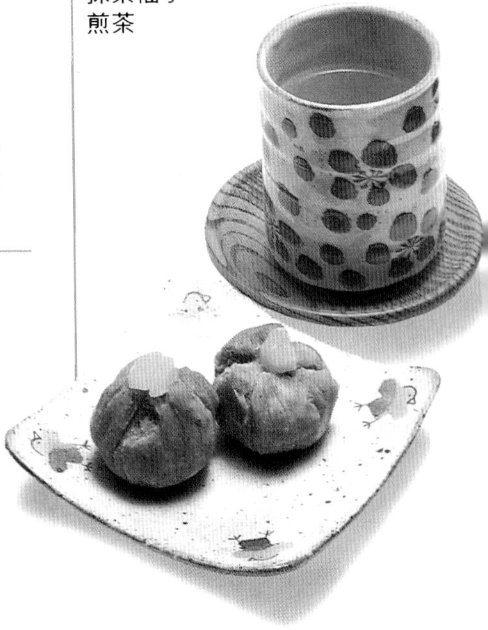

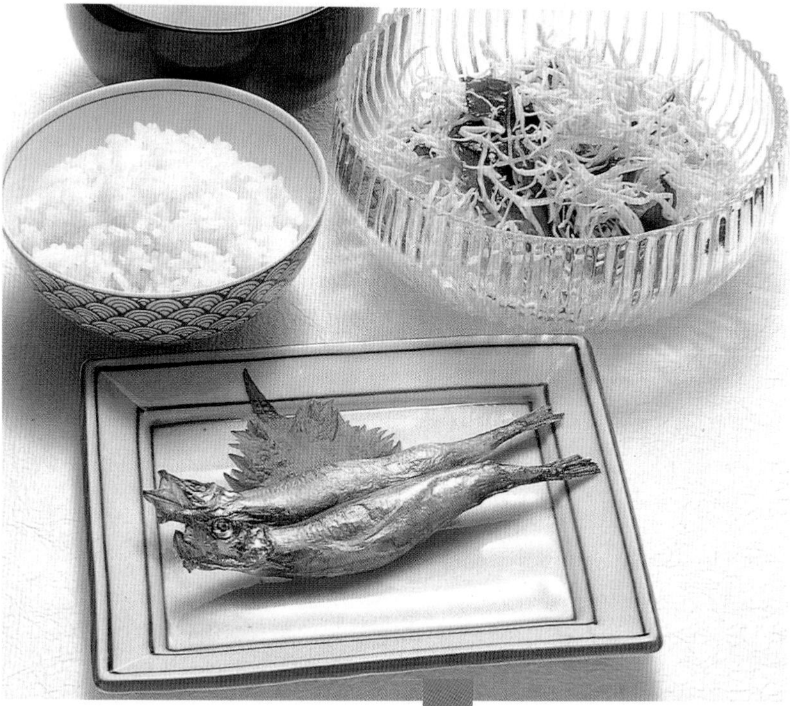

點心

奶凍

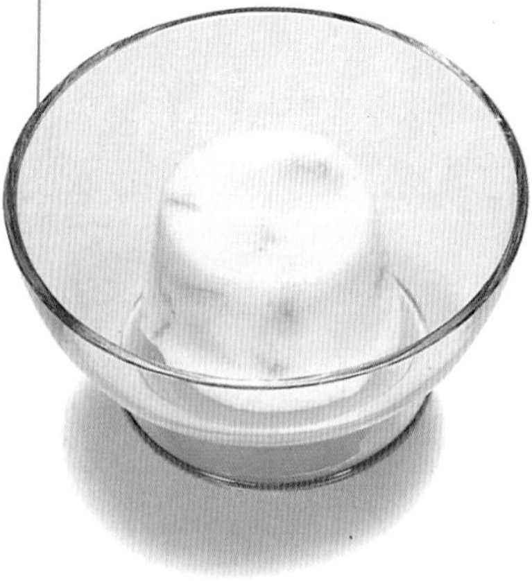

早餐

烤柳葉魚
日式高麗菜絲沙拉
馬鈴薯味噌湯　飯

●

可以整個吃的小魚含有豐富的鈣質和鐵質，在妊娠中最好每天都吃。日式沙拉決定性的關鍵在於有薑的調味料。

作法118頁

●四群點數法營養價

	♠	♥	♣	♦	合計
早餐	0.0	1.2	0.7	3.8	5.7
午餐	2.5	0.5	1.3	4.9	9.2
點心	0.7	0.0	0.4	0.7	1.8
晚餐	0.0	1.9	0.7	4.7	7.3
合計	3.2	3.6	3.1	14.1	24.0

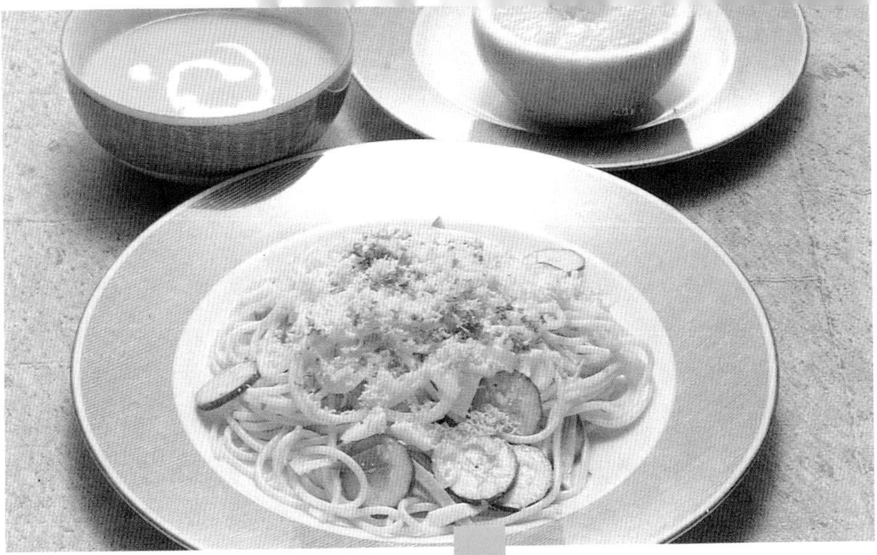

晚餐

烤味噌漬豬肝　炸茄子
小油菜煮油豆腐
飯
●
豬肝用加入薑汁的味噌醃。烤過之後增添香氣。茄子直接炸，加上許多白蘿蔔泥和蘸料。

午餐

義大利涼麵
南瓜湯
葡萄柚
●
因為孕吐而沒有辦法吃東西時適合的菜單。蛋黃醬和檸檬汁作成爽口的義大利涼麵。南瓜湯可趁熱喝或冷卻後再喝。

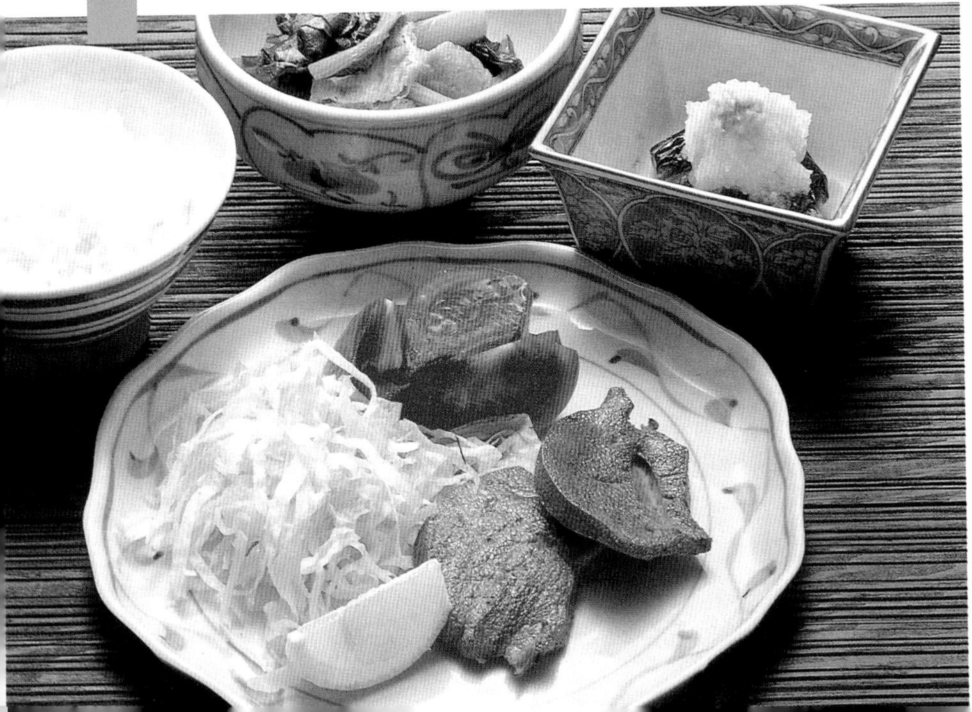

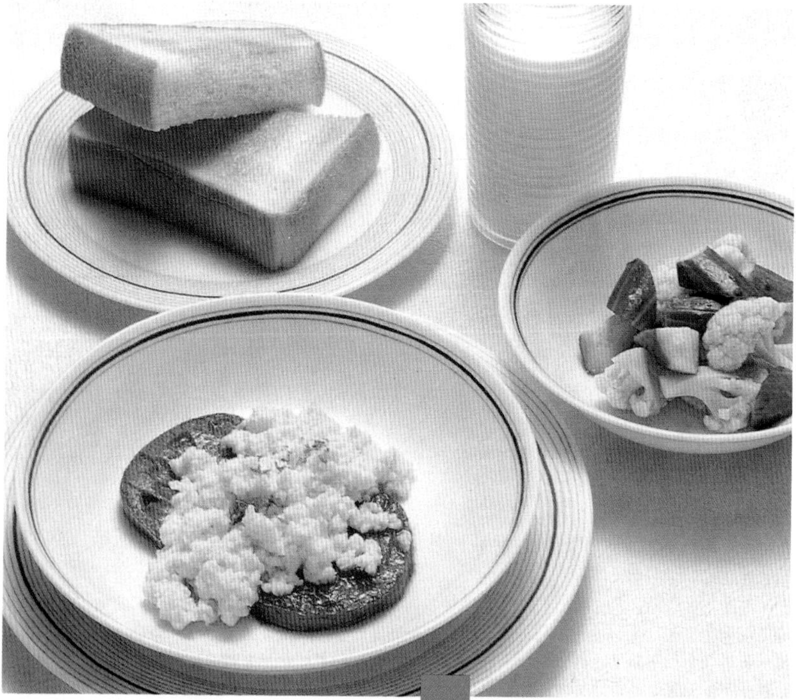

早餐

奶油煎番茄
配碎蛋
花菜清小黃瓜
吐司　牛乳

●

蛋是良質蛋白質源。蛋和牛乳是每天不可或缺的。花菜的酸味和咖哩的辣味，再加上醋的酸味能刺激胃，促進胃酸的分泌，增進食慾。

作法120頁

點心

甜甘薯
抹茶奶

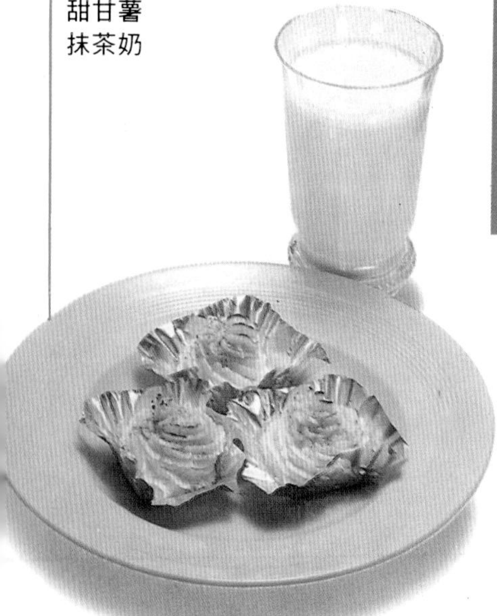

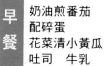

●四群點數法營養價

	♠	♥	♣	♦	合計
早餐	2.5	0.0	0.4	4.0	6.9
午餐	0.0	1.2	1.0	5.8	8.0
點心	2.0	0.0	1.1	0.6	3.7
晚餐	0.1	1.8	1.1	6.2	9.2
合計	4.7	3.0	3.6	16.6	27.8

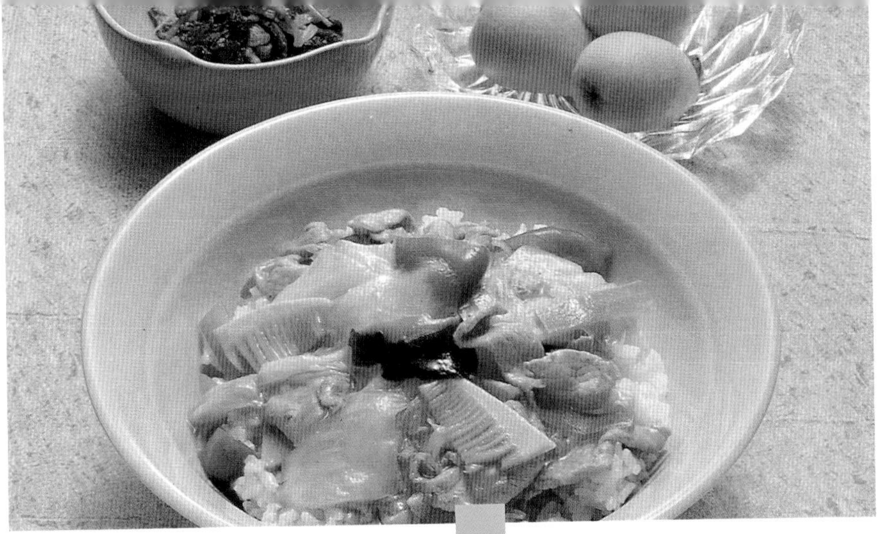

午餐

什錦燴飯
菠菜拌花生
●
肉要選擇鐵質和礦物質較多的瘦肉。菠菜和小油菜等綠色蔬菜一天擺在餐桌上一次。煮過之後量會減少，用花生涼拌看起來賞心悅目。

晚餐

煎白肉魚
配蠶豆
燙蘆筍　煮羊栖菜　飯　草莓
●
清淡的白肉魚配上蛋黃醬或鬆軟白乾酪就足夠了。蠶豆含有豐富的鐵質，也是良質蛋白質源。

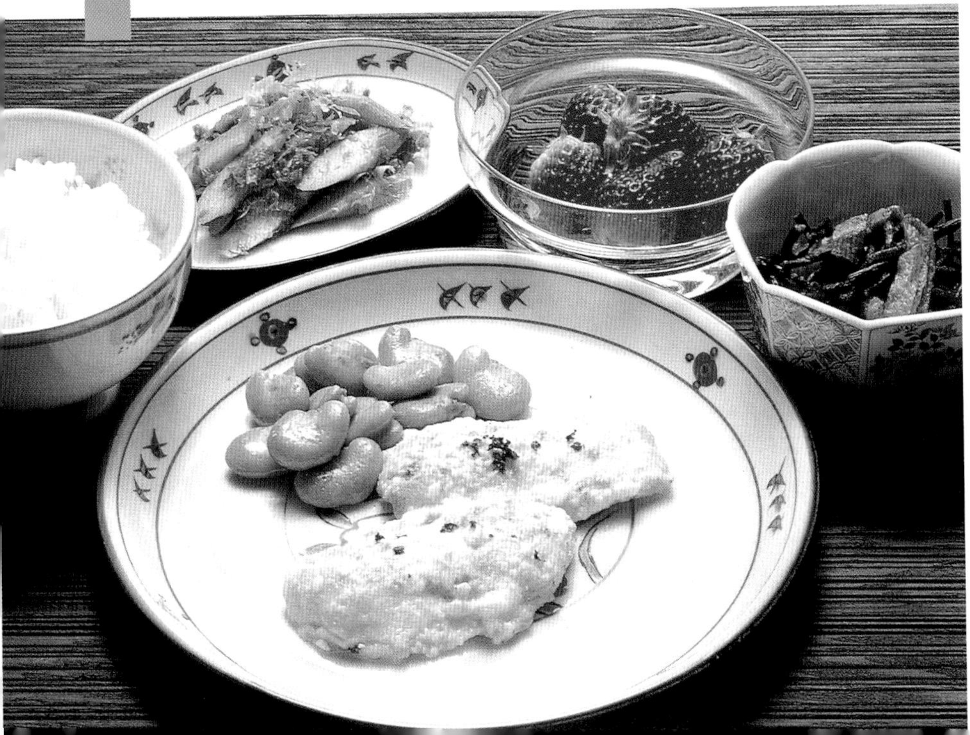

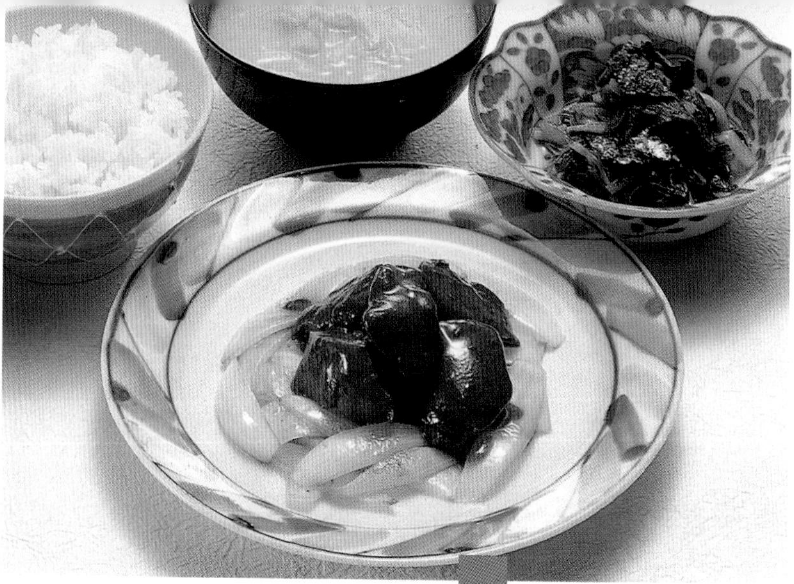

早餐

清雞肝
涼拌菠菜
高麗菜味噌湯
飯

●

授乳期因為要補充生產大量消耗的鐵質，而且分泌到母乳中的鐵質也必須加以補給。肝臟的吸收效率極佳，可以充分活用。番茄醬和英國辣醬油的甘甜味，再加上雞肝獨特的口感，吃起來非常順口。菠菜含有豐富的鐵質，所以要吃一道涼拌菠菜。

作法122頁

點心 I

香蕉
牛乳

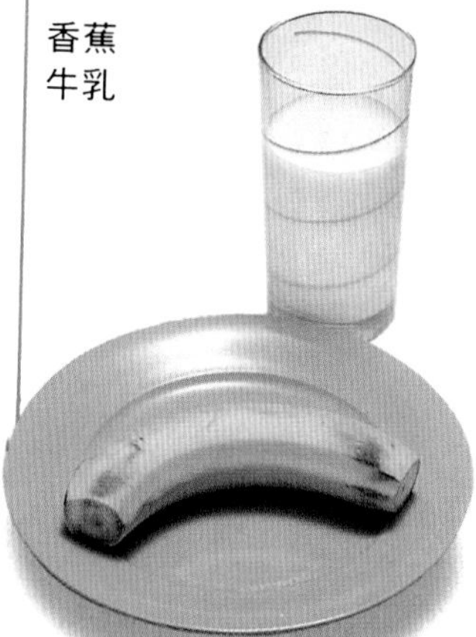

點心 II

安倍川凍豆腐
抹茶

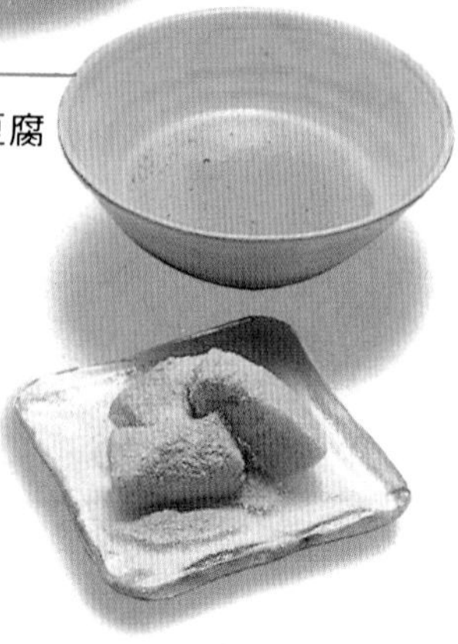

●四群點數法營養價

	♠	♥	♣	♦	合計
早餐	0.0	0.9	0.5	5.3	6.7
點心 I	1.5	0.0	1.0	0.0	2.5
午餐	2.2	0.3	0.3	5.2	8.0
點心 II	0.0	1.1	0.0	2.2	3.3
晚餐	0.4	2.2	1.3	7.1	11.0
合計	4.1	4.5	3.1	19.8	31.5

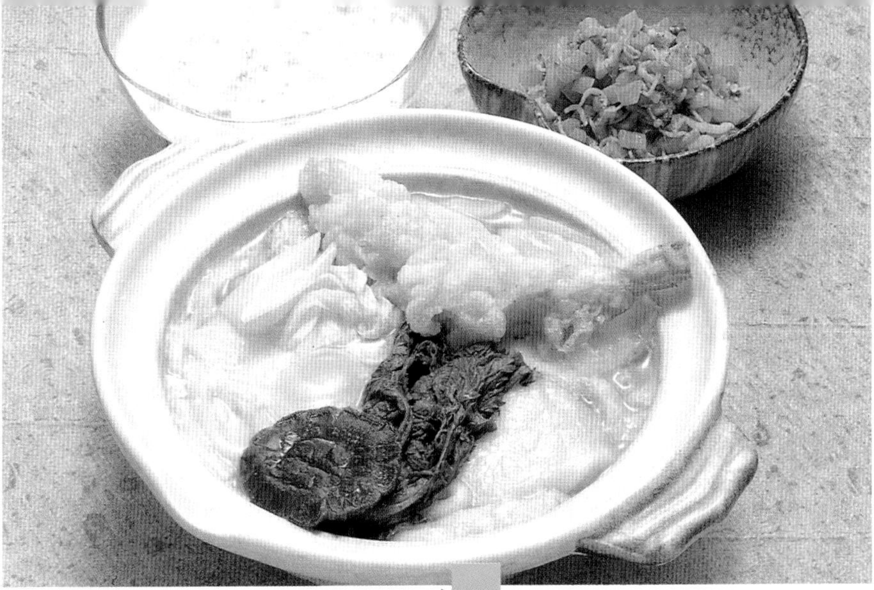

午餐

鍋燒烏龍麵
炒蘿蔔葉
水果酸乳酪

●

烏龍麵中放入蝦、蛋，就能攝取到蛋白質。作麵類的菜單時，除了主菜以外一定要加一道綠色蔬菜。

晚餐

鮭魚排
海藻沙拉　糰子湯
飯

●

用奶油煎鮭魚，淋上檸檬汁。配上馬鈴薯或花椰菜等一起吃。糰子湯裡放入豬肉和蔬菜，就是一道豐盛的湯。

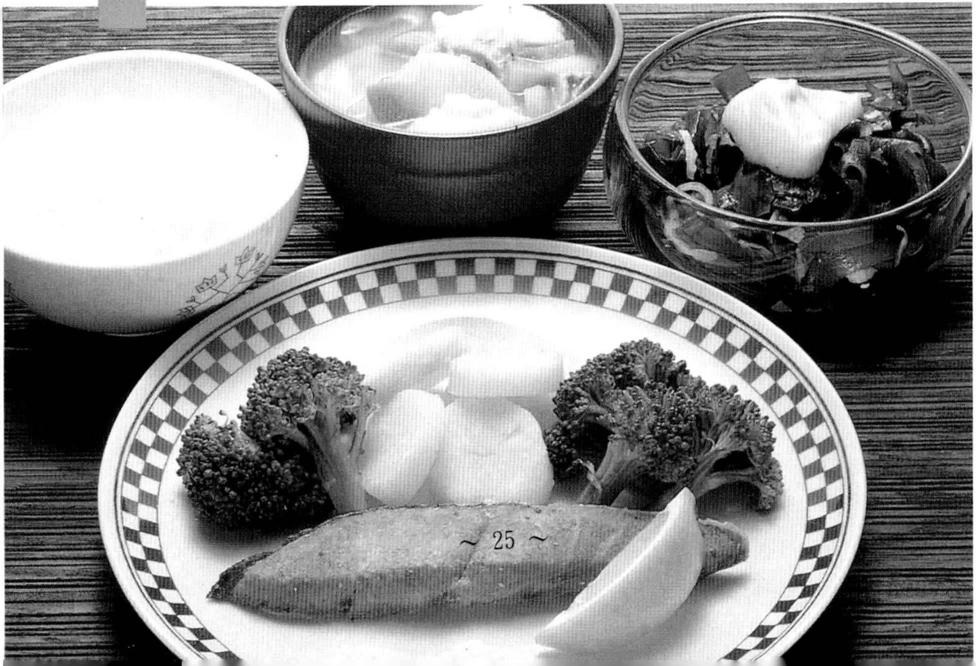

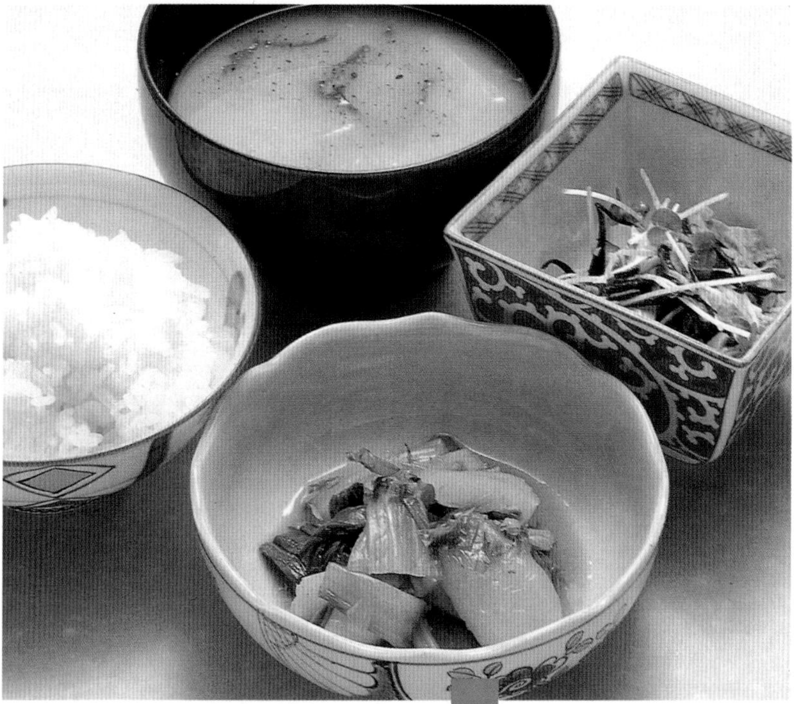

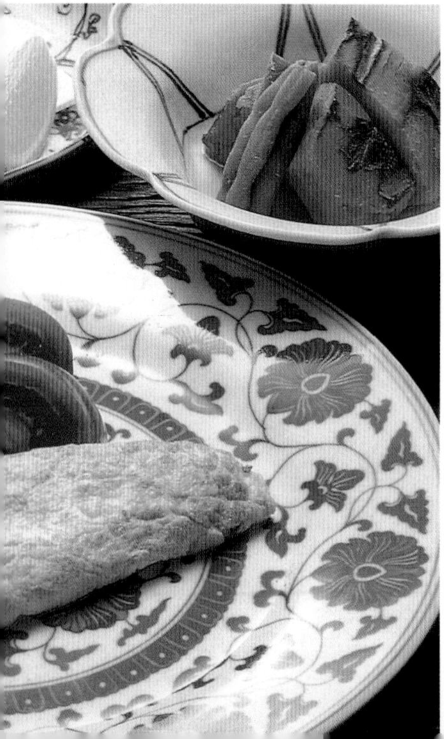

早餐

日式羊栖菜鰹魚沙拉
燙青江菜
蕪菁味噌湯　飯

●

鰹魚搭配羊栖菜，用芥末調味醬涼拌。味噌湯中加入蕪菁和蕪菁葉當成菜碼。

作法124頁

●四群點數法營養價

	♠	♥	♣	♦	合計
早餐	0.0	0.9	0.2	2.8	3.9
點心Ⅰ	1.5	0.0	0.4	0.0	1.9
午餐	0.2	1.4	1.0	3.4	6.0
點心Ⅱ	0.0	0.0	0.0	1.3	1.3
晚餐	1.2	0.4	1.2	4.3	7.1
合計	2.9	2.7	2.8	11.8	20.2

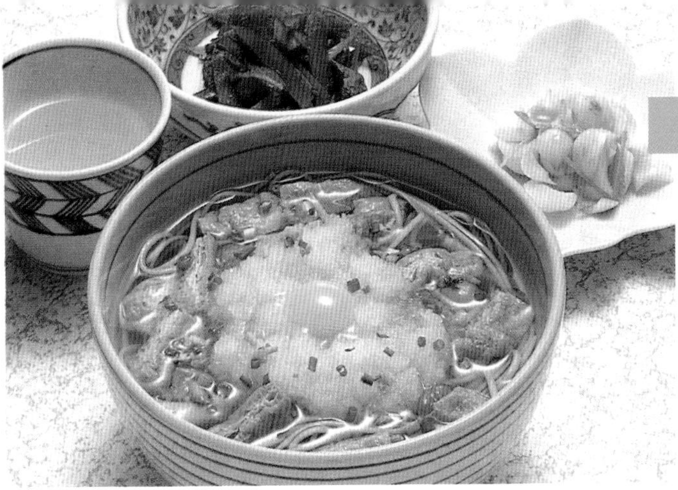

午 餐

蘿蔔泥五目麵
雞肝煮牛蒡
梅肉拌百合根

●

含有許多蘿蔔泥的麵吃起來味道甘甜美味。雞肝煮牛蒡可一次多煮一些當成常備菜使用。麵湯不要全部喝完。

點心 I

草莓
牛乳

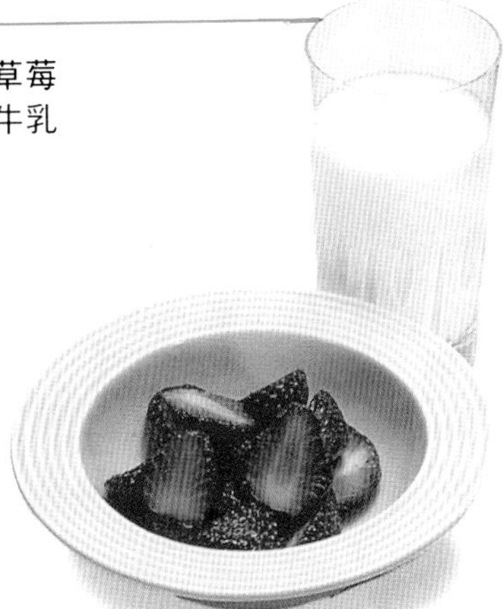

晚餐

日式煎蛋捲
炸蓮藕
南瓜煮四季豆　飯

●

加入蟹肉和葉蔥煎的蛋捲可以配飯吃，蓮藕擦碎加入蝦米炸來吃。

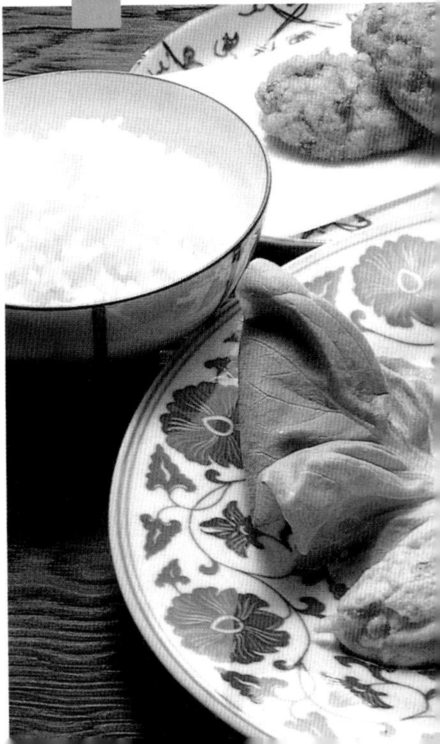

點心 II

櫻餅
抹茶

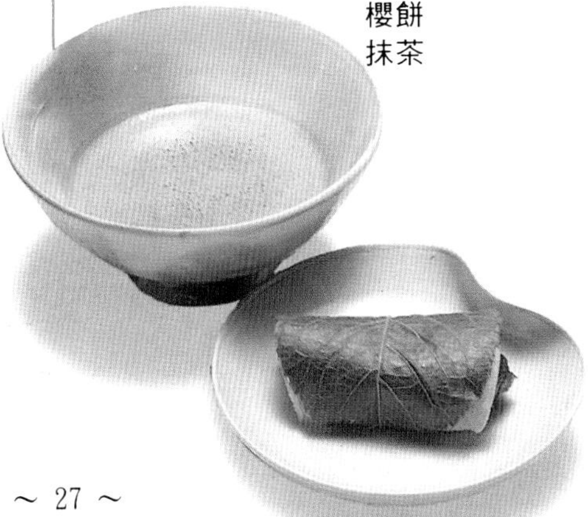

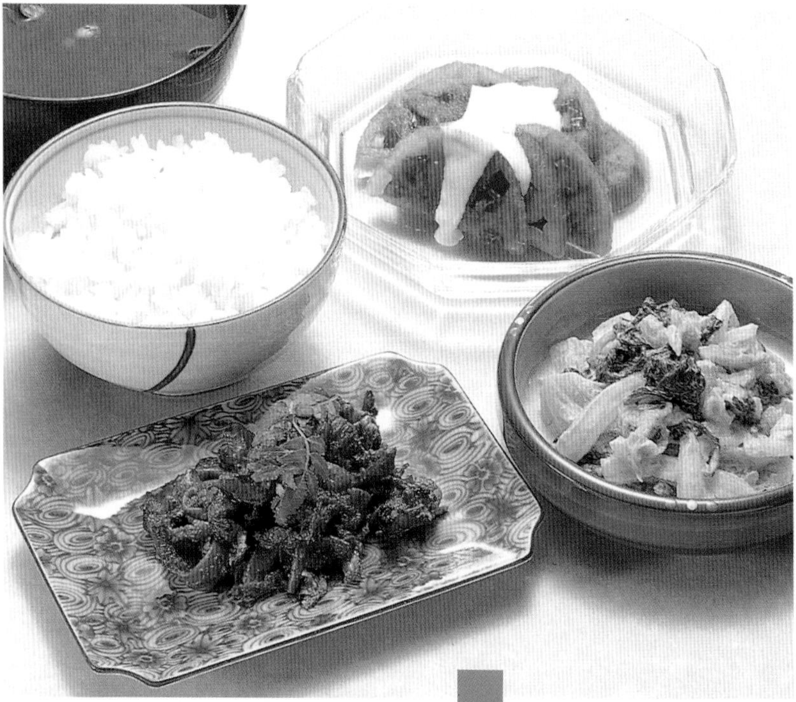

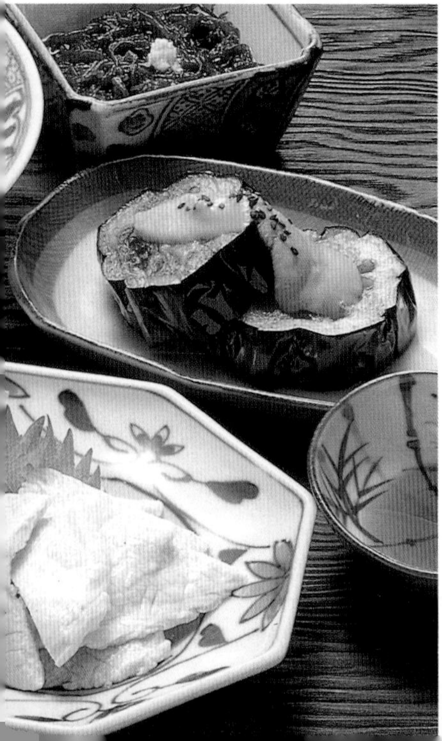

早餐

佃煮兔肝
白菜茼蒿拌芝麻
番茄沙拉
蜆味噌湯　飯

●
兔肝含有豐富的鐵質。可多做一些當成常備菜使用。為避免鹽分攝取過多，一次吃少一點，貝類中的蜆也含有豐富的鐵質。

作法126頁

●四群點數法營養價

	♠	♥	♣	♦	合計
早餐	0.0	0.9	0.3	3.4	4.6
點心 I	1.5	0.0	0.0	0.0	1.5
午餐	1.0	1.0	1.5	3.0	6.5
點心 II	0.0	0.0	0.0	2.1	2.1
晚餐	0.0	1.5	0.4	3.8	5.7
合計	2.5	3.4	2.2	12.3	20.4

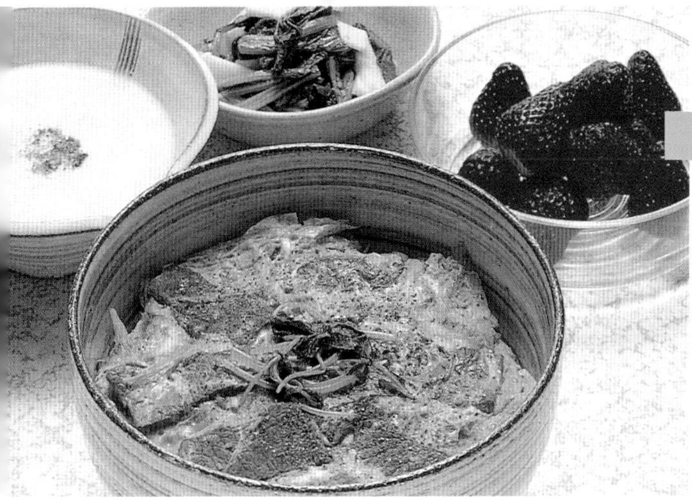

午餐

柳川飯
拌小油菜
山藥汁　草莓
●
用牛肉代替泥鰍，做起來非常方便的飯。牙齒不好的人可用洋蔥代替牛蒡。花椒的香氣可增添食慾。

點心 I

牛乳

晚餐

燙雞肉
青菜絲油豆腐煮芋頭莖
田樂米茄
三杯海蘊　飯
●
清淡的雞胸肉撒上太白粉，使口感良好。添加蘘荷或小黃瓜，涼了再吃。

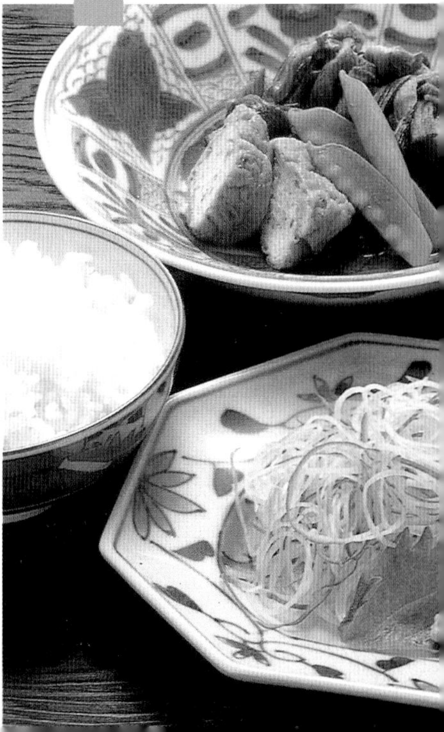

點心 II

奶油泡芙
紅茶

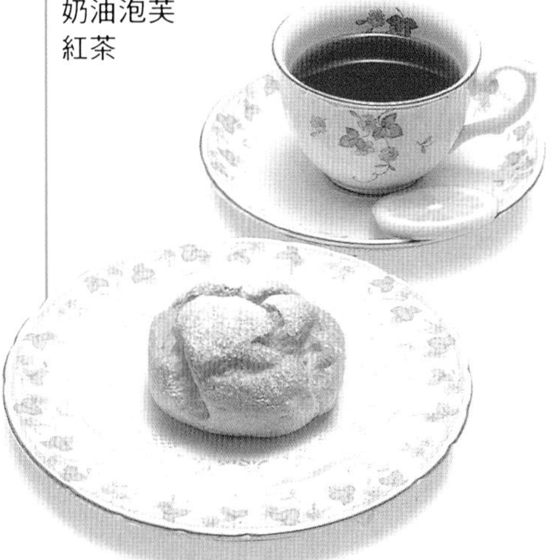

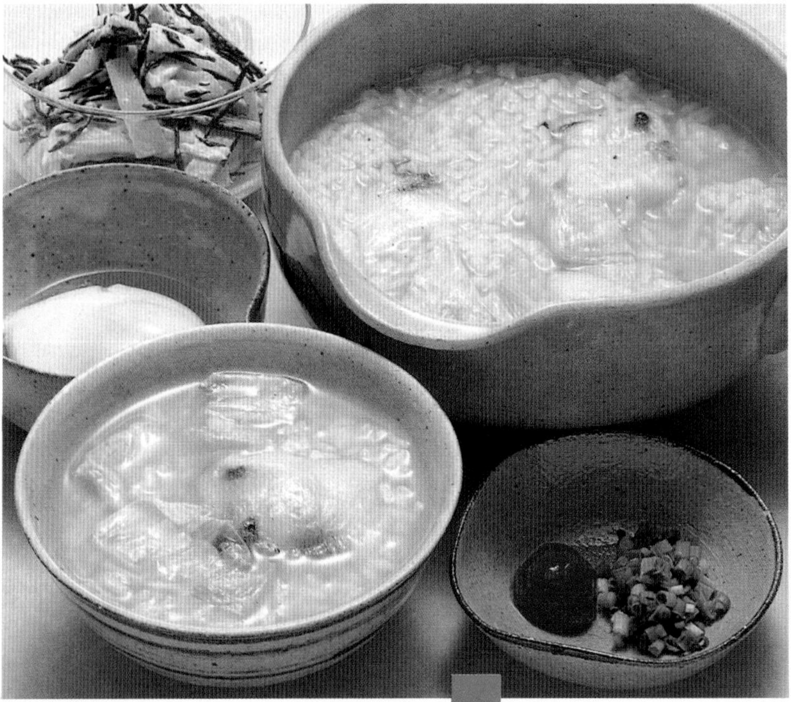

高齡者的菜單③

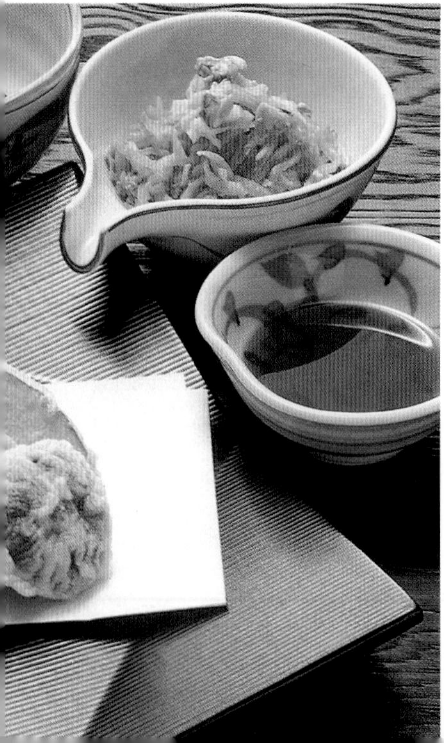

早餐

年糕豆腐皮飯
溫泉蛋
羊栖菜拌高麗菜

●

為良質蛋白質源而且含有豐富鐵質的大豆製品中，豆腐皮是適合老年人的食品。作成什錦飯，用少量的米就能產生滿腹感，也能攝取到足夠的營養。

作法128頁

●四群點數法營養價

	♠	♥	♣	♦	合計
早餐	1.0	0.6	0.2	4.1	5.9
點心Ⅰ	0.0	0.0	0.4	0.0	0.4
午餐	1.1	1.3	1.5	2.9	6.8
點心Ⅱ	1.2	0.1	0.0	0.6	1.9
晚餐	0.2	1.3	1.0	1.0	6.5
合計	3.5	3.3	3.1	11.6	21.5

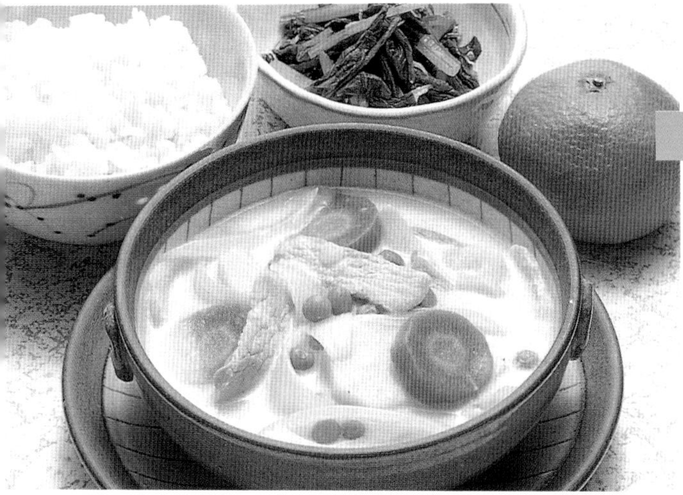

午餐

日式燉菜　燙小油菜
飯　橘子

●

有些老年人不喜歡喝牛乳。加入芋頭、胡蘿蔔、蕪菁、洋蔥的日式燉菜中可加入牛乳，關鍵在於最後放入的味噌。兩者搭配，增添風味。

點心 I

葡萄柚

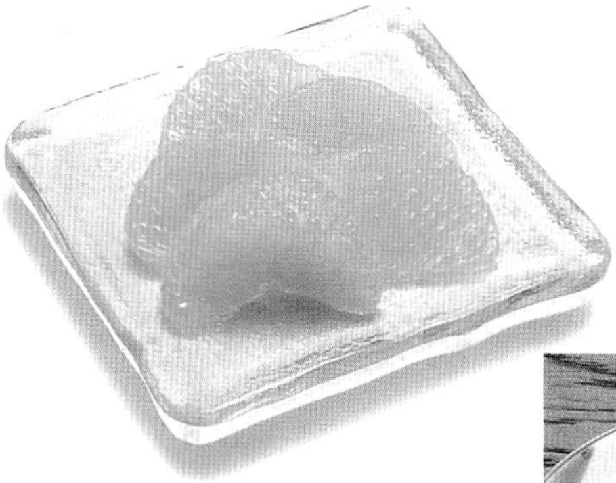

晚餐

炸蔬菜　拌正鰹
蘿蔔乾煮蛤仔
飯

●

炸蔬菜配蘿蔔泥吃起來非常爽口。只有蔬菜的油炸食品添上動物性食品，就能攝取均衡的營養。正鰹用蘘荷和海苔涼拌。

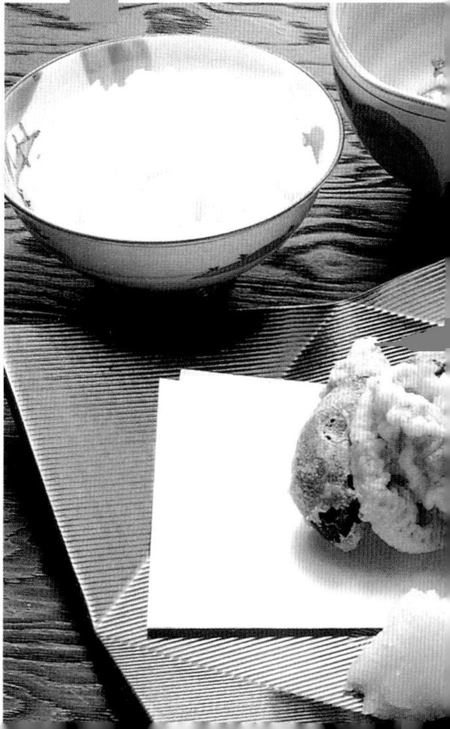

點心 II

乳酪咖啡凍

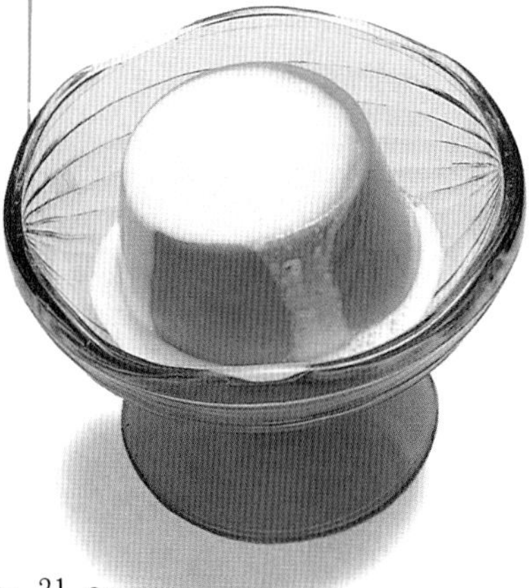

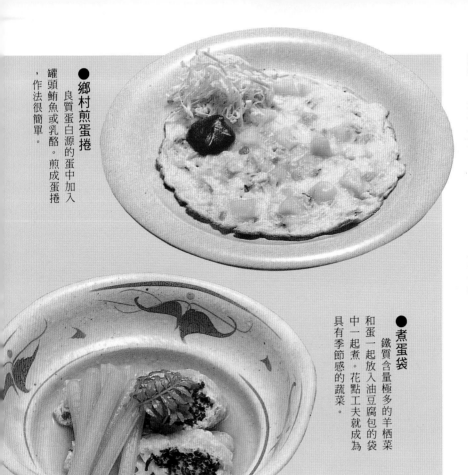

攝取良質蛋白質的料理①

作法34頁

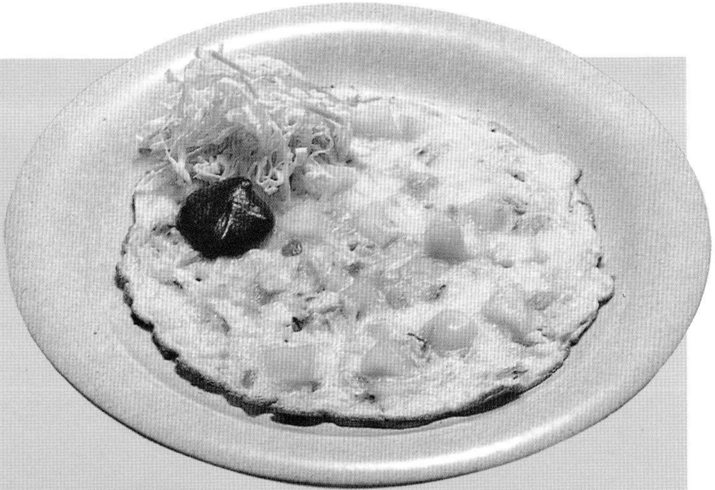

●鄉村煎蛋捲

良質蛋白源的蛋中加入罐頭鮪魚或乳酪。煎成蛋捲，作法很簡單。

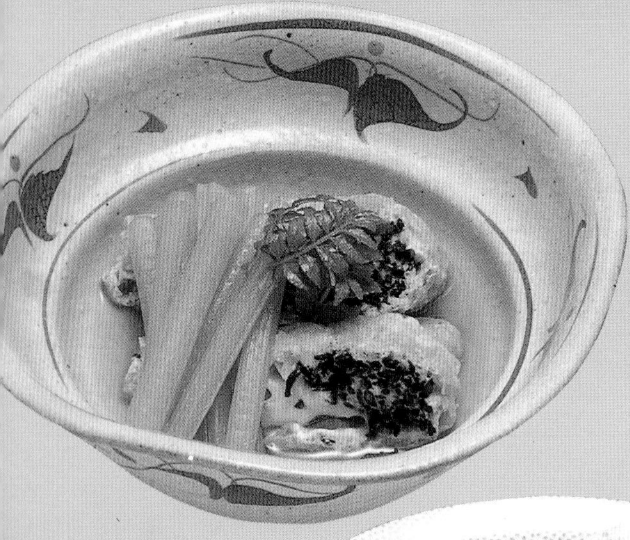

●煮蛋袋

鐵質含量極多的羊栖菜和蛋一起放入油豆腐包的袋中一起煮。花點工夫就成為具有季節感的蔬菜。

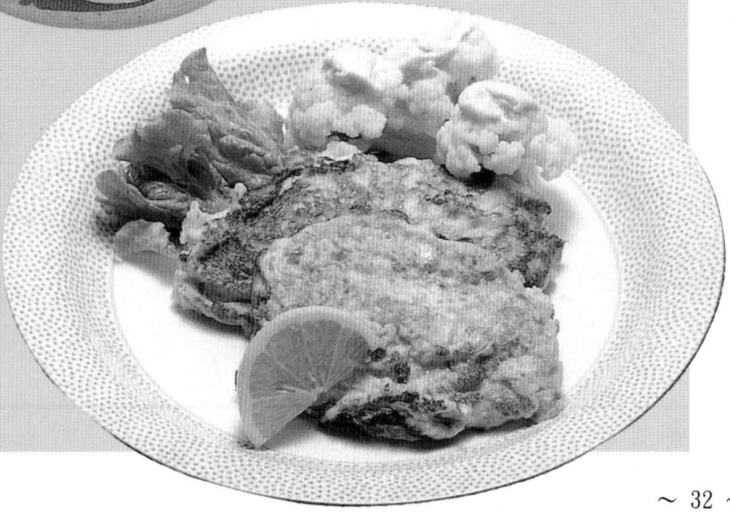

●煎白肉魚

麵衣加上乳酪和蔬菜，更增添色彩。

白肉魚可使用比目魚或冷凍的鯛魚。

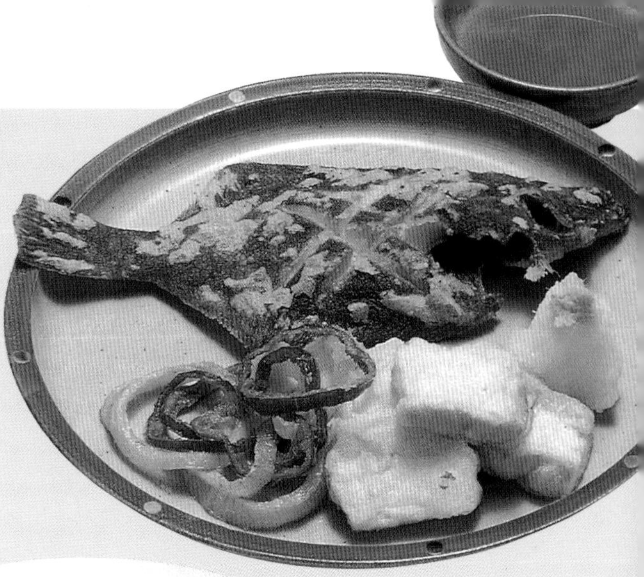

●炸鰈魚豆腐

豆腐等大豆製品和動物性食品一併攝取，能提升蛋白質的利用效率。

油炸食品配上蘸料，吃起來很爽口。

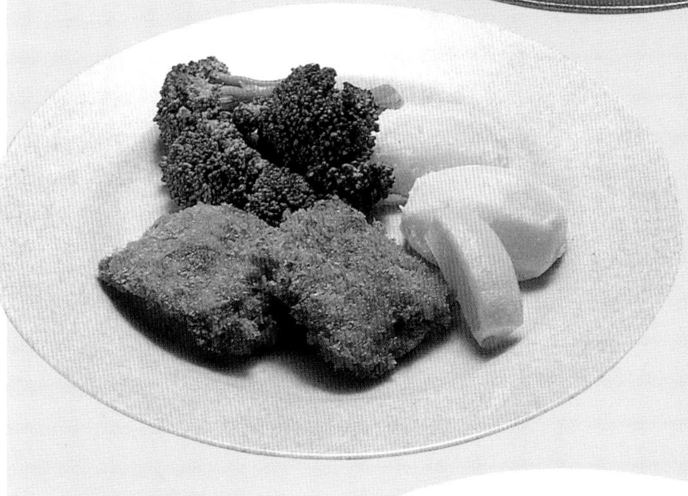

●煎牛肉

薄片牛肉疊起來一起煎，吃起來非常柔軟。

要使用瘦肉。含有維他命C較多的花椰菜和馬鈴薯也可以一起搭配食用。

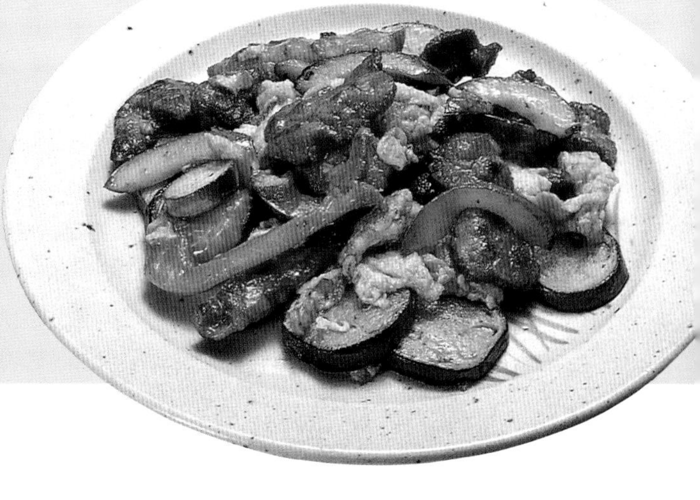

●牛肉炒蔬菜

牛肉加上蛋一起炒，炒軟之後食用，可以確保蛋白質源的攝取量。

參考32頁

[鄉村煎蛋捲]

①馬來薯切成一公分正方形，煮過，洋蔥和青椒切細絲。鮪魚去油後掰開。

②乳酪切碎。

③用半量的沙拉油炒①，加上鹽、胡椒調味。

④蛋打散，加入②與③。煎鍋中倒入剩下的油，油熱之後倒入④，一邊移動煎鍋一邊煎。

⑤高麗菜和胡蘿蔔切絲。

⑥將④盛盤，添加⑤和番茄醬即成。

[煮蛋袋]

①油豆腐包用滾水燙過去除油分，橫切成袋狀。

②羊栖菜用水浸泡還原，以滾水澆淋。

③①的油豆腐包中放入一半羊栖菜，蛋打散後各倒入一半，以牙籤固定開口處。

④款冬再加入少量鹽的滾水煮過之後剝皮，切成四～五公分的長度。

⑤高湯煮滾後以醬油和米酒調味。為避免蛋流出，必須將③直放入其中，蓋上蓋子煮到入味為止。

⑥醬④的款冬浸泡於⑤的煮汁中，使其入味。

⑦取下⑤的牙籤，和對半切開的款冬一起盛盤，淋上煮汁，再用木芽裝飾。

[煎白肉魚]

①魚切成二塊，撒上鹽、胡椒，淋上葡萄酒。

②將a的蔬菜切碎，乳酪磨碎。

③花菜分為小株煮過。

④鱈魚子去除薄皮後掰開，混合蛋黃醬作成調味醬。

⑤製作麵衣，在大碗中放入②與b的材料，混合。

⑥瀝乾①的水分，撒上麵粉。煎鍋中熱沙拉油，將半量⑤放入，攤成二個圓形，鋪上魚再淋上盛下的麵衣煎。煎成金黃色後翻面，蓋上蓋子以小火燜煎。

⑦器皿中鋪上生菜，放上⑥與③，花菜上淋④的蛋黃醬，添上檸檬。

[炸鰈魚豆腐]

①於鰈魚的表面劃幾刀。

②豆腐用布包住鋪在砧板上，擱置十五分鐘後切成一公分的厚度。

③洋蔥和青椒切成五～七公釐厚的圓片。

④①與②沾上太白粉，鰈魚用中溫（一六〇度）的油慢慢炸，豆腐炸成金黃色。③撒上一層薄薄的麵粉後油炸。

⑤白蘿蔔和薑切成碎屑後瀝乾水分。高湯與調味料混合後煮滾，作成蘸料。

⑥器皿中放上④與⑤，添上蘸料。

［煎牛肉］

①三～四片牛肉疊在一起對折，用刀背輕拍整形，撒上鹽、胡椒，依序沾麵粉、蛋汁、麵包粉作成麵衣。

②馬鈴薯去皮煮軟後，倒除滾水、瀝乾水分蒸熟。花椰菜分為小株煮過，以奶油炒。

③將①用一七〇度炸油炸，和②一起盛盤，添上檸檬。

［牛肉炒蔬菜］

①牛肉切成一口的大小，以酒、鹽以及胡椒醃過。蛋打散之後，將半量的蛋加入肉中，再加入太白粉一起混合。

②茄子切成一公分厚的圓片，浸泡於水中去除澀液。

③小黃瓜對半縱切，去籽，斜切成一公分的寬度。番茄切成梳形。

④鍋中熱一小匙沙拉油，倒入剩下的蛋汁，作成炒蛋取出。放入一小匙沙拉，加入茄子，炒過之後取出。

⑤在④的鍋中放入一小匙沙拉油，加入①用大火炒，再加入③炒過之後，再加入茄子。用酒、醬油、砂糖調味，加入太白粉水勾芡。倒入炒蛋拌炒。

材料・1人份

鄉村煎蛋捲

- 蛋------1½個（90g）
- 馬鈴薯------30g
- 洋蔥------20g　青椒------10g
- 鮪魚罐頭（油漬鮪魚）------20g
- 加工乾酪------15g
- 沙拉油------¾大匙（10g）鹽・胡椒------各少量
- 高麗菜------30g 胡蘿蔔------5g
- 番茄醬------1大匙弱（15g）

煮蛋袋

- 蛋------大1個（60g）
- 油豆腐包------1個（50g）
- 羊栖菜------3g
- 款冬------40g
- 高湯------½杯　醬油------½大匙強（10g）
- 米酒------1小匙強（7g）
- 木芽------少量

煎白肉魚

- { 白肉魚（鱈魚等）------中1塊（80g）
- 鹽・胡椒--各少量　白葡萄酒--⅔大匙（10g）
- a{ 洋蔥------20g
- 青椒・胡蘿蔔・加工乾酪------各10g
- 花菜------60g
- 鱈魚子------3g　蛋黃醬------2小匙（10g）
- b{ 玉米湯（罐頭）------20g 鹽------少量
- 蛋------½個（30g）　太白粉------⅔小匙（2g）
- 麵粉-1大匙弱（7g）　沙拉油--½大匙強（7g）
- 生菜------10g　檸檬片------½片

炸鰈魚豆腐

- { 鰈魚------1尾（70g）
- 木棉豆腐------80g
- 太白粉------1大匙強（10g）
- { 洋蔥------20g 青椒------10g
- 麵粉------⅔大匙（5g）
- 炸油------適量
- 白蘿蔔------70g 薑------5g
- 高湯------¼杯　醬油・米酒------各½小匙（3g）

煎牛肉

- { 薄片牛肉------60g
- 鹽・胡椒------各少量
- 麵粉------⅔大匙（5g）
- 蛋------5g　麵包粉------7g
- 馬鈴薯------80g
- 花椰菜------50g　奶油------3g
- 檸檬------⅛個
- 炸油------適量

牛肉炒蔬菜

- { 薄片牛肉------60g
- 酒、醬油各--2小匙（10g、12g）胡椒------少量
- 太白粉------2小匙（6g）
- 蛋------1個（50g）
- 茄子------50g　小黃瓜------20g
- 番茄------40g
- 沙拉油------1大匙（13g）
- 酒・醬油------各1小匙（5g、6g）
- 砂糖・太白粉------各⅔小匙（2g）

作法38頁

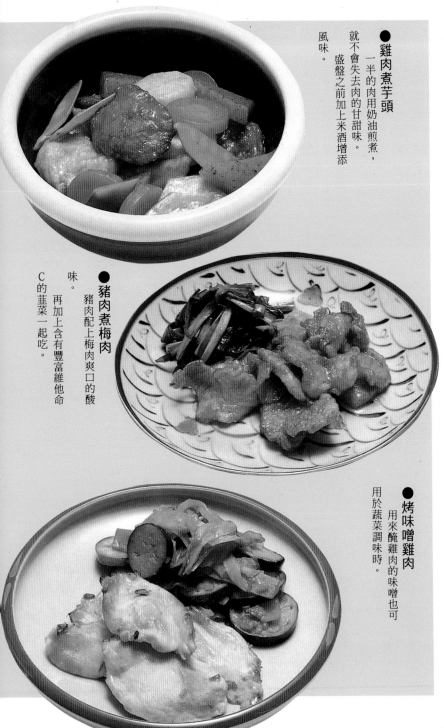

●雞肉煮芋頭

一半的肉用奶油煎煮，就不會失去肉的甘甜味。盛盤之前加上米酒增添風味。

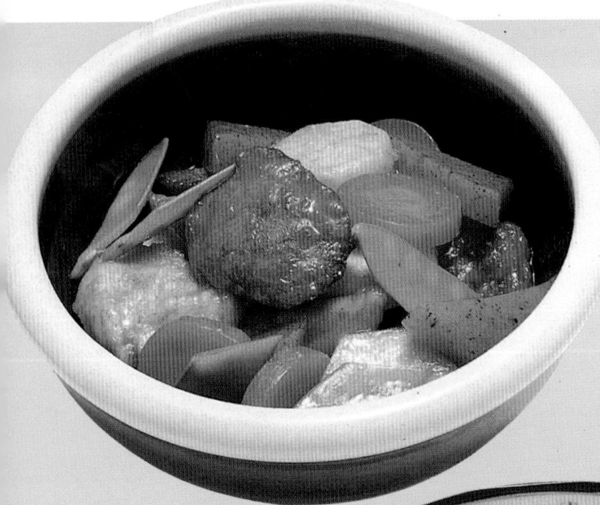

●豬肉煮梅肉

豬肉配上梅肉爽口的酸味。再加上含有豐富維他命C的韮菜一起吃。

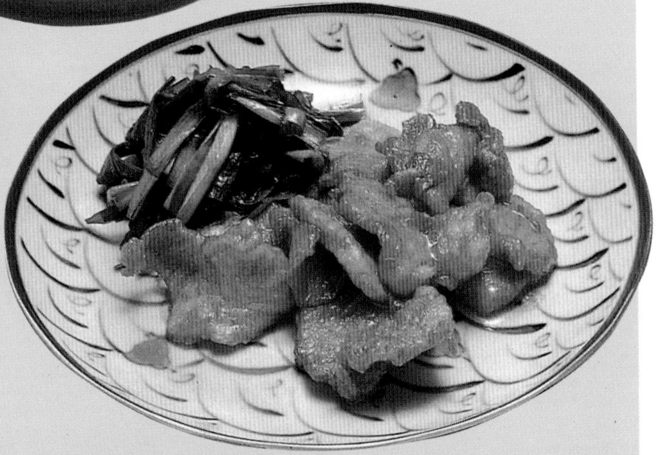

●烤味噌雞肉

用來醃雞肉的味噌也可用於蔬菜調味時。

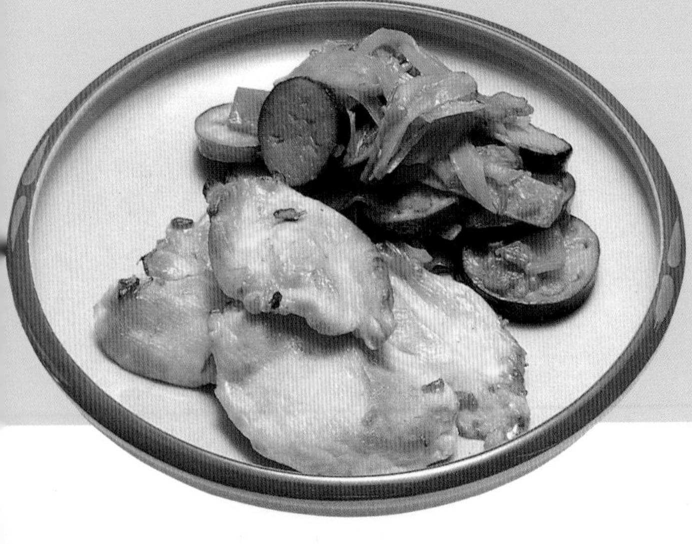

●燉豆

大豆是植物性良質蛋白質源。利用水煮罐頭時做起來很方便。

利用培根的甘甜味和番茄的酸味多煮一下。

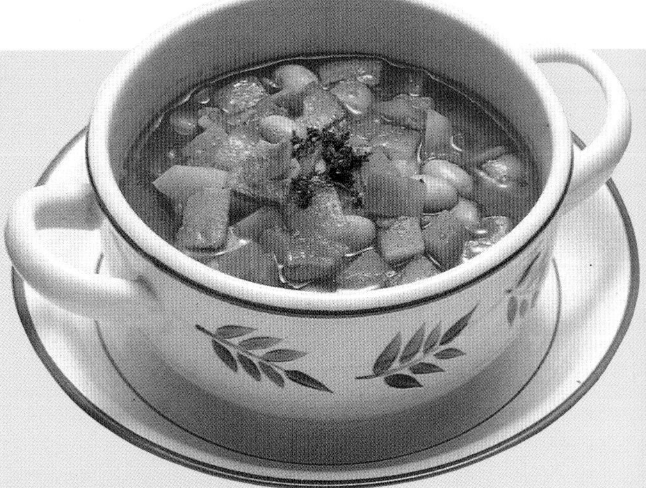

●豆腐鮪魚沙拉

豆腐加上鮪魚罐頭和洋蔥等，作成爽口的沙拉。

沙拉油的口感能增添食慾。

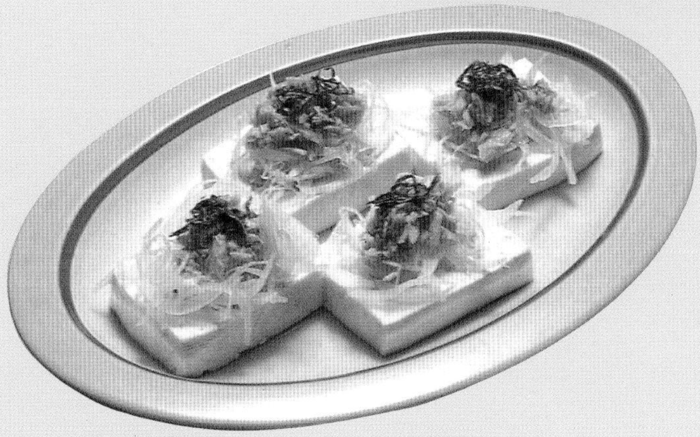

●中式炒凍豆腐

凍豆腐含豐富的鐵質和維他命，是每天的餐桌上不可或缺的食品。

搭配豬肉和蔬菜及豆瓣醬，成為中式口味佳餚。

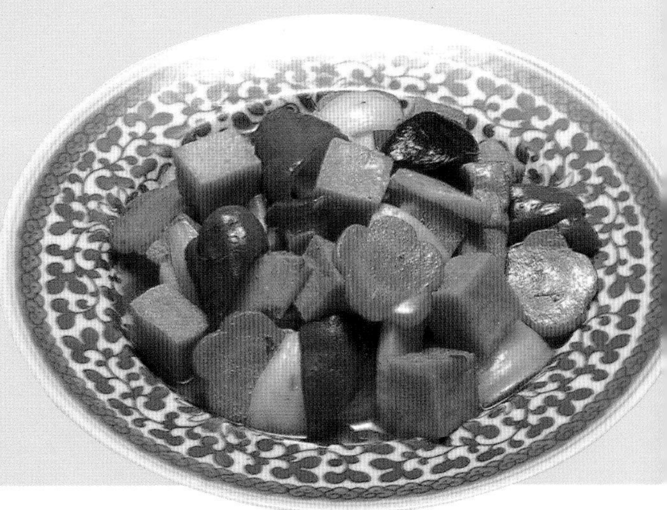

參考36頁

〔雞肉煮芋頭〕

①雞肉切成一口的大小。雞肝用水沖洗，去除血液，用酒和醬油略醃。

②芋頭去皮後切成一口的大小，用鹽揉搓後，用水清洗去除黏液。

③將①與②瀝乾水分，撒上太白粉，用一七〇度的油炸。

④蒟蒻用叉子刺孔，使其容易入味，切成三角形後煮過。

⑤胡蘿蔔切成五公釐厚的圓片，煮過。豌豆片去筋後煮過，對半斜切。

⑥高湯中放入鹽、砂糖、醬油，煮滾後加入③和蒟蒻用小火煮。芋頭煮軟後加入胡蘿蔔、米酒，再放入豌豆片，關火。

〔豬肉煮梅肉〕

①豬肉切成一口的大小，撒上鹽、胡椒及太白粉，用中溫（一七〇度）的熱油炸過。

②梅乾放入滾水中浸泡三十分鐘去除鹽分，掰下果肉。

③韮菜切成四～五公分的長度，用沙拉油炒過，以鹽、胡椒調味。

④②中放入高湯和酒、醬油、砂糖，煮滾之後加入①略炒。

⑤④與③放入盤中。

〔烤味噌雞肉〕

①將雞肉厚的部分劃幾刀，去除筋。皮側用叉子刺孔，切成容易吃的大小。用味噌醃二十～三十分鐘。

②西洋芹去筋，胡蘿蔔去皮，切成寬一公分、長五～六公分的短條狀，茄子切成厚一公分的圓片。

③擦去①的雞肉上的味噌，在鋁箔紙上塗少量沙拉油，包入肉，放入烤箱中烤十二～十三分鐘，烤成金黃色為止。

④熱沙拉油，將②的蔬菜炒軟，加入③的味噌及醬油、米酒調味。

⑤③與④盛盤。

〔燉豆〕

①培根切成三公分寬。

②胡蘿蔔、洋蔥、蕪菁切成骰子狀。

③蒜切碎。

④鍋中熱沙拉油，加入蒜、洋蔥、培根拌炒，培根的油脂出現後加入胡蘿蔔及蕪菁續炒。加入番茄

醬混合，煮滾後加入大豆及雞湯，煮十～十五分鐘。

⑤用鹽、胡椒調味，盛盤後撒上荷蘭芹碎屑。

[豆腐鮪魚沙拉]

①豆腐用滾水略燙後，浸泡在冷水中，切成四塊，瀝乾水分。

②洋蔥切絲後用鹽揉搓，浸泡在冷水中。青紫蘇切絲，鮪魚去除油分後掰開。

③用沙拉油、醋、醬油作成調味汁。

④豆腐擺入盤中，上方放②，再依序鋪上洋蔥、鮪魚、青紫蘇、淋上③。

[中式炒凍豆腐]

①凍豆腐浸泡於熱水中還原，用冷水沖洗後瀝乾水分，切成二公分正方式，放入一六〇度的油中略煎，撈起後放入簍子中淋上滾水。

②豬肉切成三公分長，用酒和醬油略醃。

③乾香菇浸泡還原後，切成四瓣。

④洋蔥切塊，青椒去籽後切成六～八塊。胡蘿蔔切出花形，竹筍切成五公釐厚的大小。胡蘿蔔和竹筍煮過。

⑤鍋中熱沙拉油，放入豬肉和香菇炒過，加入洋蔥、青椒、胡蘿蔔、竹筍略炒。

⑥⑤放入肉湯，煮滾後加入酒、醬油、砂糖、豆瓣醬等調味，最後放入①略煮。加入太白粉水，最後淋上芝麻油即可關火。

材料・1人份

雞肉煮芋頭
- 雞腿肉 ---------- 60g
- 雞肝 ---------- 30g　酒・薑汁 ---------- 各少量
- 芋頭 ---------- 70g
- 太白粉 ---------- 1大匙強（10g）　炸油 ---------- 適量
- 蒟蒻 ---------- 50g
- 胡蘿蔔 ---------- 30g
- 豌豆片 ---------- 10g
- {高湯 ---------- ½杯　鹽 ---------- ¼小匙（1.3g）
- 醬油 ---------- 1小匙（6g）　砂糖 ---------- 2小匙（6g）}
- 米酒 ---------- 1小匙（6g）

豬肉煮梅肉
- {薄片豬腿肉 ---------- 80g
- 鹽・胡椒 ---------- 各少量　太白粉½大匙強（5g）}
- 炸油 ---------- 適量
- {梅乾 ---------- 10g　高湯 ---------- 3大匙
- 酒・醬油・砂糖 ---------- 各1小匙（5g、6g、3g）}
- 韮菜 ---------- 50g
- 沙拉油 ---------- 1小匙弱（3g）　鹽・胡椒 ---------- 各少量

烤味噌雞肉
- {雞腿肉 ---------- 80g
- 味噌 ---------- 20g}
- 西洋芹 ---------- 30g
- 胡蘿蔔 ---------- 20g
- 茄子 ---------- 40g
- 沙拉油 ---------- ¾大匙（10g）
- 醬油・米酒 ---------- 各少量

燉豆
- 火煮大豆（罐頭） ---------- 50g
- 薄片培根・胡蘿蔔 ---------- 各30g
- 洋蔥 ---------- 50g
- 小蕪菁 ---------- 80g
- 蒜 ---------- 少量　沙拉油 ---------- 1小匙強（5g）
- 番茄醬 ---------- 2大匙（30g）
- 雞湯 ---------- 1杯
- 鹽・胡椒 ---------- 各少量　荷蘭芹 ---------- 適量

豆腐鮪魚沙拉
- 豆腐 ---------- 150g
- 洋蔥 ---------- 30g
- 鮪魚罐頭（油漬） ---------- 30g
- {沙拉油 ---------- ¾大匙（10g）　醋 ---------- 1小匙（5g）
- 醬油 ---------- ½小匙（3g）}
- 青紫蘇 ---------- 適量

中式炒凍豆腐
- 凍豆腐 ---------- 10g
- 炸油 ---------- 適量
- 薄片豬腿肉 ---------- 30g　酒・醬油、各½小匙(2.5g、3g)
- 乾香菇 ---------- 1朵
- 洋蔥 ---------- 40g
- 青椒 ---------- 10g
- 胡蘿蔔・水煮竹筍 ---------- 各20g
- 沙拉油 ---------- 1¼大匙（15g）
- 雞湯 ---------- ½杯
- 酒・醬油・砂糖 ---------- 各1小匙（5g、6g、3g）
- 豆瓣醬 ---------- 少量
- 太白粉 ---------- 少量
- 芝麻油 ---------- ½小匙（2g）

有效攝取鐵質的料量①

作法42頁

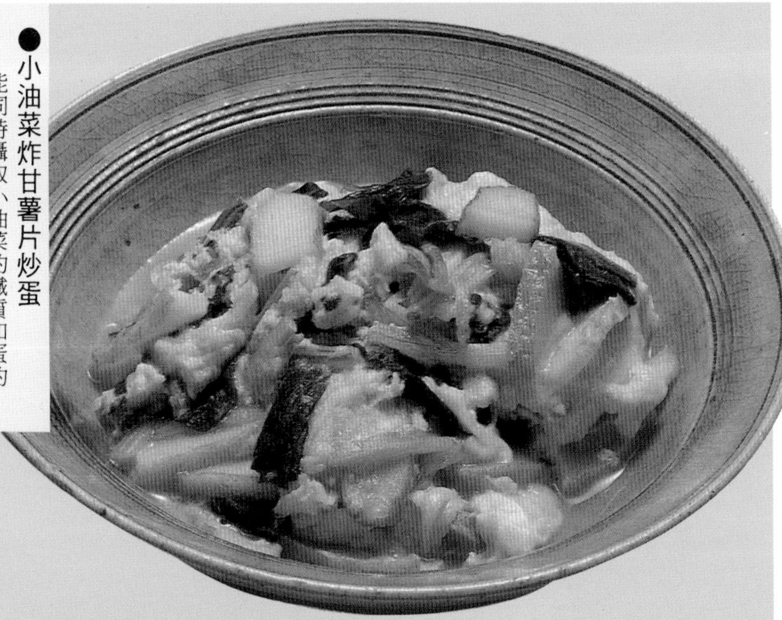

●小油菜炸甘薯片炒蛋

能同時攝取小油菜的鐵質和蛋的鐵質，更能提高吸收率。做起來方便，適合當成副菜。

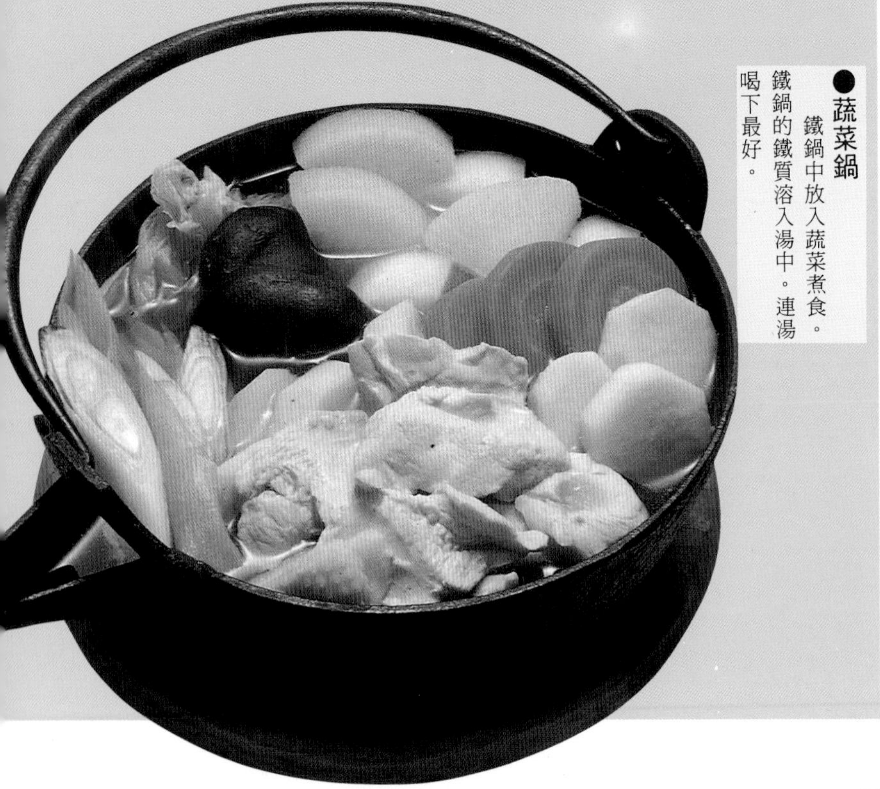

●蔬菜鍋

鐵鍋中放入蔬菜煮食。連湯鐵鍋的鐵質溶入湯中。喝下最好。

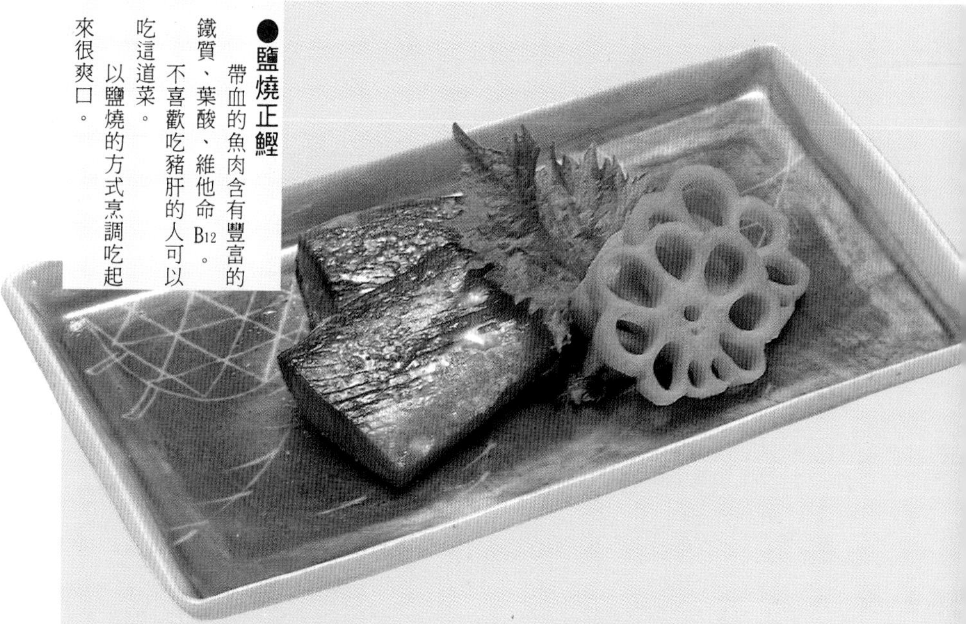

●鹽燒正鰹

帶血的魚肉含有豐富的鐵質、葉酸、維他命B_{12}。不喜歡吃豬肝的人可以吃這道菜。

以鹽燒的方式烹調吃起來很爽口。

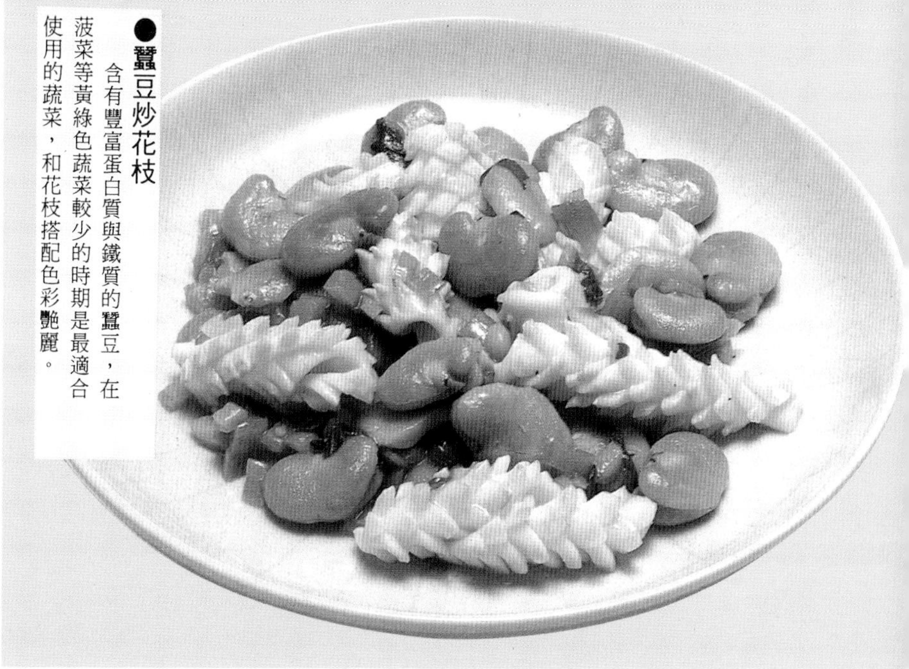

●蠶豆炒花枝

含有豐富蛋白質與鐵質的蠶豆，在菠菜等黃綠色蔬菜較少的時期是最適合使用的蔬菜，和花枝搭配色彩艷麗。

[小油菜炸甘薯片炒蛋]

①小油菜放入加了一把鹽的滾水中略煮，浸泡冷水後撈起，切成三公分長度，瀝乾水分。

②炸甘薯片對半縱切，再切成薄片。

③鍋中放入高湯，煮滾後放入小油菜、炸甘薯片一起煮滾。再加入醬油和米酒煮滾。

④將蛋汁倒入③中，蓋上蓋子，用水火煮二分鐘。蛋熟後關火即成。

[蔬菜鍋]

①雞肉切成一口的大小，撒上少量酒。

②白蘿蔔切成一公分的銀杏形煮過。胡蘿蔔切成一公分厚的圓片，芋頭去皮後切成一公分厚的圓片。胡蘿蔔和芋頭略煮。

③白菜切成三公分正方形。新鮮香菇去軸，傘上劃十字形，蔥斜切。

④鐵鍋中放入高湯，煮滾後加入酒、米酒、低鹽醬油調味。

⑤雞肉瀝乾水分，放入④中煮。煮熟後放入白蘿蔔、胡蘿蔔、芋頭、白菜、香菇及蔥一起煮。

⑥趁熱盛盤，食用時連湯也要喝下。

☆蔬菜可利用冰箱中剩下的蔬菜。

☆用鐵鍋煮食可溶出很多鐵質，味道調得淡些，連湯喝下最好。

[鹽燒正鰹]

①帶血的正鰹切成半，撒上鹽用烤箱烤。

參考40頁

鐵鍋與鐵的補給

以前煮黑豆時要使用鐵鍋，或是必須放入生鏽的釘子一起煮。這是因為煮黑豆時鐵鍋或鐵釘所溶出的鐵質，與黑豆的顏色結合，會使黑豆的顏色漂亮。

鐵製的調理器具（鍋、煎鍋、菜刀等）在調理中會溶出一些鐵質。

溶出的鐵量，依調理器具的狀態（生鏽的調理器具的鐵溶出量更多）或調理時所使用的調味料的不同而有不同。

鐵鍋各別用200mℓ與400mℓ的水、二%食鹽液、三%食醋液、三%醬油液、五%番茄醬液等加熱，調查鐵溶出量的實驗發現，使用醋或番茄醬等酸味調味料時，鐵的溶出量較多（左圖）。

調理中由鐵鍋溶出的鐵量雖然只是少量，但是在日常的飲食中，能自然地攝取這種鐵質，對於貧血

材料・1人份

小油菜炸甘薯片炒蛋

小油菜	70g
炸甘薯片	20g
高湯	¼杯
醬油	1 小匙(6g)
米酒	⅓小匙(2g)
蛋	一個(50g)

蔬菜鍋

{雞腿肉	60g
酒	少量
白蘿蔔	70g
芋頭	70g
胡蘿蔔	20g
白菜	70g
生香菇	10g
蔥	10g
高湯	1 杯
酒	1 小匙(5g)
米酒	1 小匙(6g)
低鹽醬油	2 小匙(12g)

鹽燒正鰹

{帶血正鰹肉	80g
鹽	1g
蓮藕	30g
{醋　⅗小匙(3g)　砂糖	½小匙(1.5g)
食用紅色顏料	少量
青紫蘇	1 片

蠶豆炒花枝

新鮮蠶豆	80g
花枝	70g
漬芥菜	20g
沙拉油	1 小匙(4g)
肉湯	2 大匙
酒	1 小匙(5g)
鹽	少量
醬油	½小匙(3g)
太白粉	1 小匙(3g)

②蓮藕切成五公釐厚的圓片，用滾水煮過。醋和砂糖調成二杯醋，加入少量食用顏料，再將蓮藕放入其中。

③盤子鋪上青紫蘇，再擺上正鰹及蓮藕即成。

☆帶血的魚肉以照燒或薑煮的方式調理也很好。

☆將帶血的魚肉掰開，用酒、砂糖、醬油、薑汁等調味，或做成魚鬆，用起來非常方便。

［蠶豆炒花枝］

①蠶豆用加入鹽（份量外）的滾水煮成美麗的顏色，去除薄皮。

②花枝只使用身體的部份。去皮，縱切為四等分，用菜刀劃出斜格子狀。斜切成寬一公分的大小，用滾水略燙。

③漬芥菜切碎。

④在鍋中熱沙拉油，加入③拌炒，再放入高湯、酒、鹽，煮滾之後加入蠶豆和花枝一起炒，用醬油調味。最後倒入太白粉水勾芡。

● 溶入調味液中的鐵量（火鍋用鐵鍋）

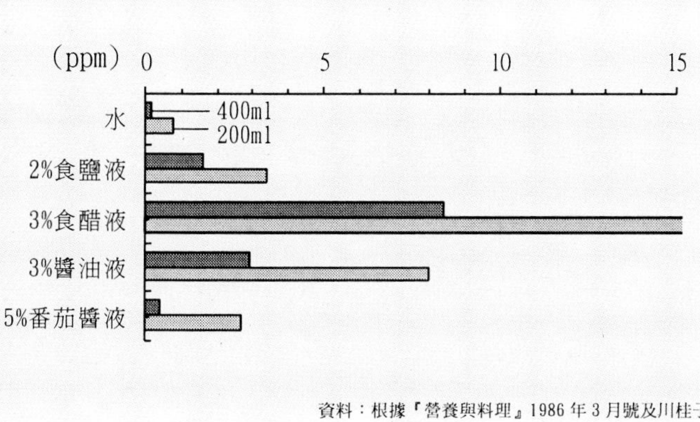

資料：根據『營養與料理』1986 年 3 月號及川桂子

的人而言是非常珍貴的物質，所以應該積極地加以利用鐵質的煎鍋及以前的鐵鍋。

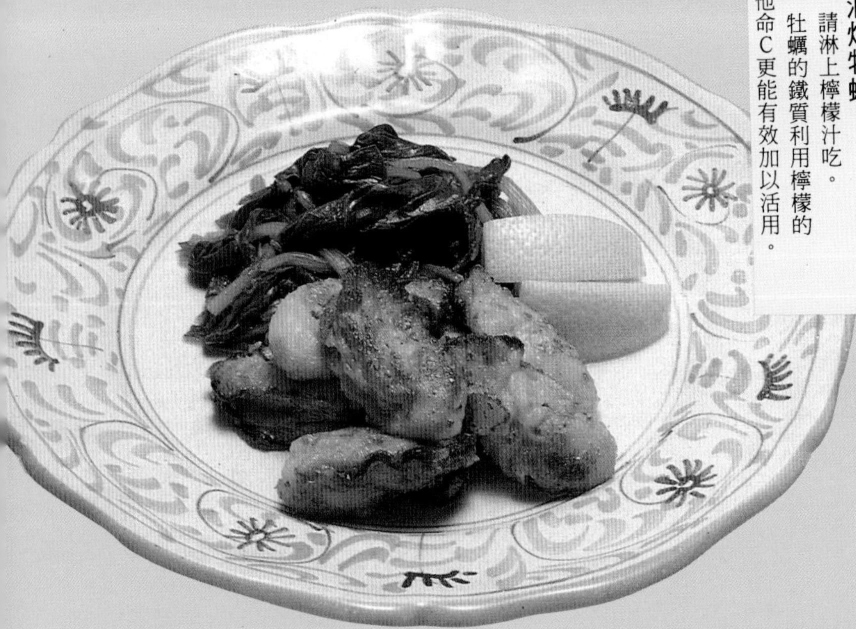

●油炸牡蠣

請淋上檸檬汁吃。牡蠣的鐵質利用檸檬的維他命C更能有效加以活用。

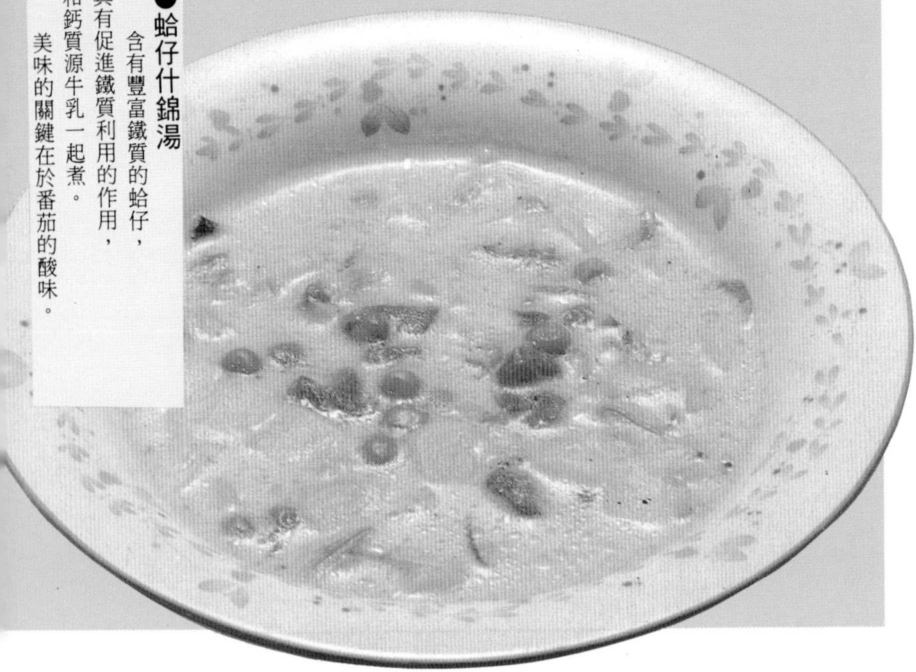

●蛤仔什錦湯

含有豐富鐵質的蛤仔，具有促進鐵質利用的作用，和鈣質源牛乳一起煮。美味的關鍵在於番茄的酸味。

作法46頁

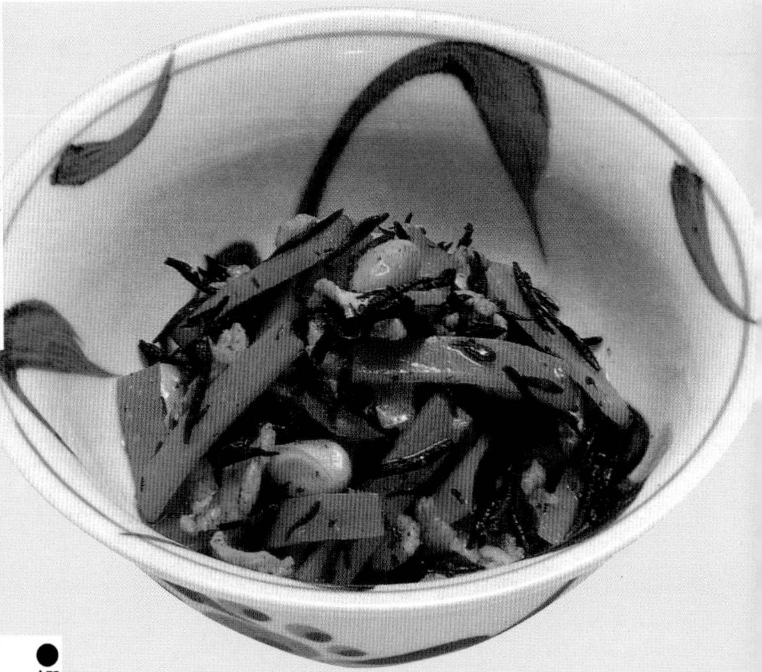

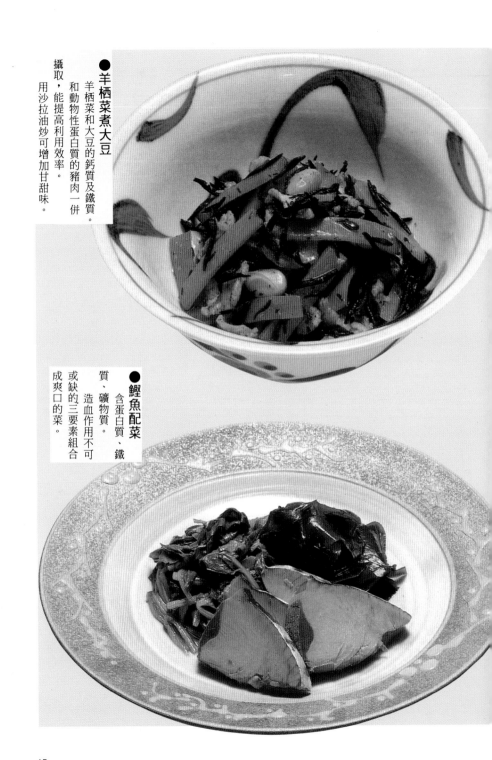

●羊栖菜煮大豆

羊栖菜和大豆的鈣質及鐵質。和動物性蛋白質的豬肉一併攝取，能提高利用效率。

用沙拉油炒可增加甘甜味。

●鰹魚配菜

含蛋白質、鐵質、礦物質。

造血作用不可或缺的三要素組合成爽口的菜。

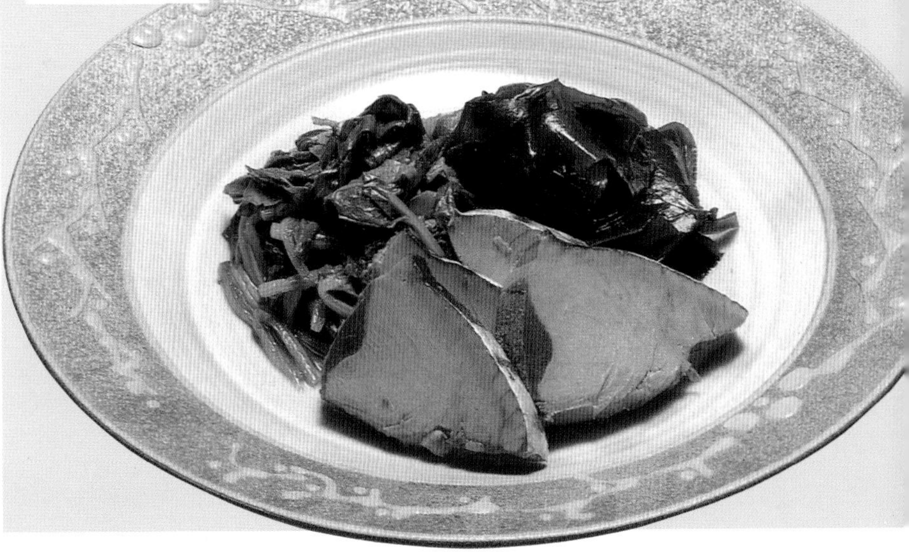

[油炸牡蠣]

①牡蠣用鹽水略洗，撒上鹽及胡椒。

②菠菜放入加了一把鹽（份量外）的滾水中，燙出美麗的顏色。切成四～五公分的成度，瀝乾水分。

③牡蠣瀝乾水分，沾麵粉。煎鍋中倒入半量的沙拉油，油熱之後放入牡蠣，煎到肉膨脹時即可取出。

④煎鍋中加入剩下的沙拉油，炒菠菜。

⑤牡蠣和菠菜盛盤，添加檸檬，食用時灑上檸檬汁。

[蛤仔什錦湯]

①蛤仔肉用薄鹽水洗過，瀝乾水分，用½杯的滾水略煮。煮汁擱置一旁。

②馬鈴薯、培根、番茄切成一公分的正方形。青豆瀝乾水分。

③奶油放入鍋中溶化，加入培根炒過。培根油脂出現後，加入馬鈴薯續炒，再加入麵粉繼續炒。

④將①的蛤仔煮汁加入鍋中。煮到馬鈴薯變軟為止。

⑤放入蛤仔、番茄、牛乳，用鹽、胡椒調味。煮滾後關火，撒上青豆。

⑥盛盤。

[羊栖菜煮大豆]

①羊栖菜充分洗淨，浸泡在水中還原。撈起後放入簍子裡，淋上滾水。

②豬肉切成寬一公分條狀。胡蘿蔔切成寬一公分，長三～四公分

參考44頁

巧妙利用鐵質含量豐富的食品

有些人不喜歡吃肝臟。除了肝臟以外，還有很多含有豐富鐵質的食品。不喜歡吃肝臟的人，一定要在飲食生活中巧妙地使用這些食品。

⊙牡蠣

不只含有豐富的鐵質，同時也含有豐富的良質蛋白質及葉酸。是貝類中較容易消化的種類，因此胃腸較弱的老年人也容易吃。新鮮的牡蠣生吃雖然很美味，但是胃腸較弱的人還是要選擇加熱後食用的方法。

⊙蛤仔

蛤仔和牡蠣同樣擁有豐富的鐵質。尤其是水煮罐頭在各種料理中都容易使用，可以事先買回來存放。使用時也可以利用具有甘味的罐頭汁。作湯、涼拌或炒來吃都很方便。

材料・1人份

油炸牡蠣

牡蠣	100g
鹽・胡椒	各少量
麵粉	1大匙強（10g）
菠菜	60g
沙拉油	½大匙強（7g）
檸檬	¼個

蛤仔什錦湯

蛤仔肉	50g
馬鈴薯	50g
番茄（完全成熟）	50g
培根	10g
青豆（罐頭）	5g
奶油	½大匙（7g）
麵粉	½大匙（4g）
牛乳	½杯
鹽・胡椒	各少量

羊栖菜煮大豆

羊栖菜	7g
薄片牛腿肉	30g
水煮大豆（罐頭）	10g
胡蘿蔔	20g
沙拉油	1小匙弱（3g）
高湯	適量
酒	1小匙（5g）
砂糖	1小匙（3g）
醬油	1小匙（6g）

正鰹配菜

正鰹	60g
乾海帶芽	5g
菠菜	60g
高湯	½杯
砂糖	1小匙（3g）
醬油	½大匙（9g）
米酒	½小匙（3g）

的長條狀。

③大豆放入簍子裡瀝乾水分。

④鍋中放入沙拉油，油熱之後加入豬肉、羊栖菜、胡蘿蔔、大豆拌炒。

⑤加入高湯浸泡所有的材料，再加入酒、砂糖、醬油調味，煮滾之後關小火，煮到汁液收乾為止。

[鰹魚配菜]

①去除鰹魚的小骨。

②乾的海帶芽浸泡在水中還原，淋上滾水。瀝乾水分後切成一口大小。

③鍋中煮滾大量的水，加入一把鹽，再放入菠菜。撈起切成四～五公分長度，瀝乾水分。

④鍋中加入高湯、砂糖、醬油、米酒，煮滾後加入正鰹，蓋上蓋子用中火煮。

⑤正鰹煮到入味後，加入海帶芽和菠菜略煮。

⑥正鰹、菠菜、海帶芽盛盤。

⊙羊栖菜

不僅含有鐵質，也含有豐富的鈣質等礦物質。乾的羊栖菜浸泡在水中增加為五～十倍。煮東西時使用可一次做二～三次的分量，當成常備菜使用。幾乎不含蛋白質，所以為了有效地利用鐵質，吃的時候一定要和含有蛋白質的食品一併攝取。

⊙正鰹

最近已經不容易在餐桌上看到這種食品了。是將鰹魚蒸熟之後再曬乾的產品。含有豐富的良質蛋白質及鐵質。為作早餐及便當菜時可以利用的食品。

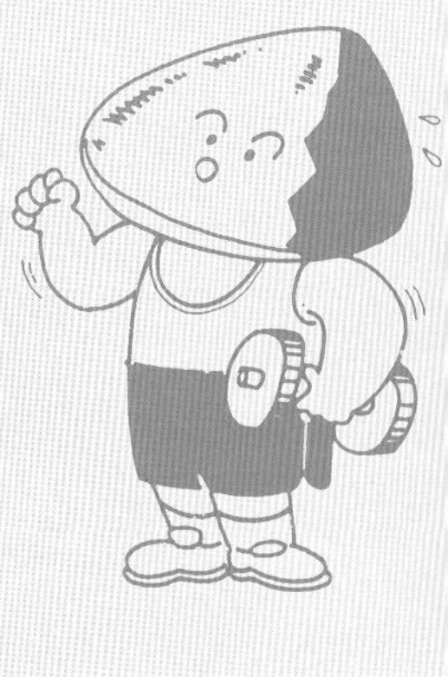

作法50頁

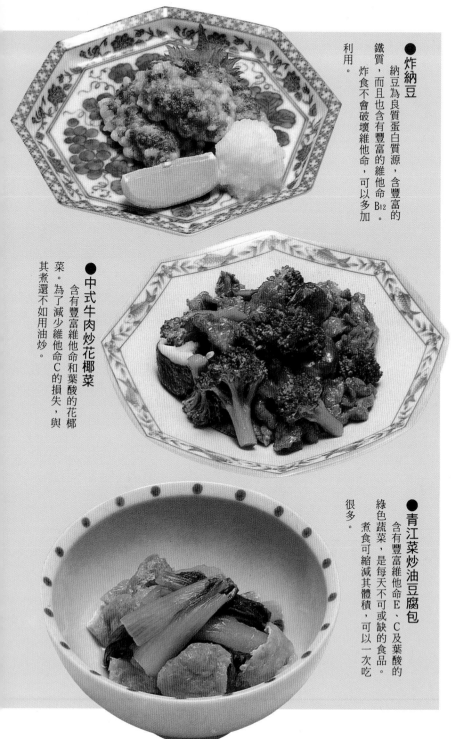

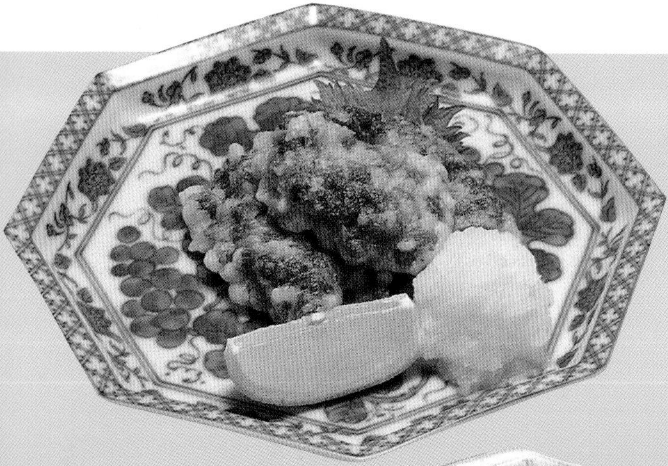

●炸納豆

納豆為良質蛋白質源，含豐富的鐵質，而且也含有豐富的維他命B_{12}。

炸食不會破壞維他命，可以多加利用。

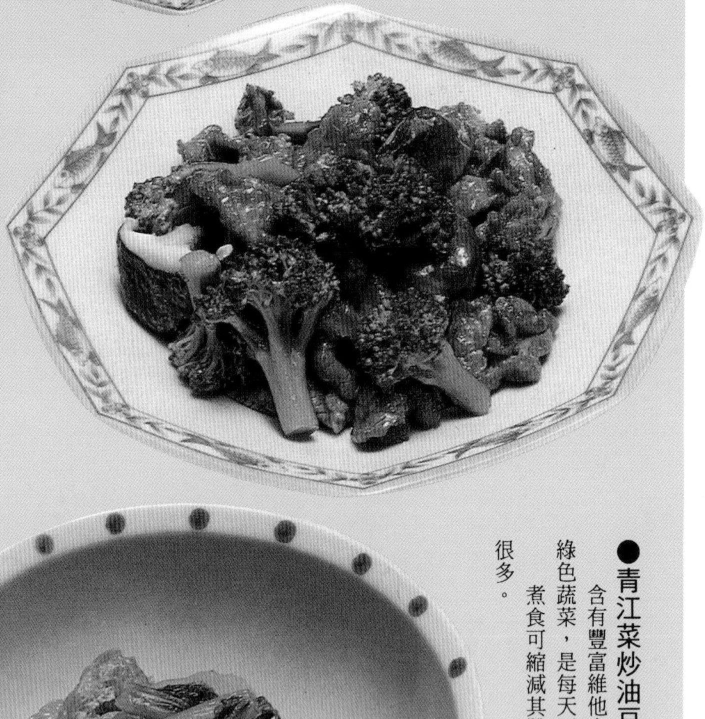

●中式牛肉炒花椰菜

含有豐富維他命和葉酸的花椰菜。為了減少維他命C的損失，與其煮還不如用油炒。

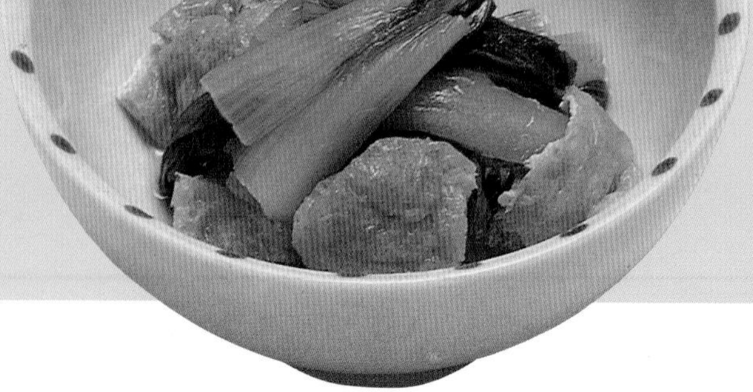

●青江菜炒油豆腐包

含有豐富維他命E、C及葉酸的綠色蔬菜，是每天不可或缺的食品。

煮食可縮減其體積，可以一次吃很多。

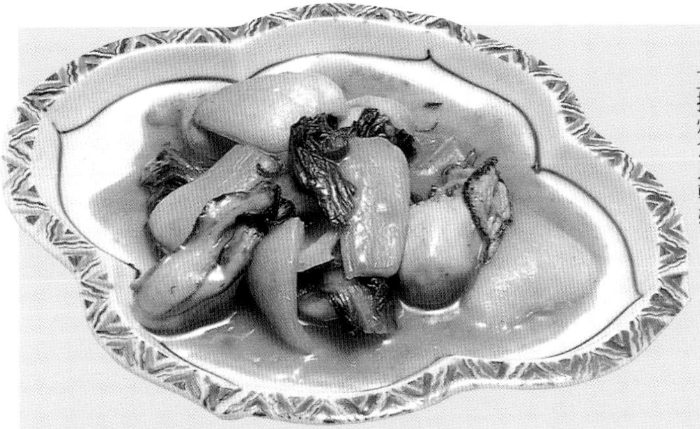

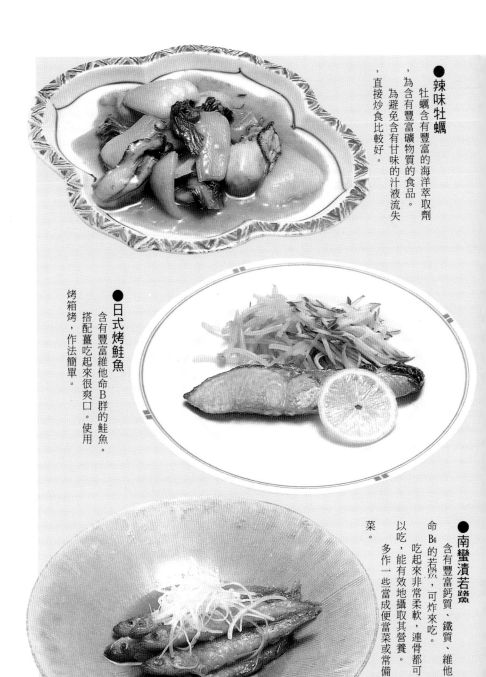

●辣味牡蠣

牡蠣含有豐富的海洋萃取劑，為含有豐富礦物質的食品。

為避免含有甘味的汁液流失，直接炒食比較好。

●日式烤鮭魚

含有豐富維他命B群的鮭魚。搭配薑吃起來很爽口。使用烤箱烤，作法簡單。

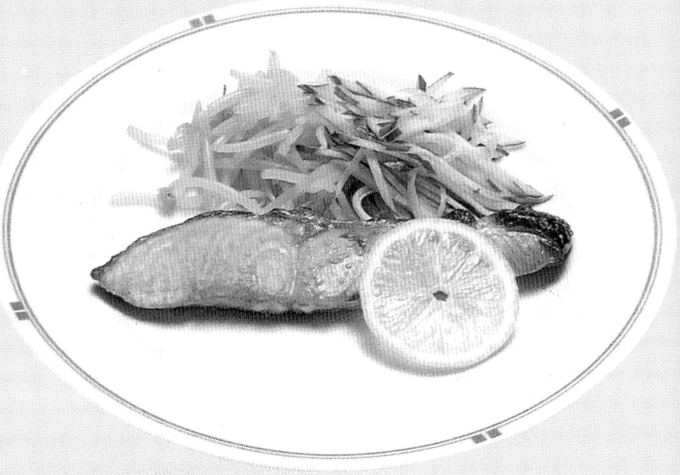

●南蠻漬若鷺

含有豐富鈣質、鐵質、維他命B_6的若鷺，可炸來吃。

吃起來非常柔軟，連骨都可以吃，能有效地攝取其營養。

多作一些當成便當菜或常備菜。

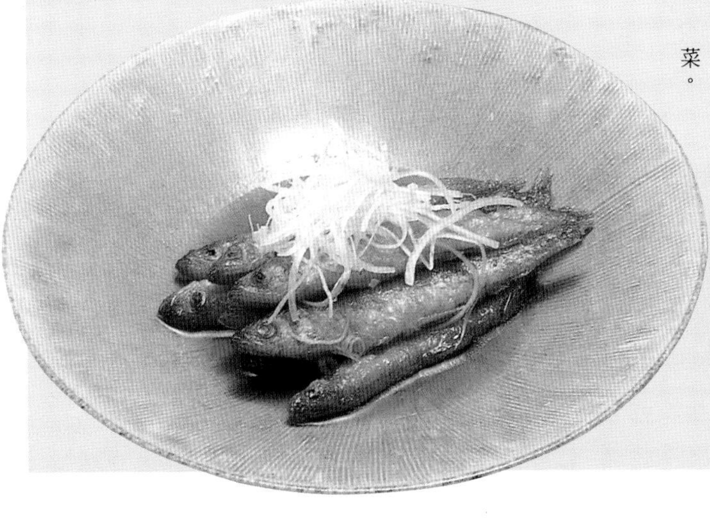

參考48頁

〔炸納豆〕

①蔥切成蔥花。

②將納豆充分混合，直到產生粘性，加上蔥和柴魚片、芥末醬、醬油混合。

③蛋打散，加入等量的水充分混合，再加入麵粉和鹽作成麵衣。

④用湯匙撈起②的納豆，加上③的麵衣。放入一百七十度的熱油中炸。

⑤白蘿蔔作成蘿蔔泥，略微瀝乾水分。

⑥盤中鋪上青紫蘇，盛上④，添上蘿蔔泥及梳形檸檬。將檸檬汁擠在炸納豆上，配上蘿蔔泥一起吃。

☆依個人的喜好，也可以混入乾蝦或魩仔魚等一起炸食。適合不喜歡納豆的粘液或味道的人。

〔中式牛肉炒花椰菜〕

①牛肉切成三～四公分的長度，撒上酒、醬油、芝麻油擱置略醃。

②撒上太白粉。放入一百二十度的熱油中，炒到變色為止。

③新鮮香菇去軸，切成二～四瓣。花椰菜分為小株，以滾水煮過。

④鍋中熱沙拉油，放入香菇和花椰菜炒過，加入②的牛肉一起拌炒。加入肉湯、酒、砂糖、醬油、太白粉混合，勾芡後關火。

☆可以利用四季豆或青椒等代替花椰菜。

☆黃綠色蔬菜和油及蛋白質源的食品一起調理時，體內就能有效地利用維他命。

〔青江菜炒豆腐包〕

①青江菜放入加了少量鹽的滾水中略煮，放入冷水中，冷卻後撈起，切成四～五公分的長度，擠乾水分。

②油豆腐包用滾水略煮去除油分，對半縱切，再切成寬二公分的大小。

③煮滾高湯，加入醬油、米酒調味，放入油豆腐包，煮五～十分鐘，直到入味為止。加入①的青江菜略煮，關火盛盤。

〔辣味牡蠣〕

①牡蠣放入簍子裡，在鹽水中清洗後瀝乾水分。

②青江菜切成四～五公分長度。軸較粗的部分可以縱切為二～三片。

③蔥、薑切碎，辣椒去籽切成小段。

④鍋中熱沙拉油，加入③爆香。再放入①的牡蠣與②的青江菜拌炒。牡蠣膨脹後表示已熟。再加入肉湯、酒、鹽、醬油調味，用一倍量的水調溶太白粉，再將太白粉水倒入鍋中充分混合勾芡後關火。

[日式烤鮭魚]

①新鮮鮭魚撒上鹽和酒略醃。

②豆芽菜去除根部，以放入鹽和咖啡粉的滾水煮過之後冷卻。

③小黃瓜撒上鹽，斜切成薄片後切絲。

④①的鮭魚放入烤箱中烤十～十五分鐘。

⑤薑切成薑屑，加入醋、砂糖、醬油、高湯，作成調味汁。

⑥盤中放入鮭魚、豆芽菜、小黃瓜，淋上⑤的調味汁，再添上檸檬。

☆食用前擠上檸檬汁。

[南蠻漬若鷺]

①若鷺以酒和醬油醃十分鐘。瀝乾汁液，用一百七十度的油炸。

②醋、砂糖、醬油放入鍋中煮滾後，加入芝麻油。

③薑切絲，辣椒切成小段。

④若鷺放入碗中，淋上②與③醃漬半天以上。

⑤蔥切成四公分長的細絲。

⑥盤中排好若鷺，淋上少量醃汁，加上⑤的蔥即成。

材料・1人份

炸納豆

- 納豆 50g　蔥 5g
- 柴魚片 1g　芥末醬 少量
- 醬油 ½小匙（3g）
- 蛋 10g
- 麵粉 1¼大匙（10g）　鹽 少量
- 炸油 適量
- 白蘿蔔 50g
- 青紫蘇 1片
- 檸檬 ⅛個

中式牛肉炒花椰菜

- 薄片牛腿肉 60g　酒 ½小匙（2.5g）
- 醬油 ½小匙弱（2.5g）　芝麻油 少量
- 太白粉 ½小匙（1.5g）
- 炸油 適量
- 花椰菜 70g
- 新鮮香菇 20g
- 沙拉油 ¾大匙（10g）
- 肉湯 1大匙　酒 1小匙（5g）
- 砂糖 ½小匙（1.5g）　醬油 1小匙（3g）
- 太白粉 ½小匙（1.5g）

青江菜炒油豆腐包

- 青江菜 100g
- 油豆腐包 20g
- 高湯 ¼杯
- 醬油・米酒 各1小匙（6g）

辣味牡蠣

- 牡蠣 80g
- 青江菜 100g
- 蔥 5g
- 薑 2g
- 辣椒 少量
- 沙拉油 1小匙強（5g）
- 肉湯 2大匙　酒 ½小匙強（3g）
- 鹽 ½小匙強（3g）　醬油 ⅔小匙（4g）
- 太白粉 1大匙強（10g）

日式烤鮭魚

- 新鮮鮭魚 大1塊（80g）
- 鹽 少量　酒 1大匙（15g）
- 豆芽菜 70g 菜　鹽・咖哩粉 各少量
- 小黃瓜 40g　鹽 少量
- 薑 2g　醋 ⅔大匙（10g）
- 砂糖 ½大匙弱（5g）　醬油 ⅓小匙（2g）
- 高湯 ½大匙
- 檸檬 薄圓片1片

南蠻漬若鷺

- 若鷺 7～8尾（80g）
- 酒 ½小匙（2.5g）　醬油 ½小匙（3g）
- 炸油 適量
- 醋 ¼杯（50g）　砂糖 2大匙強（20g）
- 醬油 1小匙（6g）　芝麻油 ½小匙（2g）
- 薑 5g　辣椒 少量
- 蔥 10g

巧妙利用香味蔬菜的肝臟料理

作法54頁

●咖哩雞肝義大利麵

以咖哩和白色調味汁烹調雞肝，具有義大利風味。

此外，也可以用法國麵包代替義大利麵。

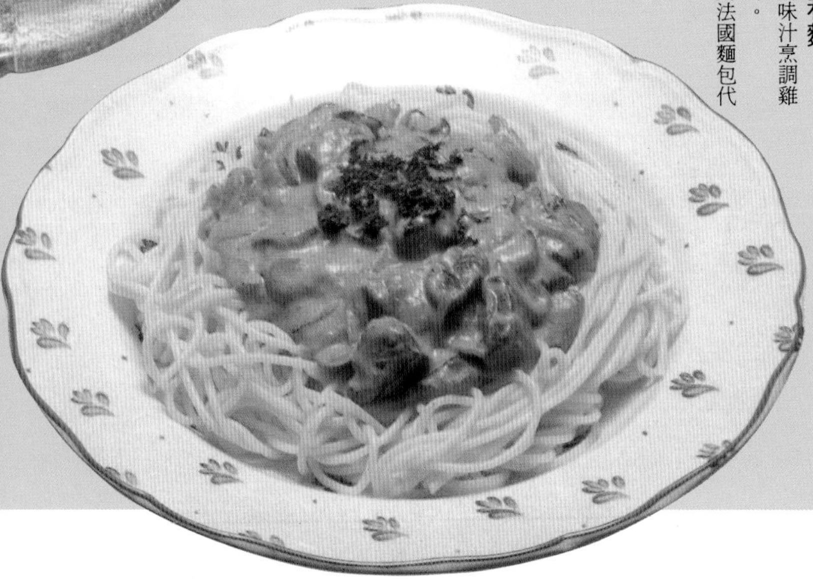

●豬肝沙拉

洋蔥、西洋芹等香味蔬菜可多加利用。

浸泡在油中更為柔軟，增添蔬菜的香氣。

夏季時冷卻後再吃也不錯。

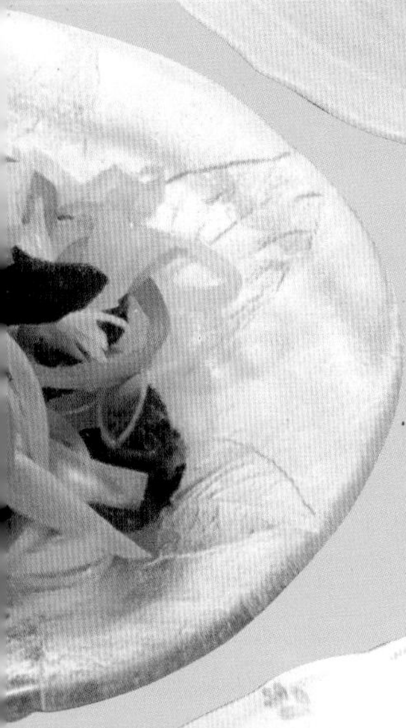

●酒糟漬雞肝

酒糟和味噌的甘甜與香味溶入肝臟中。

醃漬時至少要擱置一天，吃起來較美味。

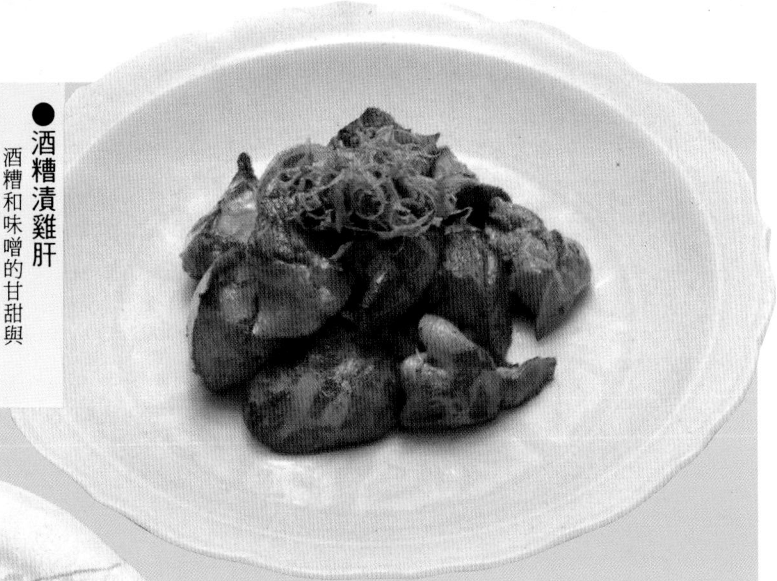

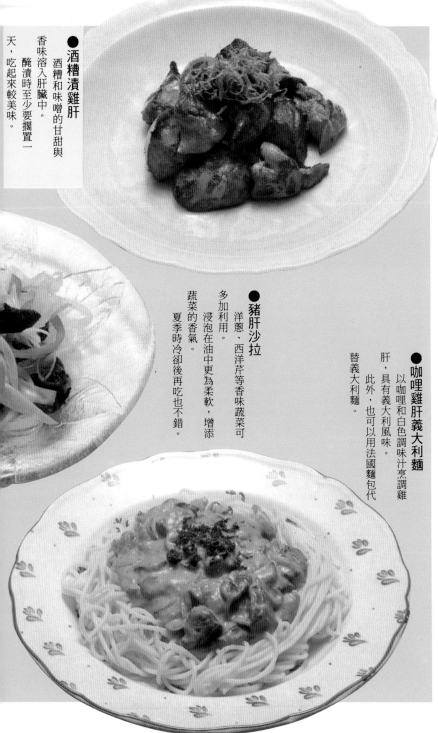

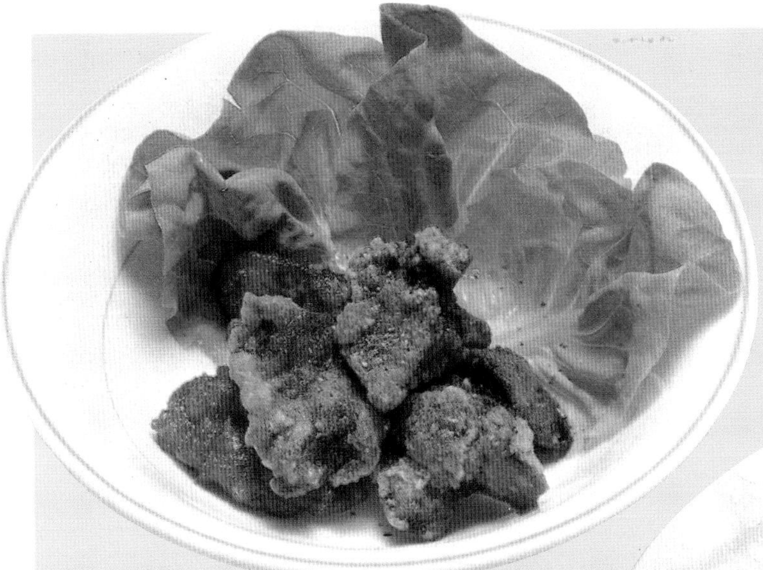

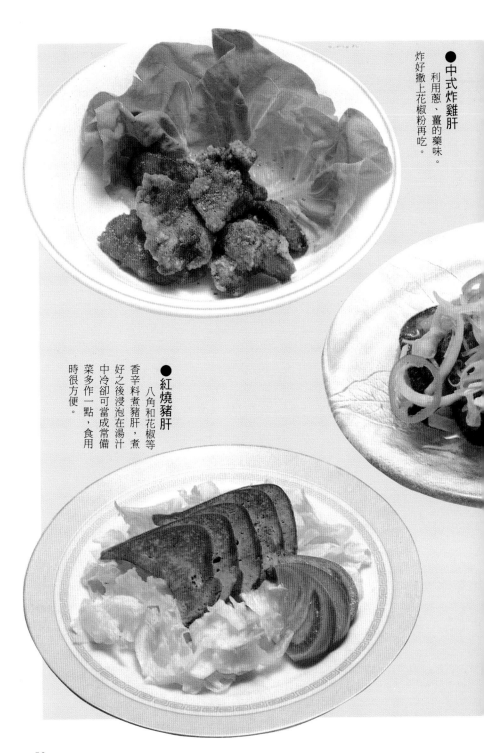

●中式炸雞肝

利用蔥、薑的藥味。炸好撒上花椒粉再吃。

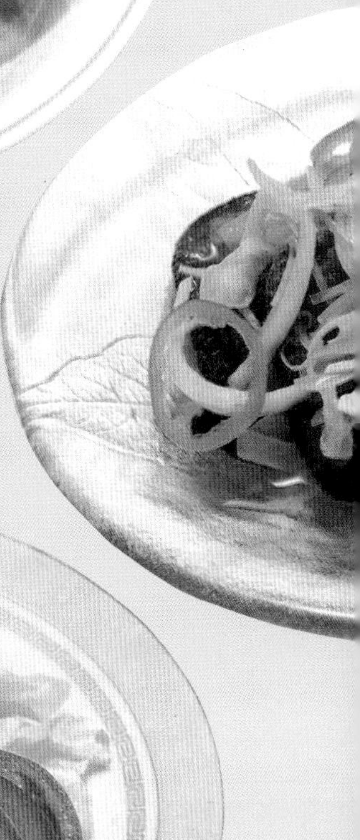

●紅燒豬肝

八角和花椒等香辛料煮豬肝，煮好之後浸泡在湯汁中冷卻可當成常備菜多作一點，食用時很方便。

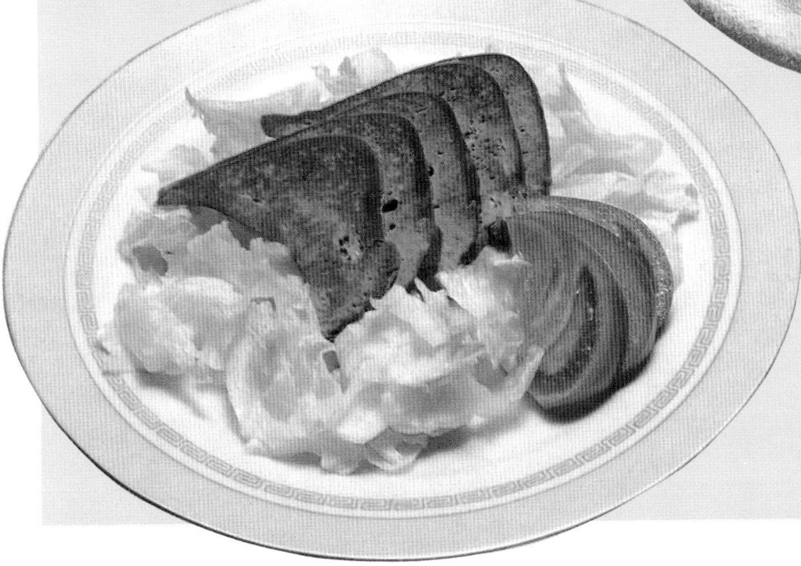

參考52頁

[酒糟漬雞肝]

①雞肝浸泡在水中充分去除血液。較大的對半縱切。用滾水煮過，瀝乾水分，撒上鹽、胡椒。

②酒糟搗碎。放入研砵中，加入白葡萄酒。搗碎再加入味噌調拌。

③薑切成薄片，淋上滾水。辣椒去籽切成小段。薑和辣椒加入②中混合醃雞肝，擱置一天。

④取出雞肝，去除酒糟、味噌。煎鍋中熱沙拉油，炒酒糟雞肝。

⑤盛盤，添加青紫蘇絲。

[豬肝沙拉]

①豬肝浸泡在水中三十分鐘後瀝乾水分。撒上鹽、胡椒，加上咖哩粉和白葡萄酒醃二十分鐘。

②洋蔥去皮對半縱切，沿著纖維切成薄片。西洋芹去筋，切成長四公分的薄片。洋蔥及西洋芹放入冷水中浸泡。胡蘿蔔切絲，青椒去籽切成薄圓片，和胡蘿蔔一起用滾水煮過。

③去除①的汁液，撒上麵粉，去除多餘的粉，放入一百六十度的熱油中炸。趁熱淋上少量醋。

④沙拉油和醋、白葡萄酒、芥末醬混合作成調味汁。以調味汁涼拌②、③，擱置三十分鐘使其入味。

⑤盤中擺入豬肝，以及一起醃漬的蔬菜。放入冰箱中保存也不錯。

[咖哩雞肝義大利麵]

①雞肝浸泡在水中二十~三十分鐘去除血液，中途換水二~三次，或是用水沖洗三十分鐘。瀝乾水分，切成一口的大小。

②蘑菇去軸切成薄片。洋蔥去皮切絲。大蒜切成碎屑。

③在厚鍋中溶解奶油，放入蒜和洋蔥，炒香之後加入蘑菇和肝臟繼續炒。雞肝熟後加入咖哩粉和麵粉。炒至咖哩的香味出現為止。

④在另外的鍋中加熱牛乳，慢慢地加入③中，再放入雞湯用小火煮。加入鹽、胡椒調味。

⑤在較大的鍋中煮滾一大鍋的水，放入一把鹽（份量外）後煮義大利麵。熟後撈起放入簍中，趁義大利麵未乾時淋上沙拉油涼拌。

⑥盤中盛入義大利麵，淋上④，撒上荷蘭芹碎屑。

[中式炸雞肝]

①雞肝浸泡在水中去除血液，

切成一口的大小。

②蔥切成小段，與酒、醬油、砂糖、薑汁混合。放入肝臟，醃漬三十分鐘以上使其入味。

③擦乾雞肝上的汁液，用一百六十度的油炸三分鐘。

④盤中鋪上生菜，再放上炸好的雞肝，撒上花椒粉。

【紅燒豬肝】

①整塊豬肝用水沖洗三十～四十分鐘，去除血液。

②鍋中放入蓋過豬肝的水、薑皮、半量的蔥及酒，煮滾之後加入豬肝，煮到豬肝表面變色後，將豬肝取出放入冷水中，用水沖洗。

③鍋中放入②的豬肝，再加入能夠完全浸泡住豬肝的水、薑薄片、用菜刀拍過的蔥、八角、花椒、醬油、砂糖及芝麻油，一起煮滾後加蓋續煮三十分鐘，冷卻後豬肝取出切成薄片。

④茼萵撕成一口大小，浸泡在冷水中使其爽口。番茄切成梳形。

⑤盤中鋪上茼萵，盛上③，添加番茄。

材料・1人份

酒糟漬雞肝

- 雞肝 ---- 100g
- 鹽・胡椒 ---- 各少量
- 酒糟 ---- 20g
- 白葡萄酒 ---- ⅔大匙(10g)
- 味噌 ---- 1大匙強(20g)
- 薑 ---- 10g
- 辣椒 ---- 少量

沙拉油 ---- 1大匙強（5g）
青紫蘇絲 ---- 1片份

豬肝沙拉

- 豬肝(薄片) ---- 60g
- 鹽・胡椒 ---- 各少量
- 咖哩粉 ---- ¼小匙（0.5g）
- 白葡萄酒 ---- 1大匙（15g）

麵粉 ---- 2小匙(6g)
炸油 ---- 適量　醋 ---- 少量
洋蔥 ---- 30g
西洋芹 ---- 20g
胡蘿蔔 ---- 10g
青椒 ---- 10g

- 沙拉油 ---- 1小匙（13g）
- 醋 ---- ⅔大匙（10g）
- 白葡萄酒 ---- 1小匙（5g）
- 芥末醬 ---- 少量

咖哩雞肝義大利麵

- 雞肝 ---- 60g
- 蘑菇 ---- 30g
- 洋蔥 ---- 50g
- 蒜 ---- 少量
- 奶油 ---- ¾大匙（10g）
- 咖哩粉 ---- 1小匙（2g）
- 麵粉 ---- 2小匙弱（5g）
- 牛乳 ---- ½杯
- 雞湯 ---- ¼杯
- 鹽・胡椒 ---- 各少量

- 義大利麵 ---- 100g
- 沙拉油 ---- ½小匙強（7g）

荷蘭芹碎屑 ---- 適量

中式炸雞肝

- 雞肝 ---- 60g
- 蔥 ---- 5g
- 酒 ---- 1小匙(5g)　醬油 ---- ½小匙弱（2.5g）
- 砂糖 ---- ⅓小匙(1g)　薑汁 ---- ½小匙（2.5g）

炸油 ---- 適量
生菜 ---- 10g
花椒粉 ---- 少量

紅燒豬肝

豬肝 ---- 100g
薑 ---- 10g
酒 ---- 1大匙(15g)
蔥 ---- 10g

- 八角・花椒 ---- 各少量
- 醬油 ---- 1大匙弱（15g）
- 砂糖 ---- 1小匙（3g）
- 芝麻油 ---- 1小匙（4g）

茼萵・番茄 ---- 各30g

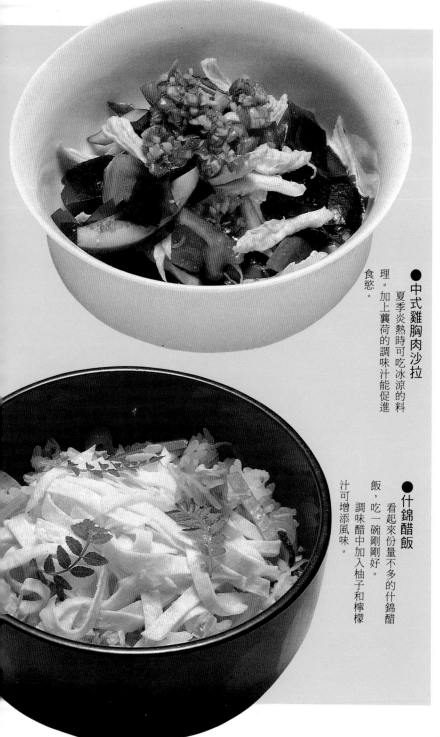

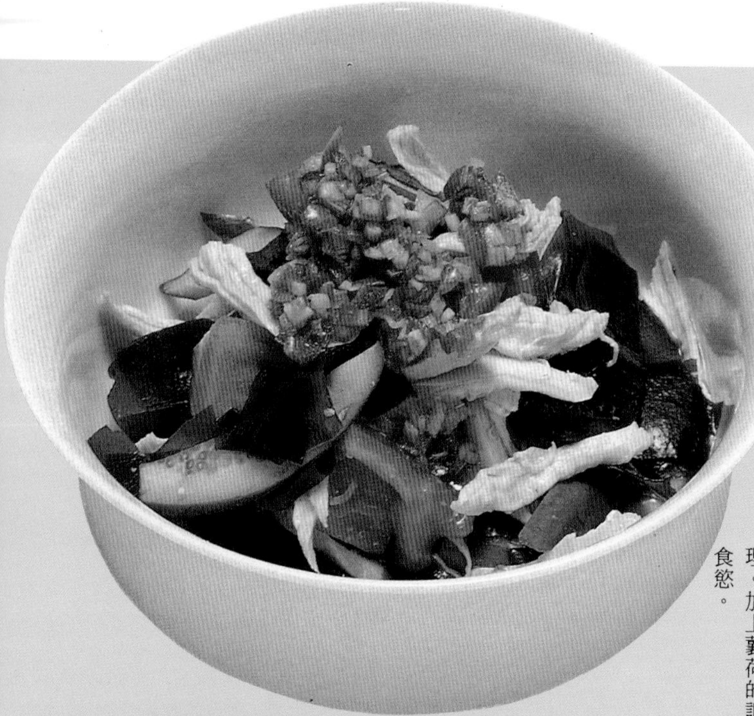

●中式雞胸肉沙拉

夏季炎熱時可吃冰涼的料理。加上蘘荷的調味汁能促進食慾。

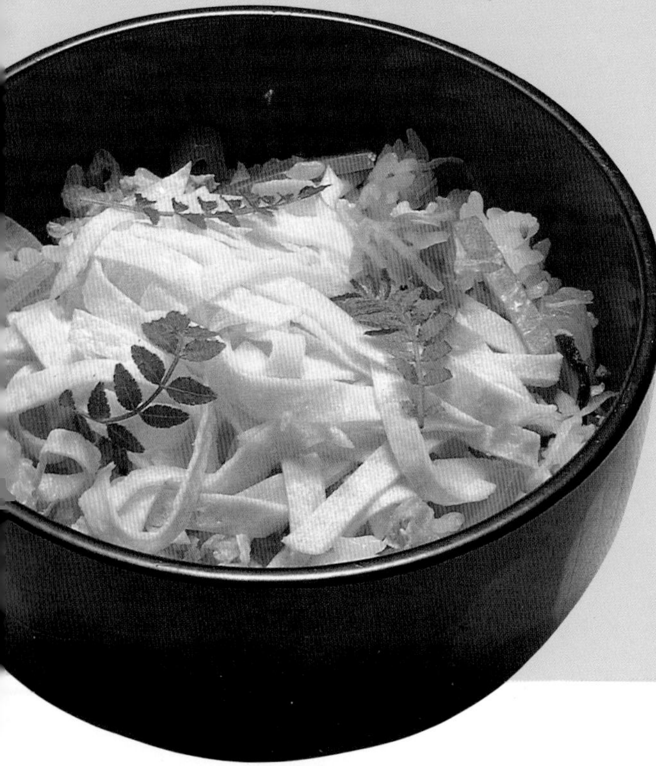

●什錦醋飯

看起來份量不多的什錦醋飯，吃一碗剛剛好。

調味醋中加入柚子和檸檬汁可增添風味。

作法58頁

●燙鮪魚

鮪魚燙過之後更容易吃。除了蘿蔔絲以外也可以加上山藥絲。是少食者可以選擇的料理。

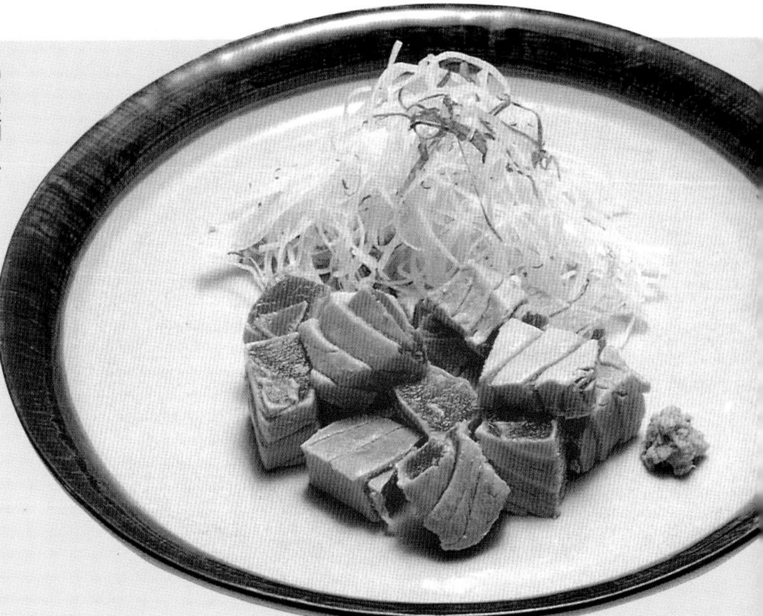

●涮肉冷盤

將全部材料用滾水燙過，再用冷水去除熱度。添上味噌醬。

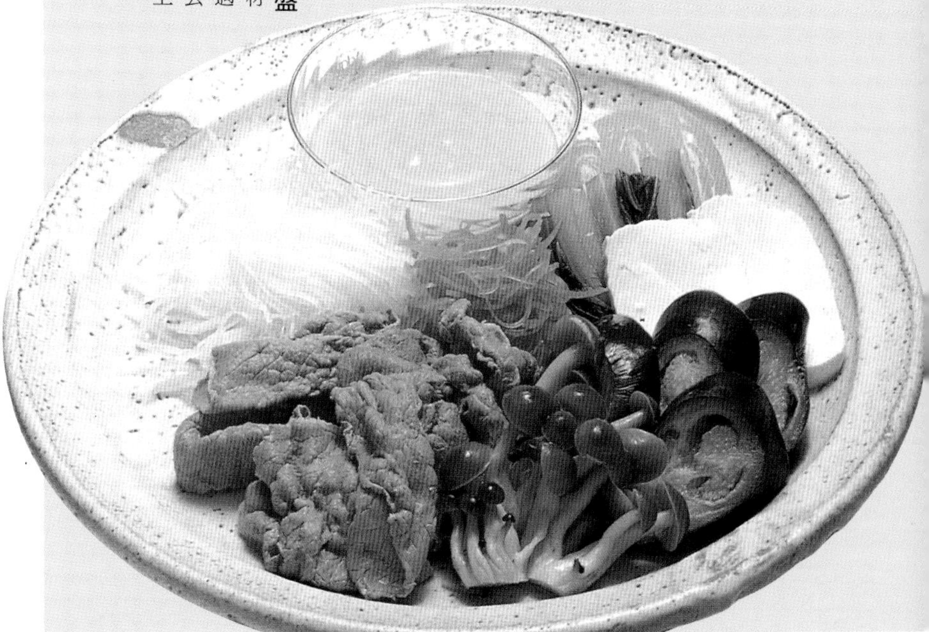

參考56頁

[中式雞胸肉沙拉]

①雞胸肉放入滾水中煮過，撈起放入簍子裡瀝乾水分，撕成雞絲。

②番茄去蒂切成梳形，橫切為二半。

③小黃瓜縱剖，斜切成薄片。撒上鹽，輕輕揉搓。

④海帶芽用水浸泡還原，淋上滾水，切成一口大小。

⑤蘘荷切成碎屑。

⑥a和蘘荷混合作成調味汁。

⑦雞胸肉、番茄、小黃瓜、海帶芽一起盛盤，淋上蘘荷調味汁。

☆除了蘘荷以外，也可以使用薑屑或芝麻屑。

[什錦醋飯]

①米加入等量的水，再加入一些酒，依照普通的方法煮熟。

②醋、砂糖、鹽混合作成調和醋。

③①淋上調和醋，用飯杓調拌。全部都沾上調和醋後，用布蓋住。

④油豆腐包用滾水燙過，去除油分。對半縱切，再橫切為細絲。

⑤款冬用滾水煮成美麗的顏色，切成小口。

⑥牛蒡用刀背去除皮，斜切成絲。

⑦胡蘿蔔切成一公分寬的短條狀。

⑧魩仔魚用滾水燙過。

⑨乾香菇浸泡還原，去軸切成細絲。

⑩油豆腐包、牛蒡、胡蘿蔔及香菇一起放入鍋中，加滿高湯，加入砂糖及醬油，煮到汁收乾為止。加入⑤的款冬略為加熱，撈起放入簍子裡瀝乾。

⑪蛋打散。煎鍋中放入沙拉油，將蛋煎成蛋皮，冷卻後切絲。

⑫②的什錦醋飯中加入⑧的魩仔魚和⑩，用指尖捏一小撮芝麻屑撒在飯上。盛盤時鋪上⑪的蛋絲，最後加上木芽和甜醋薑絲。

[燙鮪魚]

①鮪魚切成寬二公分的棒狀，用滾水略燙後浸泡於冷水中冷卻。

②白蘿蔔去皮，切成十公分長度，然後與纖維成直角切絲。放入水中略泡後瀝乾水分。

③青紫蘇切絲。

④去除①的鮪魚的汁液，切成

容易吃的大小。

⑤盤中放入白蘿蔔和青紫蘇，再擺上鮪魚及山葵醬。

☆沒有食慾時，與其吃生魚片，還不如用滾水略燙之後再吃，較容易入口。

[涮肉冷盤]

①牛肉切成一口的大小。

②豆腐對半縱切為二，橫切為一公分的大小。

③青江菜切成五～六公分的長度，軸較粗的部分縱切為二、三片。

④茄子去蒂，斜切成一公分厚的圓片。

⑤玉蕈去除根部，分為小株。

⑥白蘿蔔和胡蘿蔔切成細絲。

⑦鍋中加水，煮滾後將一片片的牛肉攤開放入，表面變白後取出，放入冰水中冷卻，撈起放入簍子裡瀝乾水分。

⑧豆腐、青江菜、茄子、玉蕈各自用滾水燙過，放入冰水中，冷卻後撈起瀝乾水分。

⑨白味噌、砂糖、芝麻、高湯、檸檬汁作成蘸汁。

⑩⑦的肉與⑧的蔬菜、豆腐盛盤，附上蘸汁。

☆也可以使用其他自己喜歡的蔬菜。

☆除了芝麻蘸汁外，也可以沾橙醋醬油吃，非常美味。

材料・1人份

中式雞胸肉沙拉

	雞胸肉	40g
	番茄	40g
	小黃瓜	30g
	鹽	少量
	乾海帶芽	5g
	蘘荷	15g
a	醋	1小匙（5g）
a	醬油	½小匙（3g）
a	芝麻油、豆瓣醬	各少量

什錦醋飯

米	100g
酒	⅔大匙（10g）
醋	1大匙（15g）
砂糖	½大匙（4.5g）
鹽	少量
油豆腐包	20g
款冬	20g
牛蒡	15g
胡蘿蔔	10g
魩仔魚	10g
乾香菇	1朵
高湯	適量
砂糖	½小匙（1.5g）
醬油	1小匙（6g）
蛋	½個（30g）
沙拉油	少量
白芝麻	1小匙（3g）
甜醋薑	3g
木芽	適量

燙鮪魚

鮪魚	80g
白蘿蔔	20g
青紫蘇	1片
蘘荷	少量

涮肉冷盤

薄片牛肉（瘦肉）	80g
豆腐	50g
青江菜	50g
茄子	1個（50g）
玉蕈	30g
白蘿蔔	30g
胡蘿蔔	20g
白味噌	1大匙弱（15g）
砂糖	1小匙（3g）
芝麻	½小匙（2.5g）
高湯	1小匙
檸檬汁	少量

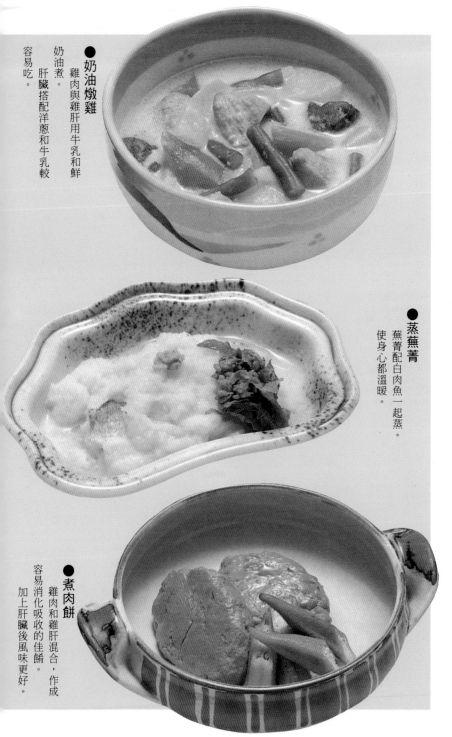

容易消化的料理

作法62頁

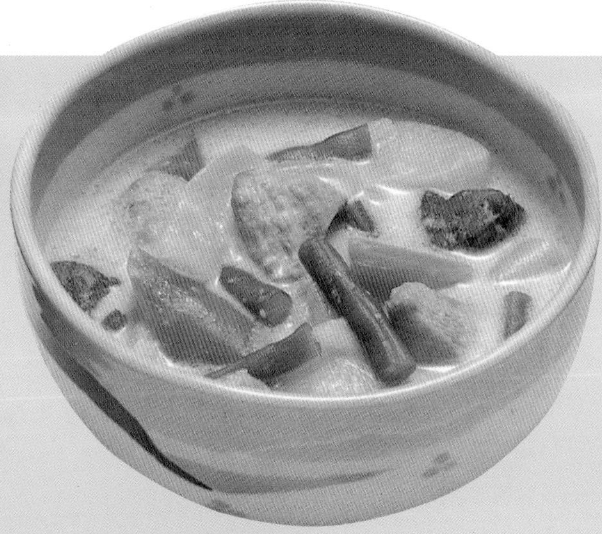

●奶油燉雞
雞肉與雞肝用牛乳和鮮奶油煮。肝臟搭配洋蔥和牛乳較容易吃。

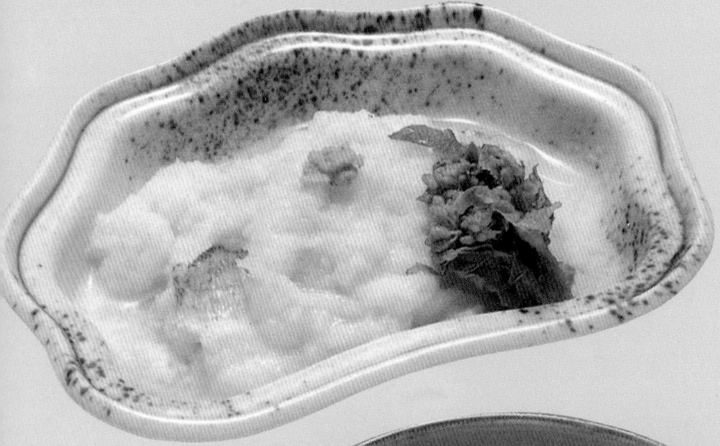

●蒸蕪菁
蕪菁配白肉魚一起蒸。使身心都溫暖。

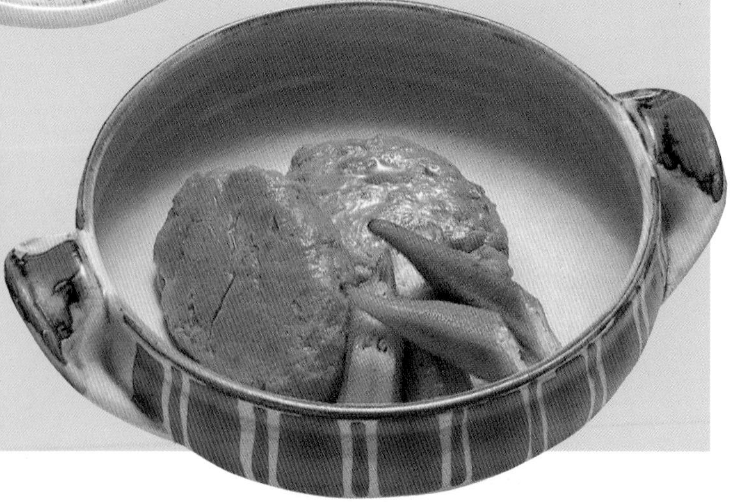

●煮肉餅
雞肉和雞肝混合，作成容易消化吸收的佳餚。加上肝臟後風味更好。

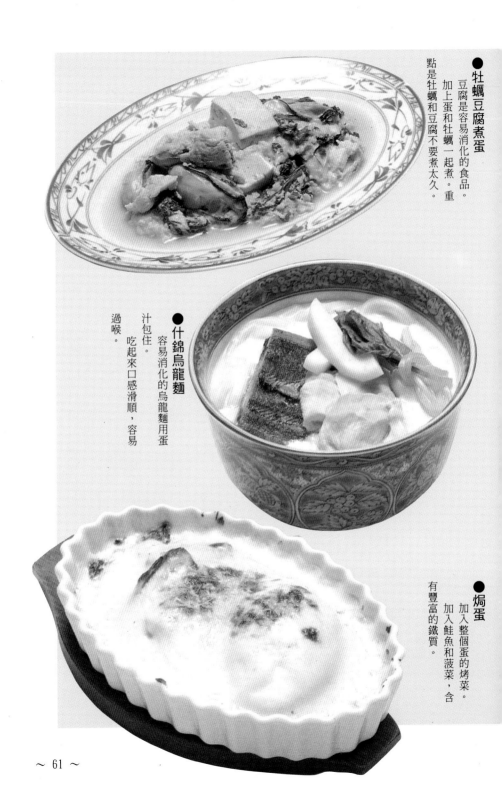

●牡蠣豆腐煮蛋

豆腐是容易消化的食品。加上蛋和牡蠣一起煮。重點是牡蠣和豆腐不要煮太久。

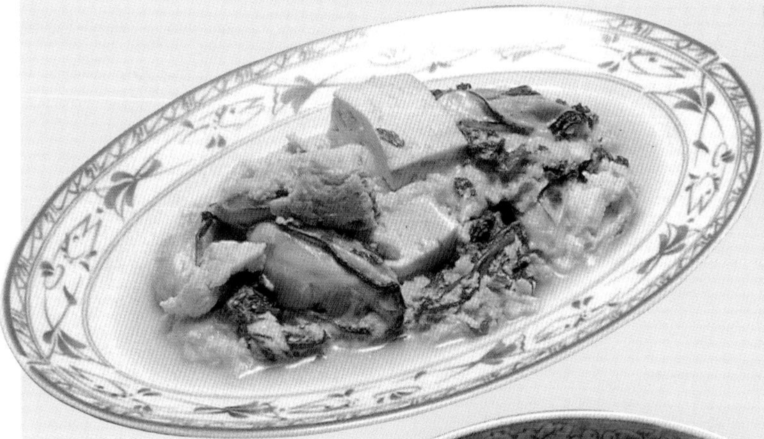

●什錦烏龍麵

容易消化的烏龍麵用蛋汁包住。吃起來口感滑順，容易過喉。

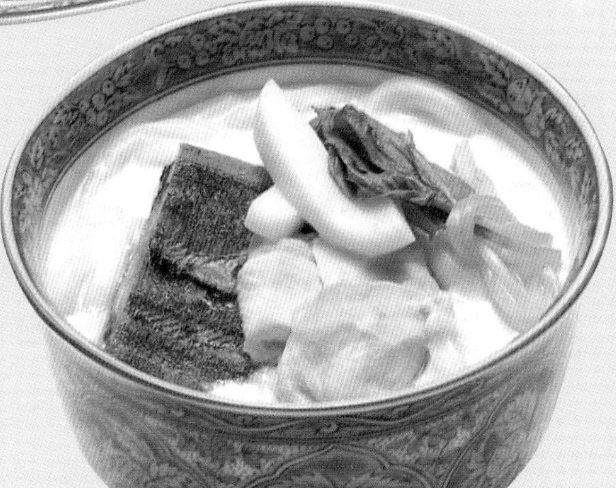

●焗蛋

加入整個蛋的烤菜。加入鮭魚和菠菜，含有豐富的鐵質。

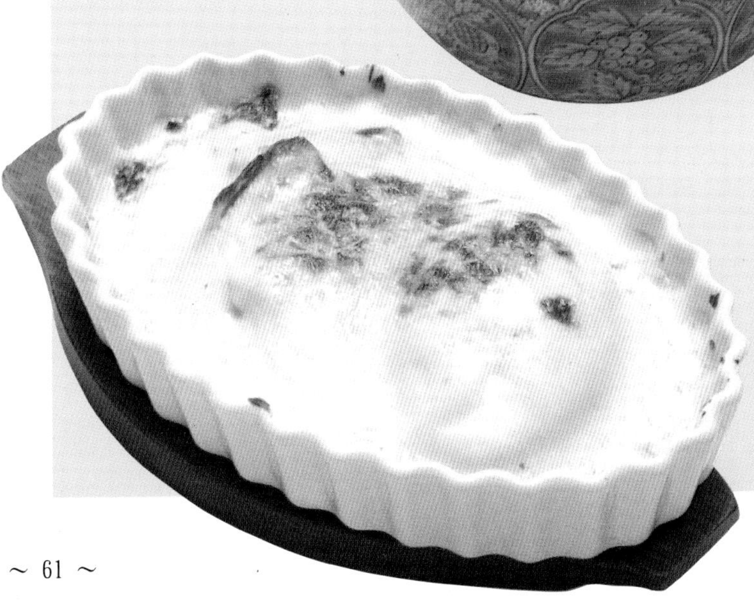

[奶油燉雞]

①雞肝放在清水中清洗，去除血液，切成一口大小。洋蔥屑和牛乳調拌後，雞肝放入其中浸泡。雞肉切成一口的大小，撒上鹽及胡椒。

②馬鈴薯切成一口的大小，胡蘿蔔切塊。洋蔥切成梳形。四季豆去筋，用鹽水（鹽為份量外）煮過。

③奶油、牛乳、麵粉作成白色調味汁。

④鍋中熱沙拉油，放入①炒過，再加入馬鈴薯、胡蘿蔔、洋蔥、白葡萄酒。將肉湯與③放入，用小火煮。雞肉和馬鈴薯煮熟之後，加入四季豆和鮮奶油調味。

[煮蕪菁]

①方頭魚放入滾水中略煮，放入冷水中冷卻，去除鱗片、瀝乾水分，淋上鹽、酒略醃。

②芥菜煮過，切成二公分的長度。

③蕪菁擦碎，瀝乾水分，與蛋白混合。

④盤中放入方頭魚，鋪上③，放入冒著蒸氣的蒸籠中蒸八分鐘。

⑤高湯和醬油一起煮滾後，放入芥菜略煮後取出。

⑥④的蕪菁蒸好之後用芥菜裝飾，加上山葵。

☆淋上低鹽醬油吃也不錯。

[煮肉餅]

參考60頁

①雞肝用清水沖洗，去除血液，剁碎後加上薑汁與酒。

②略微瀝乾水分的豆腐搗碎後放入大碗中，加入雞絞肉與①，加入蛋汁，以酒及醬油調味，混合後加入太白粉，分為二個，做成圓形。

③秋葵用滾水略煮，大的切成二半。

④鍋中放入高湯，煮滾之後加入米酒，醬油調味，放入肉餅煮五～六分鐘。翻面後加入秋葵，再煮五分鐘，即可盛盤。

[牡蠣豆腐煮蛋]

①牡蠣放入簍子中，撒上鹽，換五～六次水，不斷沖洗。豆腐切成三公分正方形。摘下茼蒿的葉子，用滾水煮過，切成三公分長度。

②鍋中放入高湯、醬油、米酒，煮滾之後加入牡蠣略煮。加入豆腐，再煮五分鐘後加入茼蒿，打入蛋汁。加蓋煮到蛋半熟為止。

[什錦烏龍麵]

①烏龍麵放入簍子裡用水沖洗。雞肉用酒和醬油略醃。蒲燒鰻切成二塊，魚板切成薄片。鴨兒芹略煮後打個結。

②蛋打散後加入高湯、醬油調味。

③盤中放入烏龍麵，鋪上雞肉、蒲燒鰻、魚板，倒入②，蓋上蓋子。放入冒著蒸氣的蒸籠中蒸十五～二十分鐘。離火之前添上鴨兒芹。

[焗蛋]

①作水煮荷包蛋。蛋打入容器中，在深鍋中放入五公分的水，煮滾之後加入鹽和醋，關為小火，靜靜地倒入蛋，讓蛋白聚集在蛋黃周圍。煮三分鐘左右，用鐵絲網勺撈起，調整形狀後瀝乾水分。

②菠菜煮出美麗的顏色，切成三公分的長度，擠乾水分，用奶油炒過。生鮭魚切成二塊，撒上鹽、胡椒、白葡萄酒後蒸。

③作白色調味汁。在厚鍋中溶化奶油，加入麵粉用小火炒，但不可以炒焦。奶油和麵粉溶和後，再慢慢加入溫牛乳和肉湯，迅速調拌。

④烤盤中塗抹少量奶油（份量外），加入 $1/3$ 量的白色調味汁，鋪上菠菜，再擺上水煮荷包蛋及鮭魚，淋上剩下的白色調味汁。撒上乳酪粉，放入烤箱中烤到表面呈金黃色為止。

材料・1人份

奶油燉雞

- 雞腿肉 60g　鹽・胡椒 各少量
- 雞肝 30g
- 洋蔥屑 1小匙　牛乳 2小匙
- 馬鈴薯 50g
- 胡蘿蔔 30g
- 洋蔥 30g
- 四季豆 10g
- 奶油 2小匙（8g）　麵粉 1大匙（8g）
- 牛乳 3/4杯
- 沙拉油 1小匙強（5g）　白葡萄酒 2小匙（10g）
- 肉湯 1/2杯
- 鮮奶油 $1\frac{1}{3}$ 大匙（20g）

蒸蕪菁

- 方頭魚 80g
- 酒・鹽 各少量
- 蕪菁 100g
- 蛋白 5g
- 芥菜 15g
- 高湯 2大匙　醬油 1小匙弱（5g）
- 山葵 少量

煮肉餅

- 雞絞肉 50g
- 雞肝 20g　薑汁・酒 各少量
- 豆腐 50g
- 蛋 10g
- 酒 1/2小匙（2.5g）　醬油 1小匙弱（6g）
- 太白粉 少量
- 秋葵 15g
- 高湯 1/4杯　米酒 1/2大匙（9g）
- 醬油 1小匙（6g）

牡蠣豆腐煮蛋

- 牡蠣 80g
- 豆腐 100g
- 茼蒿 30g
- 蛋 大1個（60g）
- 高湯 1/2杯　醬油 1/2大匙（9g）
- 米酒 1小匙（6g）

什錦烏龍麵

- 烏龍麵（煮過的） 100g
- 雞胸肉 30g
- 酒 1/2小匙（2.5g）　醬油 1/2小匙（3g）
- 蒲燒鰻 20g
- 魚板 10g
- 鴨兒芹 10g
- 蛋 40g　醬油 1小匙弱（5g）
- 高湯 3/4杯

焗蛋

- 蛋 大1個（60g）
- 鹽 少量　醋 1/2大匙（7.5g）
- 菠菜 60g　奶油 少量
- 生鮭魚 40g
- 鹽・胡椒 各少量　白葡萄酒 1小匙（5g）
- 奶油 1小匙（4g）　麵粉 1大匙弱（7g）
- 牛乳 1/2杯　肉湯 2大匙
- 乳酪粉 2g

貧血的症狀與原因

氧是維持生命不可或缺的物質。

將氧運送到全身組織的，就是存在於血液中的紅血球。

紅血球的數目減少，或紅血球本身運送氧的能力減退時，就會造成組織缺氧，而引發各種症狀。

這些狀態總稱為貧血。

貧血的原因有很多。

因此，貧血所代表的不只是一種疾病，而是各種基礎疾病所造成的，應該將它視為是一種徵兆。

●血液中的有形成分

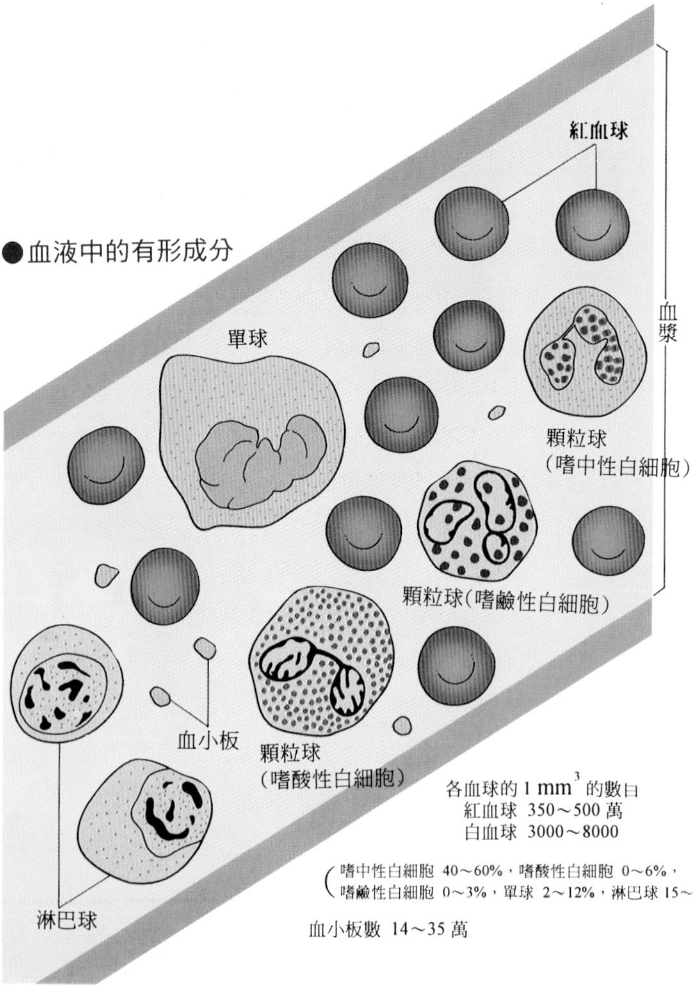

各血球的 1 mm^3 的數目
紅血球 350～500 萬
白血球 3000～8000

（嗜中性白細胞 40～60%，嗜酸性白細胞 0～6%，
嗜鹼性白細胞 0～3%，單球 2～12%，淋巴球 15～45%）

血小板數 14～35 萬

血液的構造與作用

構成血液的成分

血液是由稱為血漿的液狀部分，及紅血球、白血球、血小板等有形成分（血球成分）所構成的。

血球的成分，是浮遊懸濁在血漿中的狀態，在血管內隨著血液循環而到達全身。

紅血球的作用是搬運氧，白血球則排除細菌、病毒等外敵，血小板則是對於血管的損傷（出血）進行止血作用。各自具有維持生命的重要作用。

血液的有形成分（血球）的形成

血液中的血球成分的產生（稱為造血），是在胎生（妊

●成人的造血骨髓

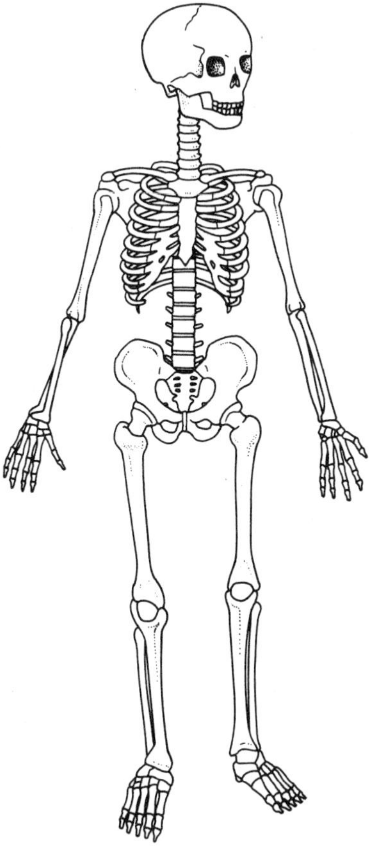

娠）第三週時，在卵黃囊形成血島組織而開始的，一～四個月大的胎兒的造血作用是在肝臟和脾臟進行。妊娠四個月以後，才開始在胎兒的骨髓進行造血作用。

出生後，骨髓成為唯一的造血場所。但是肝臟和脾臟在出生後也潛在具有成為造血場所的能力，因此，如果因為疾病狀態，也可能再次成為造血場。這種造血稱為（骨）髓外造血。

出生時，幾乎全身所有骨的骨髓都進行造血作用，但是隨著年齡增加，與造血有關的骨髓減少。成人的造血作用只限於股骨或肱骨等長管狀骨的末端部，以及胸骨、肋骨、顱骨、脊椎骨和骨盤的一部分骼骨，只在這些部位進行造血。

●血球的分化

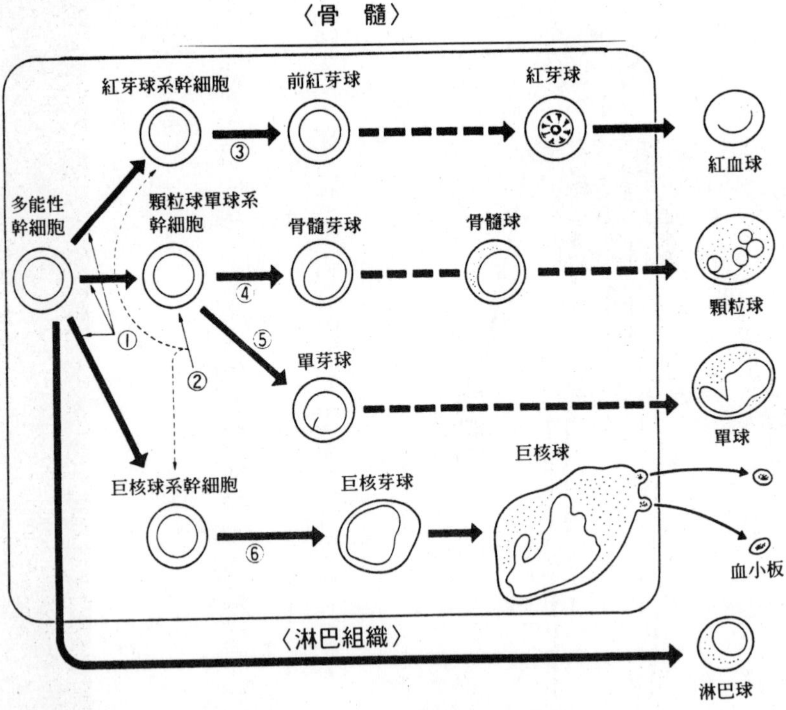

①聯鎖素3
②顆粒球單球系菌落刺激因子
③紅細胞生成素
④顆粒球菌落刺激因子
⑤單球菌落刺激因子
⑥聯鎖素6

造血的構造

紅血球是中央部陷凹，直徑約八μ（微米）的圓盤狀。普通細胞一定具有的細胞核，紅血球卻沒有。因此，紅血球不會進行細胞分裂。健康成人的血液中，1 mm^3中有三五〇～五〇〇萬個紅血球。

紅血球由在骨髓製造的血液送出，循環全身，大約一二〇天壽命終結，在脾臟遭到破壞。因此，全部紅血球約一%每天都會遭到破壞，為了保持一定的紅血球數，必須由骨髓新製造出紅血球。換言之，身體全紅血球每三～四個月就會更新。

紅血球是從骨髓幼紅細胞脫核形成的血球。先前敘述過紅血球、白血球和血小板的起源都是形成血島的細胞，出生後的造血是由相同的母細胞製造出來的。這一類造血細胞稱為多能性幹細胞。多能性幹細胞逐漸成熟為能夠製造出紅血球、白血球或血小板的幹細胞。

白血球分為較大的顆粒球及單球和淋巴球。

顆粒球會吞食消化破壞掉包括細菌在內的異物。

淋巴球是負責免疫反應的白血球。體外侵入的異物或體內產生的異物（病毒、細菌、真菌、食物中所含的動物等異種蛋白、感染細胞、癌細胞等），會識別為並非自己身體的正常成分（認識為非自我），會與異物進行特異結合而產生抗體加以攻擊，或直接破壞異物、排除異物。

單球與顆粒球同樣會吞食異物，但這時能將異物的情報提供給淋巴球，誘導、輔助產生特異的免疫反應。

白血球中，顆粒球和單球是骨髓製造出來的，而淋巴球則是以全身的淋巴節等淋巴裝置為主要的增殖場。

骨髓是由多能性幹細胞分化的幼紅細胞系幹細胞、顆粒球、單球系幹細胞，及血小板的母細胞巨核細胞系幹細胞為造血場。附帶一提，血小板是由巨核細胞所放出的細胞斷片。

在骨髓進行的造血，由各種體液的造血因子複雜地糾結在一起進行調節。大家所知道的紅細胞生成素，就是刺激在腎臟所製造出來的幼紅細胞系幹細胞的幼紅細胞分化增殖作用的造血因子（促進造血荷爾蒙）。此外，刺激顆粒球系幹細胞的顆粒球的增加因子，就稱為顆粒球菌落刺激因子（G・CSF），這些都是能夠利用遺傳因子重組技術製造的製劑，可當成藥物使用。

紅血球功能的構造

將氧運送到全身是紅血球的作用，這時，主要是由紅血球含量豐富的紅色素（血紅蛋白）負責。

血球蛋白是由稱為血紅的色素部分，及稱為蛋白的支持血紅的蛋白部分所構成的，分子量約六四、五〇〇的複合蛋白體。其中與氧的結合直接有關的，就是存在於血紅中的二價鐵離子。

在動脈血中，一〇〇 ml 血液中大約有一九 ml 的氧會與血紅蛋白結合，而微血管中與血紅蛋白結合的氧大約減少為十四 ml。也就是說，一〇〇 ml 的血液中，大約可供給組織五 ml 的氧。

血紅蛋白與氧的結合，受組織內氧濃度的影響。也就是說，氧濃度較高的肺，九七%的血紅蛋白會因氧而達到飽和，而氧被消耗掉氧濃度較低的組織，則血紅蛋白的氧結合會降低到七〇%

左右。像這種組織（環境）的氧濃度，使用血紅蛋白的氧結合能產生曲線變化（血紅蛋白氧解離曲線）。

另一方面，組織內二氧化碳濃度增高時，一旦被吸收到血液中，大部分會進入紅血球成為碳酸。

碳酸為弱酸，吸收二氧化碳的紅血球內的ＰＨ值（氫離子指數）有降低的傾向。如此一來，會降低血紅蛋白的氧結合能，容易釋放出氧。

相反地，肺中的二氧化碳濃度較低，紅血球中的碳酸會釋放出來，ＰＨ值上升，同時血紅蛋白的氧結合能提高，能夠促進氧的吸收。

●血紅蛋白運送氧的過程

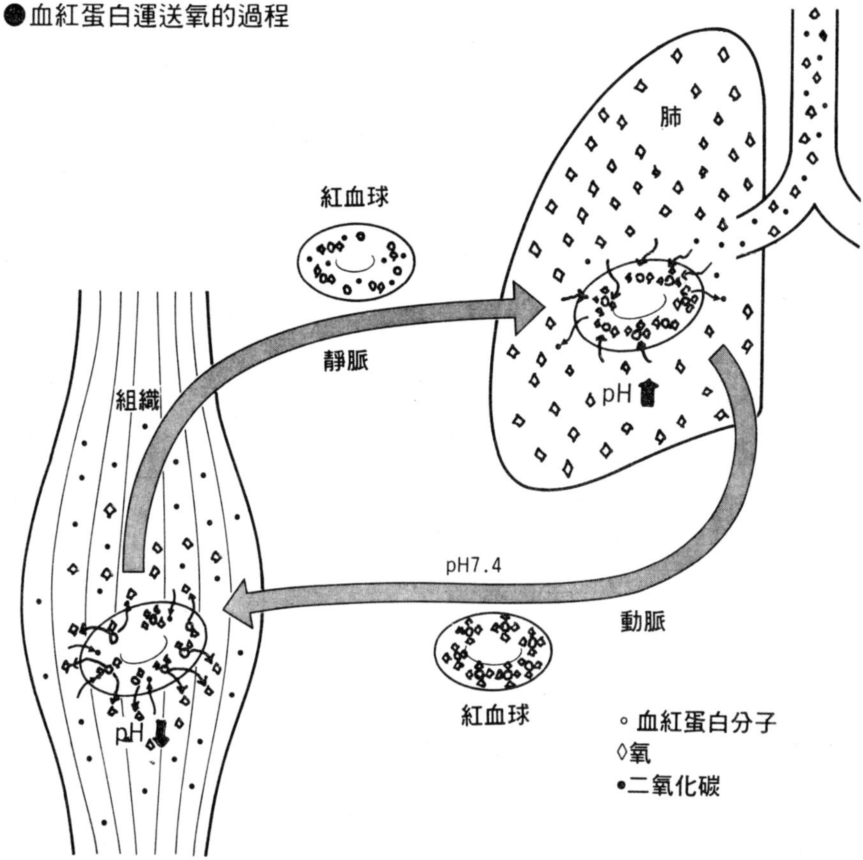

像這種利用二氧化碳濃度進行血紅蛋白氧解離曲線修飾作用的就稱為玻爾效應（六十九頁）。

此外，重症貧血或在氧稀薄的高地居住的人，糖代謝中間生成物二、三ＤＰＧ（diphosphoglycerate）物質在紅血球內增加，就會削弱血紅蛋白的氧結合能，促進組織的氧供給。

由此可知，配合必要的時候，能夠順暢調節而進行血紅蛋白取捨氧的作用。

貧血的病態

何謂貧血

紅血球減少，氧的搬運出現毛病障礙的狀態就是貧血。

先前說明過，紅血球即使不會減少，但紅血球中所含的血紅素（血紅蛋白）減少，或是血紅蛋白的氧結合能力本身減少時，也會出現貧血症狀。

因此，實際上我們可以說「所謂貧血就是血液中的血紅蛋白濃度降低的狀態」。

了解有無貧血的檢查

①紅血球數

●血紅球蛋白的氧解離曲線與玻爾效應

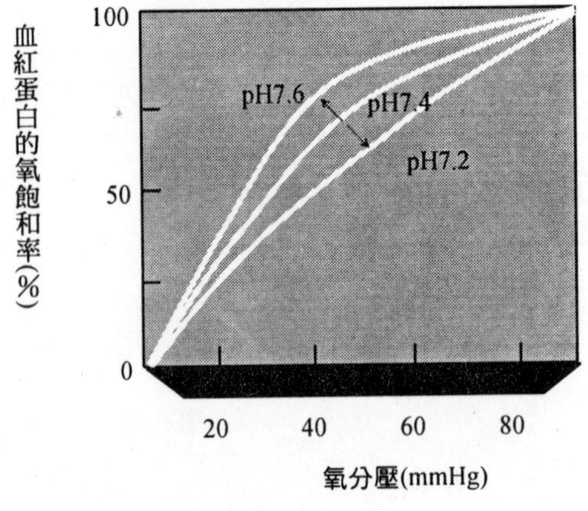

Clinical Hematology Wintrobe M.M.et al 1974 7th ed, Lee & Febiger Philadelphia

以血液1 mm^3的紅血球數來代表。

正常值男性約五〇〇±六〇萬，女性為四六〇±五〇萬。

②血紅蛋白濃度

以血液100 ml中的血紅蛋白濃度來表示。

正常值男性為十四・七±一・八g，女性為十三・五±一・二g（血漿中的血紅蛋白濃度只有五mg／一〇〇ml，這個數值相當於紅血球中所含的血紅蛋白濃度）。

③血細胞比容值

血液進行細管中進行離心分離，沉澱時紅血球所占的比例，用百分比表示。

正常值男性約四二・八±四・九%，女性約三九・五±三・七%。正常值都是指成人的數值。例如新生兒血紅蛋白濃度為十七g／一〇〇ml很高，出生後八～十週內會迅速降低，一直到一～二歲為止會慢慢地持續降低為十一g／一〇〇ml，到了五～六歲時會逐漸上升，接近成人值為十二・五g／一〇〇ml。此外，到了青春期為止，並沒有男女差。

貧血的病態與症狀

貧血對身體的影響，就是血液氧搬運能力減少的結果，身體因為貧血而形成低氧狀態，就會引起維持生命的代償反應。

首先是對於氧感覺敏銳的細胞分布的內臟，能夠有效地進行血液循環。而皮膚的細胞對氧並不敏感，皮下的血管網的血液循環極度受到限制，所以皮膚呈現蒼白的狀況。

其次，就是剩下的血紅蛋白的氧搬運力必須利用到最大限度，因此，就會發揮加速血液循環，運送氧的次數增加的代償機能。就會增加心臟的唧筒力，症狀方面有頻脈、心悸、呼吸困難等。

由於到達腎臟的血液循環受到限制，因而腎臟會成為對貧血敏感的臟器（接收體），增加紅細胞生成素的分泌刺激在骨髓的紅血球生成作用。

另一方面，血紅蛋白的氧親和性降低，較容易放出氧。身體因為這種代償機能影響，就能減輕因為貧血而導致的低氧影響，這類的身體反應就成為貧血特徵症狀的基礎。

具體的貧血症狀出現與重症度，依血紅蛋白的減少程度與貧血進行的速度決定。通常，貧血如果緩慢發生時，即使貧血的程度相當嚴重，卻很少會出現自覺症狀。因為緩慢進行，因此身體已經習慣（適應）了。

貧血的症狀多樣化，伴隨血紅蛋白濃度的減少，首先發現的是臉色蒼白。但是，因為寒冷的狀態，身體為了保溫而皮下血管收縮，膚色因而變得蒼白時，這是血液循環的反應，所以蒼白不見得就是貧血。

所以，顏色蒼白不能算是貧血的特徵症狀。反而是眼瞼內側的

●貧血的症狀

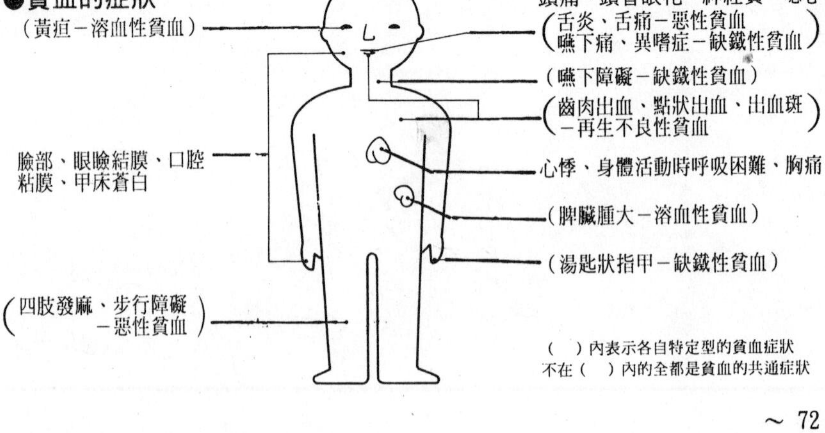

（　）內表示各自特定型的貧血症狀
不在（　）內的全都是貧血的共通症狀

粘膜（眼瞼結膜）、口中的粘膜（口腔粘膜）或爪床的色調，才會忠實地表現貧血的狀態。

心悸（頻脈）或是活動身體時呼吸困難和胸痛的症狀，在血紅蛋白的濃度成為七～八g／一○○ml時會出現，而繼續降低時就會出現神經質、頭痛、頭昏眼花、疲勞倦怠感、食慾不振、噁心、輕微發燒等自覺症狀。如果到三g／一○○ml以下時，躺下也會覺得呼吸困難，出現心不全的徵兆，最後會陷入昏睡狀態。

其中蒼白、心悸、呼吸困難等症狀，先前已敘述過，就是基於對貧血而產生的身體代償反應。另一方面，神經質、頭痛、頭昏眼花、疲勞倦怠感、食慾不振等，則與各組織的低氧造成的機能障礙有關。這些自覺症狀具有極大的個人差。

此外，因貧血產生方式的不同，也有顯著的差異，必須注意。依貧血原因的不同，有時會出現特有的症狀。缺鐵性貧血出現指甲脆弱變形（湯匙狀變形）、嚥下困難（很難吞下食物）或嚥下痛等症狀。關於這一些，在以下的貧血的種類項目中為各位說明。

貧血的種類

引起貧血的原因，大致是由以下的狀態所造成的。

①骨髓的紅血球新生（生產）在普通的紅血球遭受破壞時，不加以補充而導致貧血。

②紅血球的破壞太快，骨髓的紅血球新生趕不上的狀態。

③紅血球流失到體外的狀態（出血或失血）。

④血色素的合成沒有辦法配合紅血球的新生而進行的狀態（缺鐵性貧血）。

其中最常見的就是缺鐵性貧血。

缺乏性貧血

◎缺鐵性貧血

鐵是血紅蛋白的重要構成成分，所以一旦缺鐵就會阻礙在幼紅細胞的血紅蛋白生成而導致貧血。通常健康人體內含有三～五公克的鐵，其中的二・五公克當成血紅蛋白的鐵而利用。總鐵量的四分之一當成貯藏鐵，貯存在肝臟與脾臟。

此外，還有肌肉中微量的肌紅蛋白鐵及組織鐵。

存在於食物中的鐵，藉由我們攝取食物而由腸管吸收。因為不具有排泄經路，所以稱

●貧血的原因

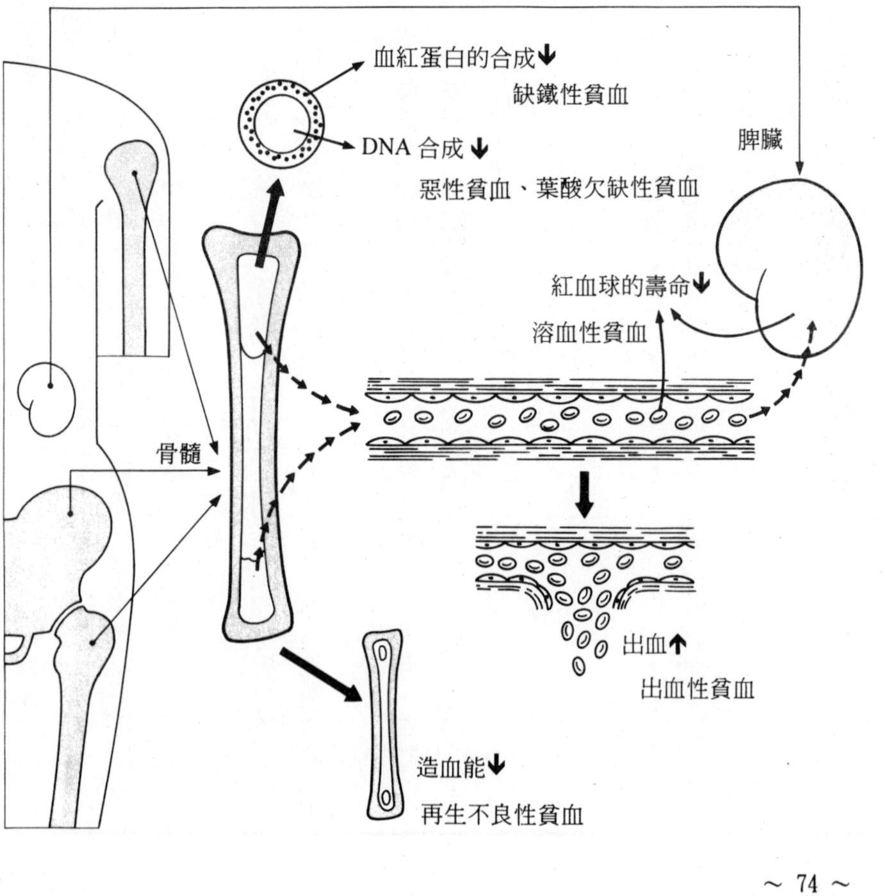

●鐵(Fe)的吸收與體內循環

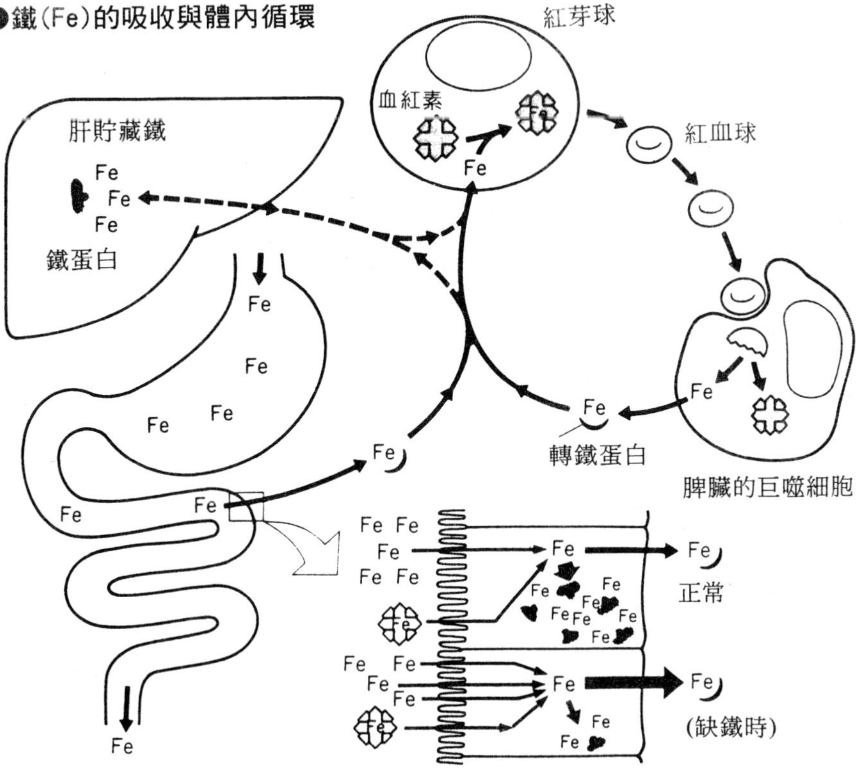

●貯藏鐵、組織鐵、紅血球間之鐵的分配與缺鐵性貧血的發現過程

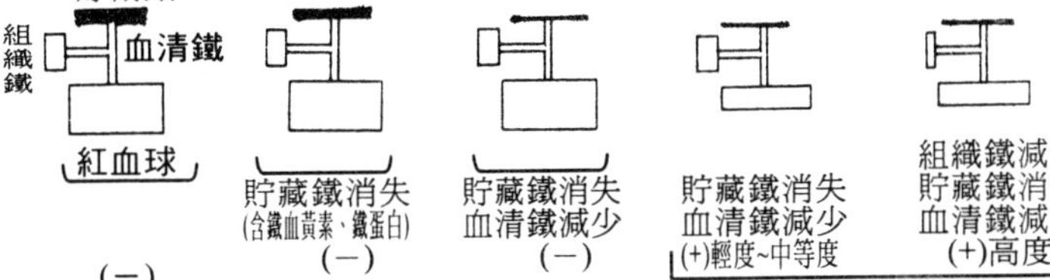

	正常	缺鐵: 潛在性缺鐵症	缺鐵: 鐵缺乏症	缺鐵: 缺鐵性貧血 輕度～中度	缺鐵: 缺鐵性貧血 高度
		貯藏鐵消失 (含鐵血黃素、鐵蛋白)	貯藏鐵消失 血清鐵減少	貯藏鐵消失 血清鐵減少	組織鐵減少 貯藏鐵消失 血清鐵減少
貧血	(－)	(－)	(－)	(+)輕度~中等度	(+)高度
				小球性，低色素性貧血 血清膽紅素降低	小球性，低色素性貧血 血清膽紅素降低 指甲、舌頭等的變化
Transherrin 鐵飽和%	35～40	35～40	＜20	＜15	＜10
骨髓鐵(含鐵血黃素)	正常	減少	(－)	(－)	(－)
血清膽紅素降低		↓	↓↓	↓↓↓	↓↓↓↓

Coleman, D.H. et al; The treatment of iron deficiency anemla. Blood 10:567, 1955

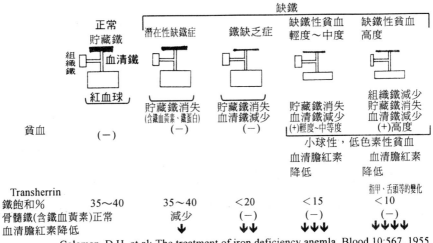

為「單向通行的物質」。

紅血球的壽命終結時，由脾臟吸收。紅血球的血紅蛋白鐵在此遊離，與血漿中搬運轉鐵蛋白的蛋白結合。運送到骨髓，可再次於幼紅細胞利用而合成血紅蛋白。

因此，只要不是因為出血而喪失血紅蛋白鐵時，鐵的補充只要給予由皮膚和腸管的細胞脫落所造成的組織鐵的喪失量即可。這個量一天大約為一～二mg，普通飲食攝取的鐵五～十%由腸管吸收時，則對身體而言，就可以吸收到所需要的鐵了。

鐵在十二指腸及小腸上部被吸收。吸收的效率，像食肉中所含的血紅蛋白鐵和肌紅蛋白鐵，與無機鐵相比，吸收力較好。但是，血紅素鐵只占飲食中總鐵量的十～十五%而已。

無機鐵的吸收為一～五%左右，在腸內有丹寧酸或肌醇磷酸、食物纖維存在時，就會抑制鐵的吸收。相反地，有抗壞血酸存在時，就能促進其吸收。因此，飲食習慣經常是缺鐵的要因。

鐵吸收的調節是由腸管吸收細胞內的鐵結合蛋白（鐵蛋白）量的變動而進行的。

缺鐵或是鐵需要較高時，細胞內鐵蛋白減少，進入吸收細胞的鐵本身會被身體吸收，如果鐵足夠時，則細胞內的鐵蛋白增加，

●配合年齡的鐵必要量的變化

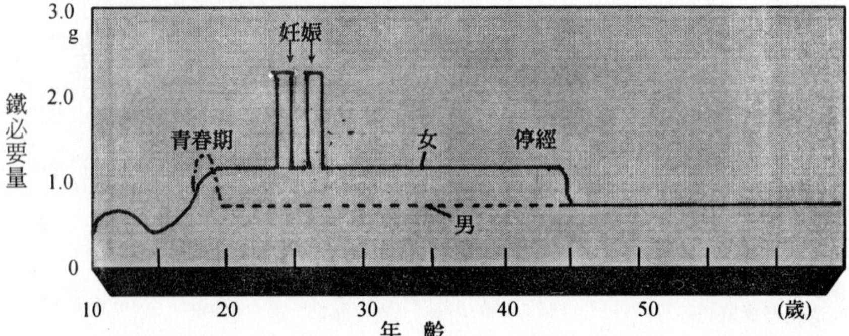

Wintrobe, M.M. et al (1974) Clinical Hematology 7th ed Lee and Febiger Philadelphia

所進入的鐵大部分都會與鐵蛋白結合，會脫落到細胞的腸管內而被排出，無法吸收過剩的鐵。

缺鐵性貧血，生前已敘述過，除了貧血本身的症狀，徵兆以外，還加上身體缺鐵所形成的特徵症狀。

除了血紅蛋白中含有鐵以外，組織鐵用來合成細胞代謝所需要的含鐵酵素（血紅素酵素）。缺鐵性貧血經常出現伴隨疼痛的舌炎、舌萎縮和口角炎、嚥下障礙、指甲的湯匙狀變形或凹凸等，都是因為組織鐵減少，而使血紅素酵素的合成受阻所產生的症狀。

此外，小孩喜歡吃泥或釘子的異嗜症，只要給予鐵劑就能治好，主要是因為這是因缺鐵而引起的症狀。

缺鐵性貧血的原因，還包括因為慢性出血而導致鐵喪失的增加、妊娠和成長期鐵需要量的增加，以及飲食性的鐵攝取不足或是胃切除後等，導致腸管的吸收障礙而無法攝取足夠的鐵所致。

這種缺鐵狀態，首先會使占體內四分之一之鐵量的貯藏鐵，因為動員於合成血紅蛋白而減少。這時，經由血液檢查不會發現缺鐵性貧血，只發現血清中的鐵蛋白減少而已。

鐵蛋白是在肝臟及脾臟組織的鐵結合蛋白，分子內含有大量的鐵（分子量的二十％）。血清中也有一些鐵蛋白，因為會充分反應出貯藏鐵，因此，經常當成潛在性缺鐵的檢查資料使用。

其次是因為血漿（血清）鐵的減少，而供給造血的鐵減少，症狀再繼續進行時就會形成缺鐵性貧血。血清鐵就是與先前敘述的轉鐵蛋白結合運送到骨髓的鐵。正常值血清一百ml中有八十～一六〇ug（微克）。

缺鐵性貧血的血液檢查特徵是，與紅血球數的減少相比，血紅蛋白濃度及血細胞比容值的減少非常明顯。因為血紅蛋白合成障礙，因此與正常的相比比較小，而且會製造出體積中所含的血紅蛋白量較少的紅血球（小球性低色素性貧血）。

成人的缺鐵性貧血大半是因出血而引起的。一ml的出血會喪失〇・五mg的鐵。因此，一天出血三～四ml以上時，就會有缺鐵的傾向出現。

半數女性都有潛在的缺鐵毛病，其理由就是因為月經出血而喪失了鐵。普通的出血量為四十ml左右，而過多月經則容易造成缺鐵現象。此外，一次的妊娠、分娩、授乳，一天會大量喪失約一公克的鐵。

另一方面，成人男性或停經後的女性的缺鐵性貧血，則可能是病態的慢性出血。尤其像胃、十二指腸潰瘍、出血性胃炎、胃癌、大腸癌、大腸憩室症、痔瘡等消化管的慢性出血，可能導致缺鐵。

女性罹患子宮肌瘤或子宮癌等的性器出血，也是必須考慮的問題。

缺鐵性貧血大都服用鐵劑就能改善症狀。但是如果認為是缺鐵性貧血而輕易服用鐵劑，可能會使成為缺鐵原因的疾病（基礎疾病）被忽略了，因此要慎重其事。

胃癌、大腸癌或子宮癌，有時候缺鐵性貧血是唯一的自、他覺症狀。

◎巨紅母細胞貧血（惡性貧血）

手腳發麻、舌頭發紅伴隨疼痛萎縮，有輕度的黃疸、血液中出現異常大紅血球的進行性貧血，就是惡性貧血。

原因是缺乏維他命B_{12}所引起的貧血。維他命B_{12}是細胞的DNA（脫氧核糖核酸）合成不可或缺的維他命，因此一旦缺乏時會對全身細胞造成影響。骨髓及消化管的細胞增殖旺盛，所以影響極大。

血紅蛋白的合成雖然能夠正常地進行，但是DNA的合成卻無法正常地進行時，核的成熟與細胞質的成熟不平衡的造血現象出現，因此，很多的紅血球無法成熟（無效造血）。

此外，與缺鐵性貧血不同的是，所產生的紅血球較大（大球性貧血）。這個DNA合成障礙也會波及顆粒球系和血小板系的造血，而導致顆粒球系和血小板的減少（泛血球減少症）。

各種動物性食品中都含有維他命B_{12}。而維他命B_{12}的吸收需要藉助胃所分泌的內因子物質。維他命B_{12}的缺乏，如果不是菜食主義者，不會因為攝食不足而缺乏，大半是因為胃的內因子分泌受損而引起的。以老人較常見。原因是高度胃粘膜的萎縮。

動過胃全部摘除手術的人，因為以人為的方式杜絕了內因子的供給源，所以即使由飲食中攝取維他命B_{12}，身體也無法加以吸收利用。由於肝臟等處能夠貯存維他命B_{12}，因而胃切除後的短時間內不會顯現缺乏症狀，可是五年左右的維他命B_{12}枯竭時，就會出現貧血症狀。

此外，進行腹部的外科手術後，腸管內的細菌異常增殖，這時增殖的細菌會消耗掉維他命B_{12}，而呈現惡性貧血的症狀。

葉酸也是DNA的合成所需要的維他命，一旦缺乏會出現與惡性貧血同樣的貧血。葉酸在蔬菜類、蕈類或肝臟中都有。普通的飲食中含有必要量五十ug，但是因為長時間的煮沸而遭到破壞，或是偏食的生活，都會導致飲食性的葉酸缺乏。

慢性酒精中毒者，由於攝取的食物不夠，再加上酒本身會阻礙葉酸的吸收，因此會因為缺乏葉酸而引起貧血。與維他命B12不同的是，在體內的貯存量很少，所以症狀會急速出現。尤其因妊娠葉酸需要量急速增加時，更需要注意。

除了一般的貧血症狀以外，細胞增殖旺盛的組織障礙所產生的症狀，尤其像口腔和舌的疼痛、下痢等消化器官的症狀，或是白髮等，都必須考慮可能是惡性貧血。

此外，四肢刺痛，步行障礙等神經症狀，也可以是惡性貧血所引起的。

治療方面必須投與維他命B12或欠缺的葉酸。如果是內因性缺乏等吸收障礙時，必須採用肌肉注射的方式，用非經口

●維他命B12的吸收

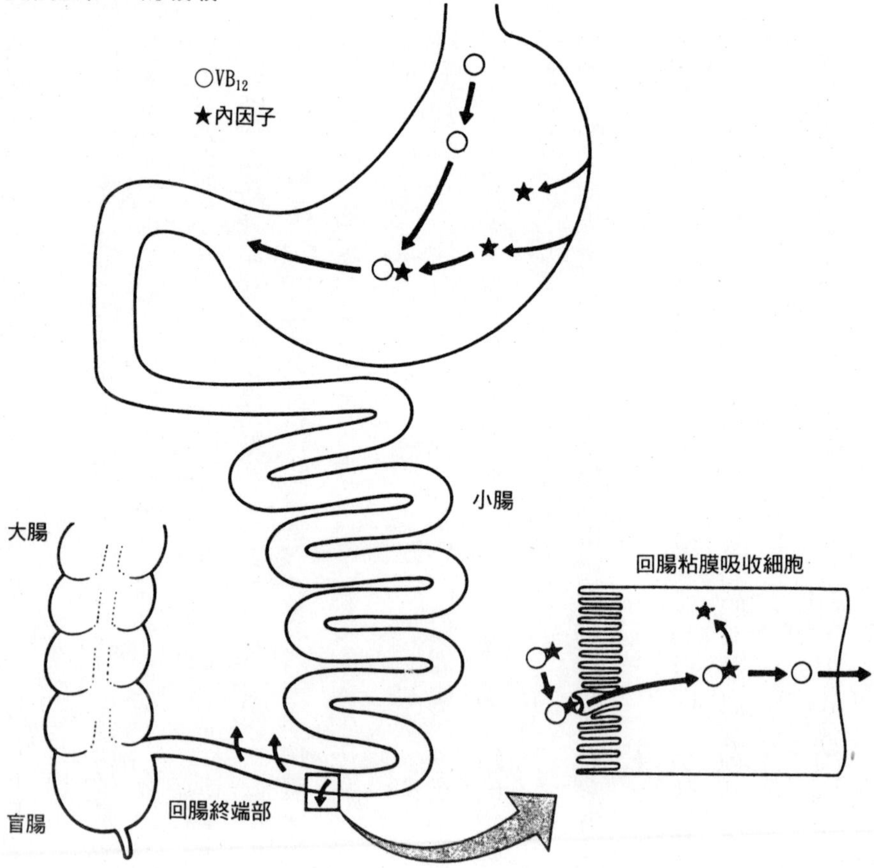

投與的方式來補充營養。

溶血性貧血

正常的紅血球具有一二〇天的壽命，被脾臟吸收破壞。因為某種原因紅血球容易遭到破壞（脆弱）而縮短紅血球的壽命（溶血、破壞亢進），這時在骨髓的造血沒有辦法彌補遭到破壞的紅血球數，就會引起貧血。這種貧血稱為溶血性貧血。

實際上，骨髓的造血作用非常旺盛，若不是在短短的幾天內紅血球的壽命極端縮短的話，即使貧血也是輕度的。

溶血性貧血的特徵，是經常會出現黃疸現象。紅血球被

●溶血與血紅素的代謝、黃疸的構造

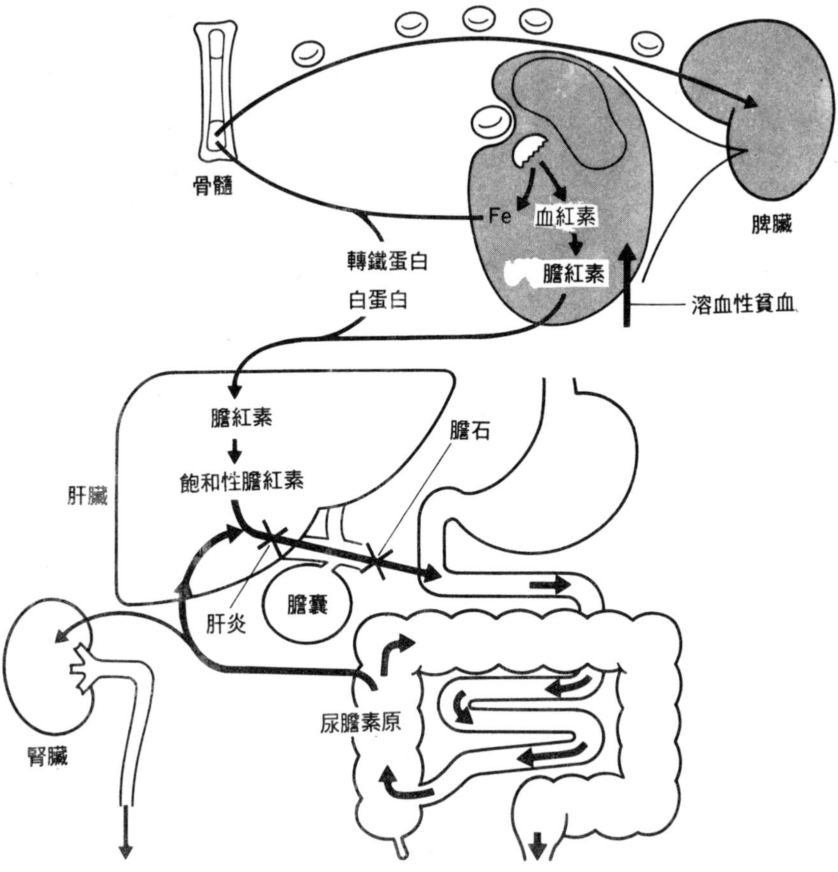

脾臟等處理組織（稱為網內系組織）的巨噬細胞包圍，血紅蛋白就會遊離，分解為鐵和血紅素及珠蛋白。珠蛋白又被分解為氨基酸成為營養源。鐵與血漿中的轉鐵蛋白結合，運送到骨髓就可以再利用了。

血紅素代謝後就會成為膽紅素。而膽紅素在血漿中運送到肝臟，會隨著膽汁一起排泄到腸。

溶血性貧血因為紅血球的破壞亢進，而產生的膽紅素量增加，超過肝臟的處理能力，血中無法處理膽紅素而蓄積起來。所謂黃疸就是血中的膽紅素濃度上升，導致皮膚發黃的狀態。

溶血性貧血經常會合併膽結石症出現，這是因為肝臟排出的膽紅素增加所致。

大家都知道，黃疸一般是急性肝炎或膽結石的症狀。這是因為由肝臟排出膽紅素的功能受損所造成的。溶血性貧血發生的頻度較少，因此，若不是貧血或輕度的貧血，可能會被視為輕度的肝臟疾病而被忽略了。

貧血與慢性持續的黃疸出現，有膽結石症或既往歷時，則可能是溶血性盆血。

溶血性貧血的原因，是紅血球本身受損，容易遭到破壞，以及包圍紅血球的血漿中發生的原因所造成的。前者幾乎都是先天性的（遺傳性），而後者則與遺傳無關，是後天的原因所造成的。

◎先天性（遺傳性）溶血性貧血

紅血球膜異常，或紅血球代謝異常（酵素缺損）、血紅蛋白的珠蛋白異常等，因為各種先天性（遺傳性）原因而形成溶血性貧血。大多在新生兒期的黃疸症狀強烈，或是在幼少期發症。不過，因為必須處理異常紅血球而脾臟慢慢增大腫脹（勞動性腫大），也可能這時候才發症。

遺傳形式常染色體優性遺傳男女都會出現（遺傳性球狀紅血球），而伴性劣性遺傳則只在男性身上發症（六磷酸葡萄糖脫氫酶缺乏症）、常染色體劣性遺傳近親結婚生下的孩子則會出現丙酮酸激酶缺乏症等，而家族內是否有人罹患膽結石症、黃疸或動過脾臟摘除手術等，都是診斷的線索。

紅血球遭到破壞時，摘除脾臟雖然能夠達到某種程度的效果，但並不是根本的治療法。但是，服用鎮痛劑或解熱劑可能會成為溶血的原因，攝取蠶豆也會誘發溶血發作，必須注意。

◎後天性溶血性貧血

血型為Rh陰性的母親，如果第一子為Rh陽性，則第二子以後的胎兒會出現溶血現象。高度時甚至容易引起流產，輕度的溶血即使胎兒生存，也會形成新生兒溶血性貧血。這是因為第一子的妊娠過程中，母親體力已經形成對Rh血型的抗體，透過胎盤而破壞胎兒的紅血球（溶血）所致。因此，出生後為了去除這種抗體，必須趕緊交換血漿。

抗體就是排除異物的血清蛋白，在淋巴球由免疫構造所產生。

免疫就是識別自體與非自體，對於非自體進行特異排除的構造。例如細菌或病毒等異物侵入，或是癌等體內所產生的異物，免疫是一種重要的防禦構造。但是，有時卻錯誤地對於自己的組織產生反應，而造成身體損傷。這就是自體免疫性疾病。

成人所罹患的後天性溶血性貧血，或是後天性自體免疫性溶血性貧血，就是對自體的紅血球產生反應，對紅血球產生抗體而引起的溶血性貧血（八十四頁）。

大都原因不明（特發性）。但是，有時服用抗生素或降壓劑可能會誘發這種抗體的產生。

治療方面，為了抑制異常的免疫反應，必須進行副腎皮質類固醇荷爾蒙的投與。此外，如果是難治例則必須要摘除脾臟。

◎再生不良性貧血

造血材料缺乏而產生的貧血是缺乏性貧血，如果產生異常紅血球，血漿中產生了破壞紅血球的要因而造成的貧血就是溶血性貧血，不過，骨髓會與造血刺激反應，還是可以進行造血作用。

如果骨髓造血作用受損，沒有辦法對造血刺激產生反應而造成的貧血，就是再生不良性貧血。

有時候只有紅血球系的造血出現毛病（幼紅細胞癆），但是大都是不只赤芽球系，甚至連顆粒球，單球系和巨核細胞系都受損，所以不只是貧血，還有顆粒球減少、血小板減少等汎血球減少的現象出現。只有淋巴球因為增殖場所不在骨髓，在於淋巴組織，所以不會減少。

貧血大都是緩慢進行，所以即使到達紅血球數200×10^4／mm^4的高度貧血時，除了皮膚、粘膜蒼白以外，幾乎沒有什麼自覺症狀。

因為血小板減少，在沒有自覺的程度下，稍微受到撞擊時皮下就會出現出血斑（青斑、紫斑），或是沒有誘因而出現點

●（自體）免疫性溶血性貧血

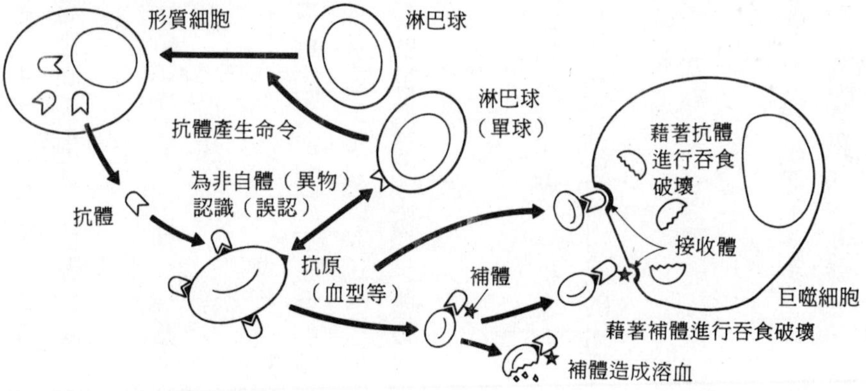

狀的出血斑、傷口流血不止、刷牙時出血等出血症狀。

此外，顆粒球減少就會減弱對於細菌的身體抵抗力，容易罹患感冒等上呼吸道感染症。一旦罹患後很難痊癒，會持續發燒而引發肺炎，或是陷入敗血症等嚴重的感染症中。

原因如車諾比事件，由於暴露在放射線中而引發的核子事故，或是處理苯等有機溶劑的工作而未採取防禦措施，長年進行這些工作，或是誤服抗生素氯黴素等，這些都是因果關係非常明確的原因，但是大部分則是無法特定原因的特發性疾病。

骨髓的細胞數減少，替換為脂肪組織。這時，成為骨髓造血源的幼紅細胞系幹細胞、顆粒球、單球系幹細胞、巨核細胞系幹細胞等幹細胞的絕對數目會減少。

因此，即使投與鐵或維他命等造血劑也無效。最近的骨髓幹細胞的破壞，發現可能是自體免疫反應或淋巴球中存在破壞骨髓幹細胞的淋巴球所造成的。

紅血球、顆粒球和血小板的減少比較輕微或中度時，投與蛋白同化類固醇荷爾蒙有時有效。考慮自體免疫的構造，大量投與副腎皮質類固醇荷爾蒙療法等抑制免疫的治療也值得一試。

貧血症狀或出血症狀導致無法進行紅血球或血小板的輸血的重症例，骨髓移殖是唯一可以期待的治療法。

◎續發性（症候性）貧血

罹患一些基礎疾病而引發的二次貧血。急性白血病是白血病細胞壓制正常造血細胞、占據骨髓所造成的結果，與再生不良性貧血同樣的，會呈現貧血、顆粒球減少、血小板減少等症狀。這時，白血球數也加入白血病細胞的數目計算，因此外表上看起來很正常，或是反而有增加的傾向。

與再生不良性貧血不同的是，一旦發症就會產生強烈的貧血症狀。

癌廣泛轉移到骨髓，或是多發性骨髓瘤、骨髓纖維症也會因同樣的構造而引起貧血。

另一方面，伴隨各種慢性疾病的輕度或中度貧血也會出現。大都是貧血的程度與基礎疾病的重症度有關。代表例為慢性關節風濕、全身性紅斑狼瘡等膠原病，以及肝硬化症等肝病、甲狀腺機能減退症等內分泌疾病，以及慢性腎炎等腎臟病。

其中，腎臟病紅細胞生成素的產生障礙是貧血的重要原因。而惡性腫瘤先前已敘述過，如果出現腫瘤滲透到骨髓的現象，則會成為貧血的原因，而來自消化器官癌的慢性、持續性出血，會引起缺鐵性貧血，合併肝硬化的食道靜脈瘤的大出血會造成急性出血後貧血，大都可以找出原因，但是有時原因不明，必須對原疾病治療才能產生效果而加以改善。

最初已敘述過，貧血是紅血球供給組織氧的能力減退而產生的症狀。原因和病態多樣化，症狀也多采多姿，如果發現貧血症狀，或是經人指出有貧血的現象時，不要放任不管，一定要趕緊接受診治，觀察到底有沒有貧血，包括接受更專門的診療在內，一定要進行適當的處置。由於巧妙的代償機能發揮作用，因此，貧血的影響已經盡可能壓抑在最低限度。所以即使是些許的症狀，也是警告身體的代償機能已經到達一定的界限了。

偏差的營養會直接成為貧血的原因，導致貧血惡化。充分適當的營養攝取以及保持身體靜養，和利用藥劑、手術、放射線治療，為治療疾病的三大原則。同時也是預防疾病的基本原則。回顧自己平常的飲食生活，應該改善之處就要積極地努力改善。

貧血者飲食的實際內容

我們所說的貧血有各種不同的種類，也可能成為其他疾病的症狀出現。所以進行團體檢診和捐血時知道「有貧血傾血」，一定要到醫院接受精密檢查，找出原因，並且配合原因接受治療。

同時，必須改善成為身體基本的飲食生活，也是很重要的一點。

貧血者的飲食，同時也是現在健康的人今後能夠得到健康的飲食生活。趁這個機會考慮能夠創造全家人健康的飲食吧！

貧血者飲食的重點

一天三餐必須規律正常地吃

我們為了過著健康的日常生活，必須配合年齡、體格、運動量等，攝取必要的養分。

最近，許多年輕女性擔心太胖而減少飲食的次數，或是熬夜，早上睡懶覺，或是因為化妝花了太多時間而不吃早餐。這些是青春期或年輕女性貧血者較多的原因之一。

身體必須營養量的攝取，光靠一天一～二次飲食是不夠的。而且，如果以較少的次數一次吃很多時，反而會增加胃腸的負擔。改善貧血的第一步就是改善生活的規律。一天三餐要好好地吃。

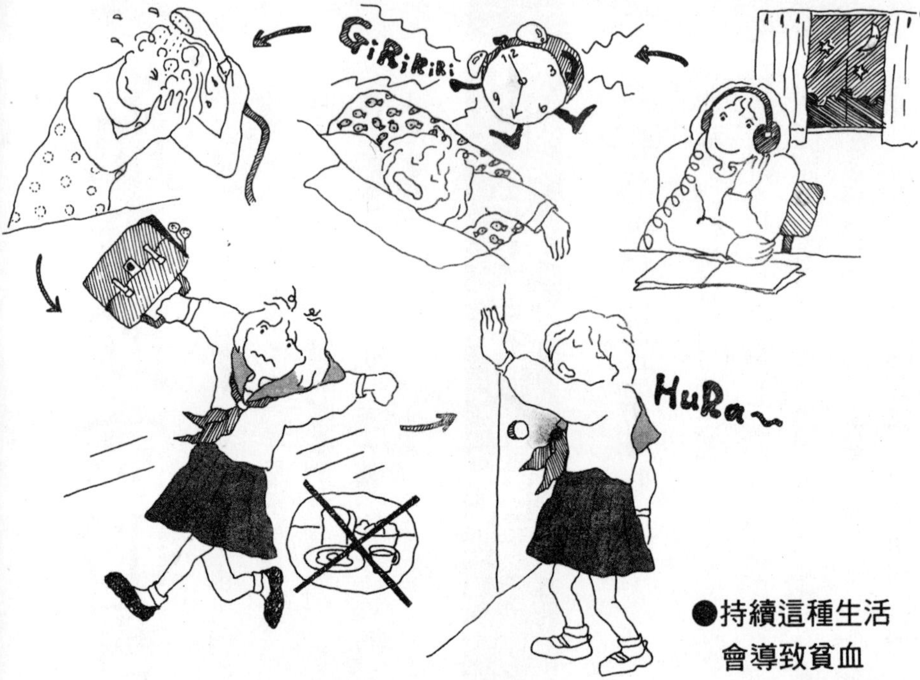

●持續這種生活
會導致貧血

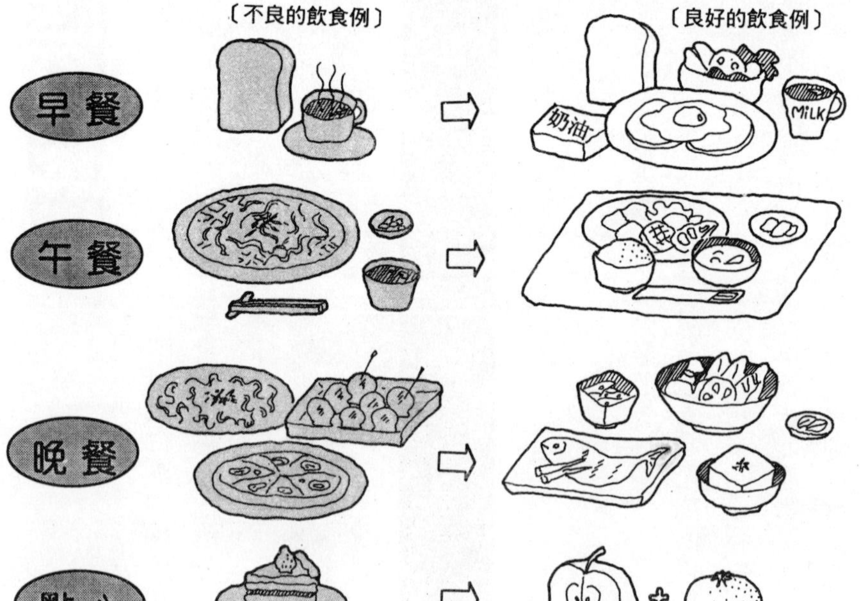

每餐都要均衡攝取營養素

一天所需要的食物量，分為三餐攝取。而一天三餐的飲食，早餐光靠麵包、咖啡，午餐光是吃點麵，只有晚餐吃很多的方法是錯誤的飲食法。

晚餐後大都是一家團圓或睡覺，因此消耗掉的熱量很少，多餘的熱量會成為脂肪蓄積，而成為肥胖或成人病的原因。

況且這種飲食內容會導致必要營養量的不足及營養量的偏差。（八十四下圖）

為了均衡攝取身體必要的營養素，每餐食品的搭配組合是重點。我們的身體所需要的營養素，為蛋白質、醣類、脂質、礦物質及維他命五大類（九十表）。

這些營養素互助合作才能維持生命，保持健康的生活。當營養平衡失調時，可能引起貧血。因此，每一餐的飲食都要巧妙地搭配組合含有這些營養素的食品而攝取（九十下圖）。

攝取含有豐富蛋白質的食品

我們的身體大約六十五％是水分。剩下三十五％的固體成分中，六十％是蛋白質。蛋白質不只創造身體，同時也是持續生命運作不可或缺的物質，是成為荷爾蒙及酵素材料的重要營養素。當然，血液中的紅血球膜及血色素（血紅蛋白）也是由蛋白質所構成的。

身體的蛋白質每天會少量替換。替換的部分必須藉著食物中的蛋白質為素材而補充，所以如果持續飲食中的蛋白質缺乏，蓄積在體內的蛋白質就會開始缺乏，結果，製造血色素的材料不足，同時製造紅血球的荷爾蒙缺少，製造紅血球的能力就會減退，紅血球容易遭到破壞而引起貧血症狀。

因此，要治療貧血，一定要攝取良質蛋白質。

蛋白質是由幾種氨基酸搭配組合而成的。從食物中攝取的蛋白質被消化之後分解為氨基酸，再重新組合成我們身體所需要的蛋白質。氨基酸中，體內無法製造的稱為必須氨基酸。含有豐富必須氨基酸的食品就是良質蛋白質食品，包括蛋、肉類、魚貝類、牛乳和乳製品、大豆及大豆製品等。

搭配食品，有效攝取

●5大營養素及含量較多的食品群

蛋白質	醣　類	脂　質	礦物質	維他命
蛋類 肉類 魚貝類 大豆及大豆製品 牛乳及乳製品	穀類 芋類 豆類 （除了大豆、大豆製品外） 砂糖及甜點類	油脂類 種籽類 （芝麻、栗子、花生等）	牛乳及乳製品 肝臟 蛋 小魚類 海藻類 黃綠色蔬菜	蔬菜類 水果類 肝臟

●每餐最低必須攝取的食品組合（水果、牛乳為點心）

主　食

搭配主菜的副菜

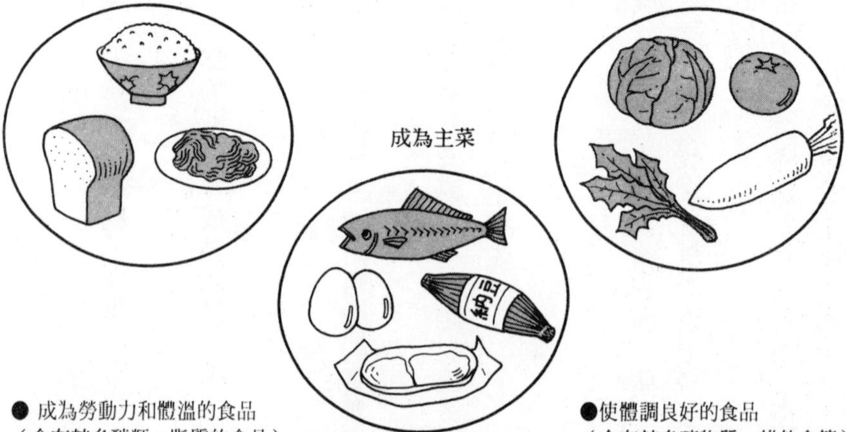

● 成為勞動力和體溫的食品（含有較多醣類、脂質的食品）

●製造血和肉的食品（含有大量蛋白質的食品）

●使體調良好的食品（含有較多礦物質、維他命等）

良質蛋白質性食品中，不能只偏重於攝取一種，必須將幾種搭配組合地攝取。含有豐富良質蛋白質的食品中，每一種食品的氨基酸組合不同。某些食品中含量較少的必須氨基酸，可能其他食品中含量較多，所以必須搭配組合數種食品，才能互補缺點，有效地利用必須氨基酸。

藉著每天的飲食，組合蛋、肉類、魚貝類、牛乳及乳製品、大豆及大豆製品五種食品，充分地攝取。

每天攝取既定的量

治療貧血，高蛋白食有效，但是一次大量地攝取對身體而言並不好。只有必要量被攝取到體內，其他的則被分解為尿液排出。所以「昨天吃很多，今天吃很少」這是無效的方法。一定要每天、每餐攝取必要量。

同時攝取必要的熱量

為使蛋白質能有效地利用，配合年齡及體重，攝取適當的熱量非常重要。在體內成為熱量源的醣類和脂肪不足時，即使攝取蛋白質，也會被當成熱量源使用，使原有的利用效果減少。

醣類源就是澱粉含量較多的米飯和小麥製品，也要多利用。脂質則必須利用植物性油脂。

礦物質（尤其是鐵質）含量豐富的食品必須積極攝取

鐵和某種蛋白質（珠蛋白）一起製造血紅蛋白（血色素）。體內所含的鐵量只有三～五公克，其中七十五%成血色素存在於血液中。

一天中從皮膚、粘膜、汗、頭髮指甲等處流失的鐵質只有〇·五～一mg而已，若是出血時就會輕易地流失鐵質。女性每個月一次的月經大約會出血三十～六十ml，會失去十五～三十mg的鐵。女性大都為貧血患者或貧血預備軍的原因，就是因為沒有好好地補充失去的鐵質。

一般而言，從食品中攝取的鐵質能夠在體內吸收利用的為十%。而貧血時其比例會提高二十%。所以必須選擇鐵質含量較多的食品而努力補給。

但是，即使一次大量攝

●請利用含有豐富鐵質的食品

動物性食品食品名	100g中鐵含量(mg)	常用量(g)	常用量中所含的鐵量(mg)
豬肝	13.0	50	6.5
雞肝	9.0	50	4.5
牡蠣	3.6	100(約7個)	3.6
若鷺	5.0	70(約3大尾)	3.5
鰹魚罐頭	8.0	40(中1/5罐)	3.2
蜆肉	10.0	30(約1/6杯)	3.0
肝腸	7.4	40(薄片2片)	3.0
天然香魚內臟(烤)	38.0	8(1尾)	3.0
甘露煮鱸虎	8.0	30(約2尾)	2.4
兔肝	4.6	50(1串分)	2.3
乾沙丁魚	5.8	40(中2尾)	2.3
蛤仔肉	7.0	30(約1/6杯)	2.1
牛肝	4.0	50	2.0
牛腿肉(沒有脂肪)	2.3	60	1.4
雞蛋(蛋黃)	4.6	20(1個分)	9

植物性食品食品名	100g中鐵含量(mg)	常用量(g)	常用量中所含的鐵量(mg)
青菜絲油豆腐	3.6	90(大1個)	3.2
乾羊栖菜	55.0	5(1大匙)	2.8
菠菜	3.7	70(小1/3束)	2.6
牛皮菜	4.1	60	2.5
糖煮蠶豆	5.8	40(約10粒)	2.3
小油菜	3.0	70(3～4株)	2.1
大豆(乾)	9.4	20(2大匙)	1.9
凍豆腐	9.4	20(1個)	1.9
絲引納豆	3.3	50(½包)	1.7
蘿蔔乾	9.7	15(約1/6袋)	1.5
葡萄豆	4.2	30(2大匙)	1.3
菜豆(乾)	6.0	20	1.2
蠶豆(生)	2.7	40(大10粒)	1.1
黃豆粉	9.2	10(2大匙)	0.9
荷蘭芹	9.3	5(1次分)	0.5

☆動物性食品中所含的鐵質比植物性食品中所含的鐵質吸收率更高，例如，牛肉的吸收率約20%，大豆約7%，菠菜約1%

☆植物性食品的鐵質與動物性食品同時攝取時，能提高吸收率取，多餘的部分也無法利用。在貧血症狀改善之前，必須每天持續攝取必要量。

此外，與造血有關的礦物質銅，具有動員蓄積在肝臟的鐵的作用，是促進造血功能的成分。但是，銅廣泛存在於各種食品中，所以幾乎不會因為攝取不足而導致貧血。

磷較多的食品會使鐵質的利用率惡化，在食物中多攝取一些鈣質，就能減少磷的影響，使鐵容易被吸收利用。所以必須積極攝取鈣質含量豐富的食品（下圖）。

有造血作用的維他命類必須充分攝取

維他命C是使食品中所含的鐵被身體利用不可或缺的物質。食品中的鐵質為三價鐵，其成分無法被體內利用。鐵質由腸吸收必須擁有二價鐵的外衣才行。維他命C在此扮演幫助的角色。此外，與造血有密切關係的葉酸維他命，需要維他命C的力量才能夠增強其功能。

維他命C無法於體內合成，必須從每天的飲食中攝取。日常的飲食生活中，維他命C不容易缺乏，不過在貧血時為了提高食品中鐵質的利用率，必須積極地攝取含有維他命C的新鮮蔬菜和

●成為礦物質源的食品

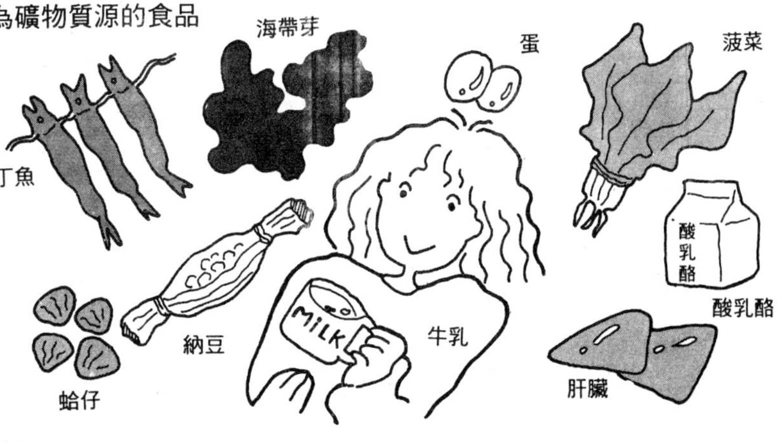

●含有豐富維他命 c 的食品（每餐一定要吃）

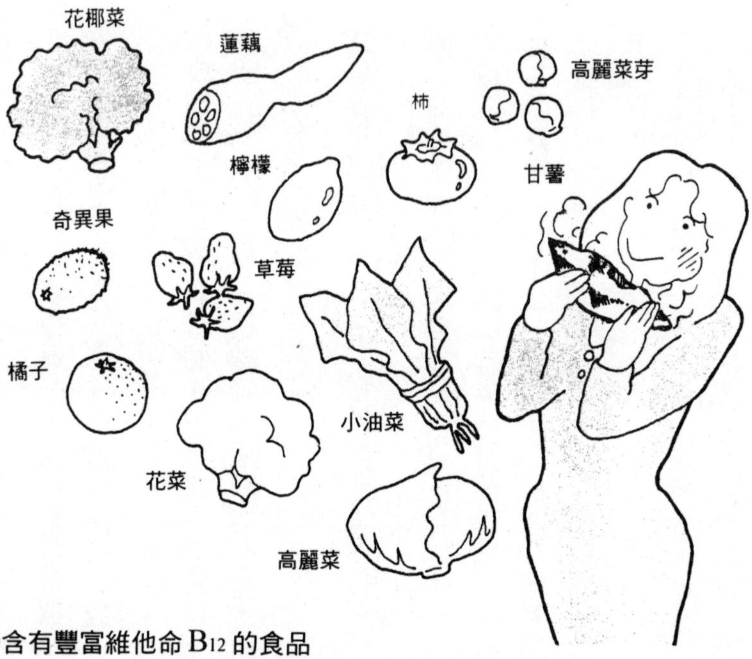

●含有豐富維他命 B_{12} 的食品

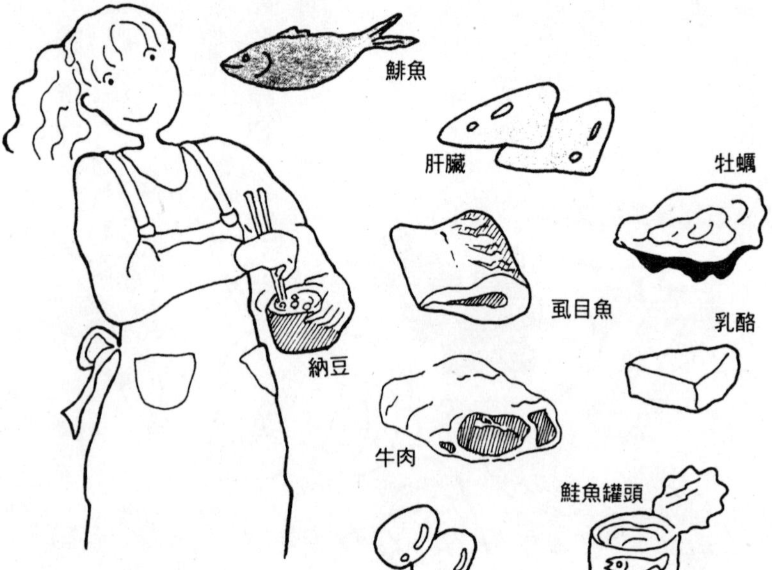
鯡魚
肝臟
牡蠣
虱目魚
乳酪
納豆
牛肉
鮭魚罐頭
蛋

水果。

維他命B_{12}與葉酸，是製造正常紅血球不可或缺的物質。紅血球是幼紅細胞經由幾次分裂增加數目不斷成熟而製造出來的，當維他命B_{12}和葉酸不足時，就會阻礙其分裂。如果留下不成熟的幼紅細胞，就會阻礙紅血球的功能。這種狀態就是惡性貧血。

維他命B_{12}與由胃所分泌的內因子蛋白質結合後，由小腸下部吸收。一旦吸收受損害時，就會引起惡性貧血。例如進行過胃切除手術後，容易出現惡性貧血的症例，理由就在於此。

惡性貧血的治療，是非經

●含有葉酸較多的食品

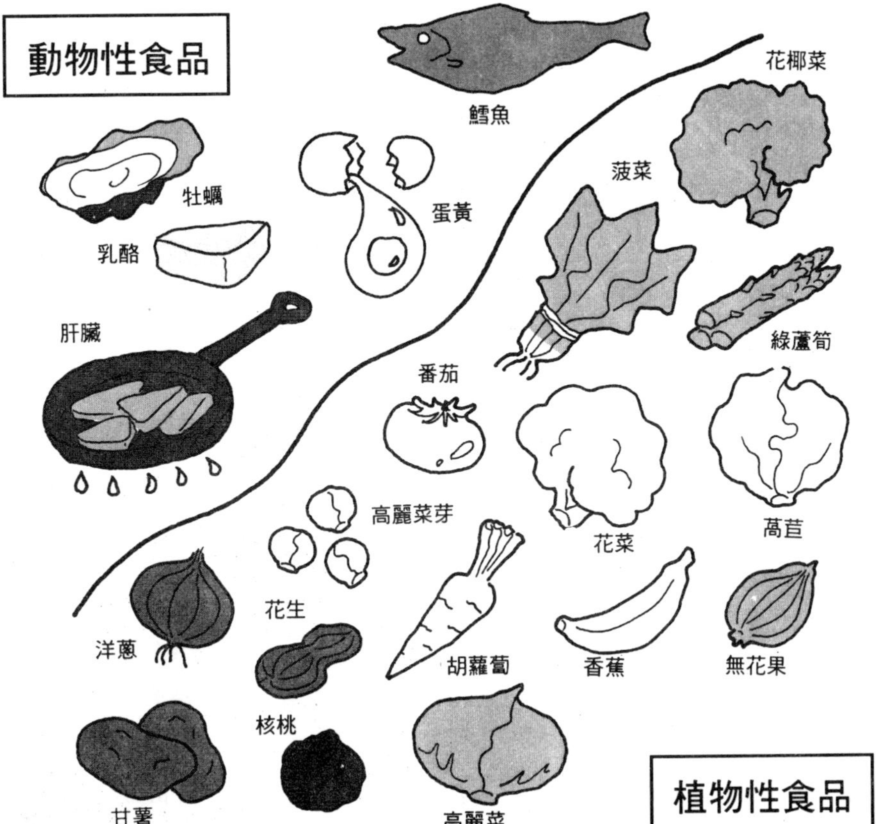

口（注射）的方式投與有紅色維他命之稱的維他命B_{12}，就能改善。如果從飲食中攝取時，必須大量攝取含有豐富維他命B_{12}的食品，不過利用的數量較少。維他命B_{12}的攝取不足，以極端菜食主義較常見。含有維他命B_{12}的肉類、蛋及牛乳必須每天攝取。

葉酸在酵母、肝臟、貝類、蔬菜類、豆類及蛋黃中含量較多。易溶於水，長時間加熱容易流失，所以烹調時必須注意。必須快速調理。

維他命B_6缺乏時會使血色素（血紅蛋白）在製造時產生損害。過度提高血清中的鐵質，而骨髓、肝臟和腎臟中有

● 含有維他命B_6較多的食品

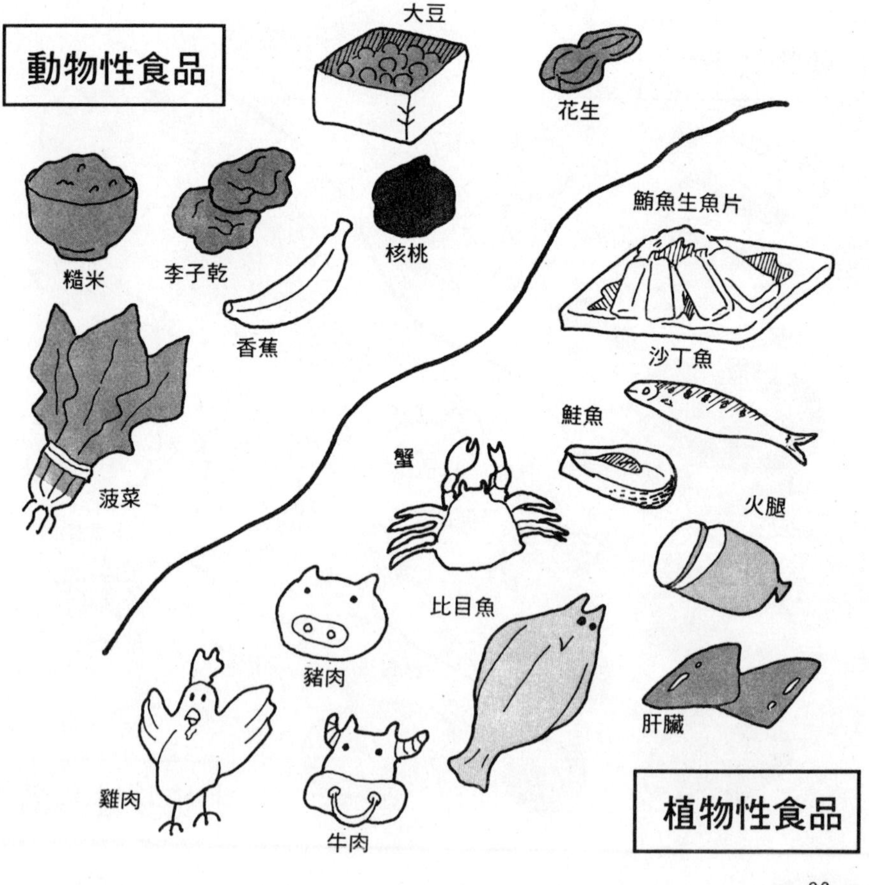
動物性食品
大豆
花生
糙米
李子乾
核桃
香蕉
菠菜
鮪魚生魚片
沙丁魚
鮭魚
蟹
火腿
比目魚
豬肉
雞肉
牛肉
肝臟
植物性食品

過剩的鐵積存時，就無法形成紅色球，而引起低色素性貧血。攝取維他命B6就能治療這種貧血。含有豐富維他命B6的肝臟、肉類、魚類、牛乳、豆類等必須好好攝取。

充分咀嚼食物

食品中的鐵質和蛋白質等，成為血液材料的營養素，為了有效地加以利用，胃酸能發揮重要的作用。胃酸存在於胃液內，一旦胃酸分泌減少時，食慾減退，必要的營養量和消化吸收都不順暢。因此，用餐時一定要充分咀嚼，就能使胃酸分泌順暢，同時也能減少胃的負擔，保持胃腸強健（下圖）。

食養生必須很有耐心地持續進行

飲食性貧血（缺鐵性貧血）原因為偏食生活所造成的，所以改善偏食非常重要。食物療法不可能具有即效性。必須充分注意每天、每餐的飲食，持續實行食養生。此外，鐵劑等藥物的投與雖然具有治療效果，但是如果

●用餐一定要慢慢地吃，充分咀嚼

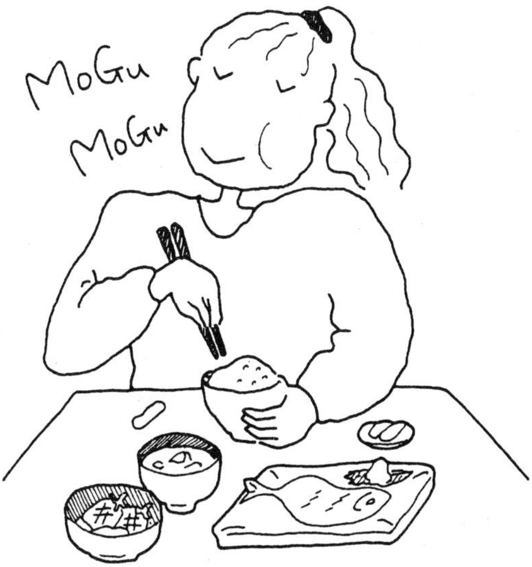

恢復原先的飲食生活，會造成惡性循環。所以一定要很有耐心地持續努力。

趁著改善貧血的食物療法的機會，改善生活環境，過著規律正常的飲食生活，就能預防成人病。

一天吃多少比較好

一天所需要的營養量，配合年齡、體格、工作（運動）量等而決定。以下依年代別敘述必要的營養基準，供各位參考（九十九頁圖）。

為了攝取必要的營養量，到底要吃什麼，吃多少比較好呢？以一天二二〇〇kcal、蛋白質八〇g、鐵質二〇g營養均衡的食品及量，為各位敘後如下（一〇〇頁）

營養素別食品的攝取方法

罹患貧血時，在營養素別群中，尤其鐵質含量豐富的食品，以及製造血液有效的食品必須納入飲食生活中，這點非常重要。

『蛋白質源』不僅限於「魚貝類」中的白肉魚，鮪魚和正鰹等紅肉魚，和魚的帶血肉都可以利用，攝取充分的鐵質。此外，一塊魚（七〇g）也可以利用含有豐富鐵質、維他命B_{12}、葉酸的牡蠣（一〇〇g）或蛤仔等貝類代替。

關於「肉類」，光是攝取牛肉或豬肉等正肉一〇〇g，還不如攝取肉五〇g、肝臟五〇g，

●依年代別一日營養基準量

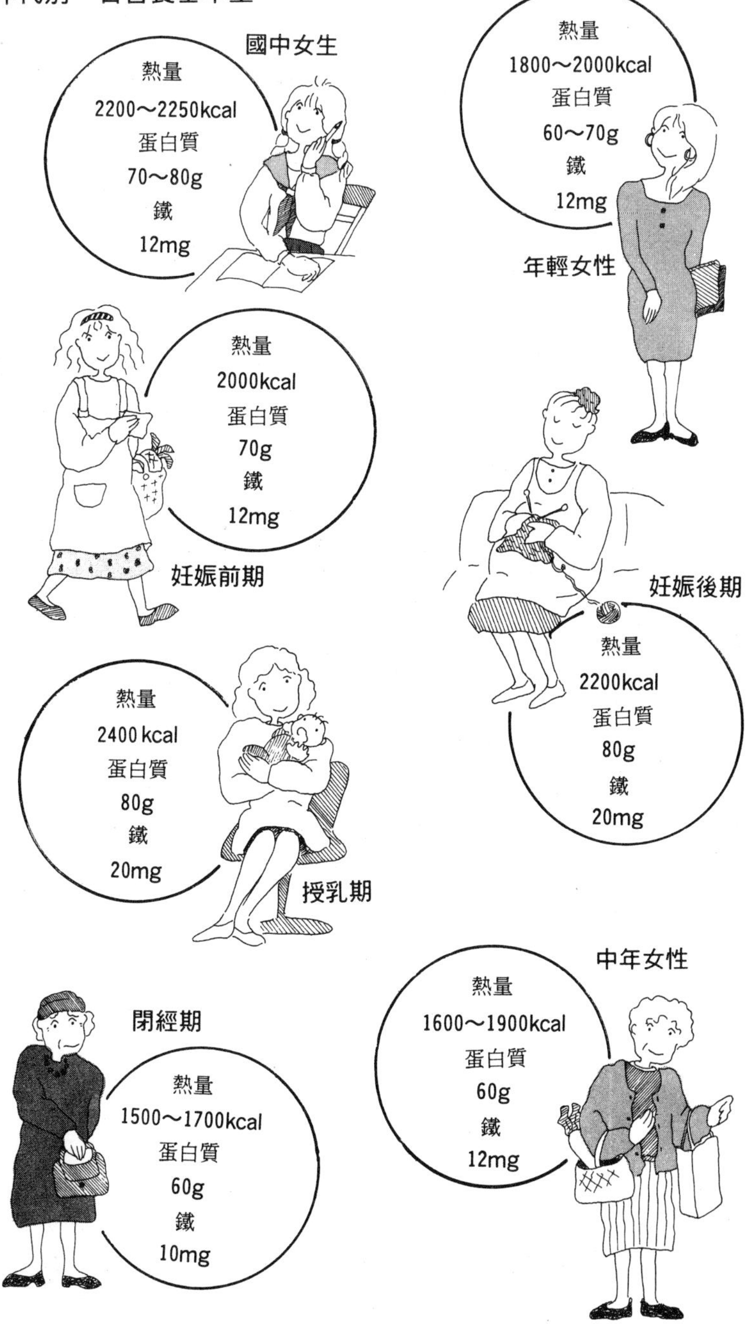
國中女生
熱量
2200～2250kcal
蛋白質
70～80g
鐵
12mg
年輕女性
熱量
1800～2000kcal
蛋白質
60～70g
鐵
12mg
妊娠前期
熱量
2000kcal
蛋白質
70g
鐵
12mg
妊娠後期
熱量
2200kcal
蛋白質
80g
鐵
20mg
授乳期
熱量
2400 kcal
蛋白質
80g
鐵
20mg
中年女性
熱量
1600～1900kcal
蛋白質
60g
鐵
12mg
閉經期
熱量
1500～1700kcal
蛋白質
60g
鐵
10mg

●1天要吃多少，吃什麼比較好

青春期女子例（2200kcal・蛋白質 80g）

		1天所需的食品量標準	與造血有密切關係的營養素含量較多的食品
成為血和肉的食物	主要為蛋白質源	魚1塊　3片薄片肉　雞蛋1個　豆腐⅓塊 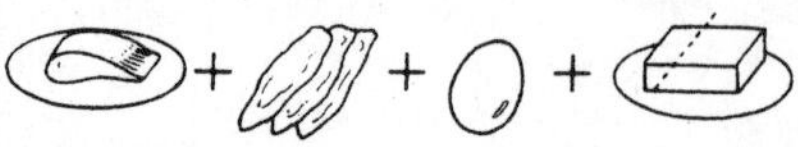 (正味 70g)　(100g)　(60g)　(100g)	沙丁魚、虱目魚、鯡魚(生)、牡蠣、蜆等豬或雞肝、牛肉、豬肉、雞肉、雞蛋尤其是蛋黃、大豆、納豆、凍豆腐、青菜絲油豆腐
成為熱量源的食物	主要為醣類源	吐司麵包切成4塊裝　米飯2碗　甘薯小1條　麵粉2½大匙 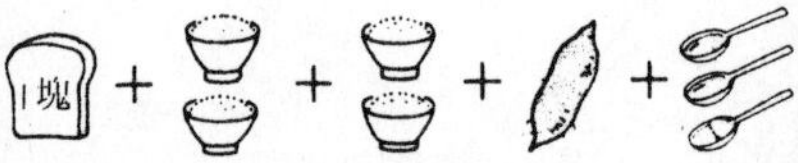 (90g)　(220g)　(220g)　(70g)　(20g)	黑麥麵包、燕麥片胚芽米、七分搗米、糙米甘薯、馬鈴薯小紅豆、菜豆、豌豆
	主要為脂質源	奶油或乳瑪琳1大匙弱　蛋黃1大匙弱　醬油1大匙  (10g)　(12g)　(10g)	奶油核桃、花生、杏仁、芝麻
使體調良好的食物	主要為礦物質源	牛乳1瓶　酸乳酪1個　乳酪厚1片 8mm　海藻類 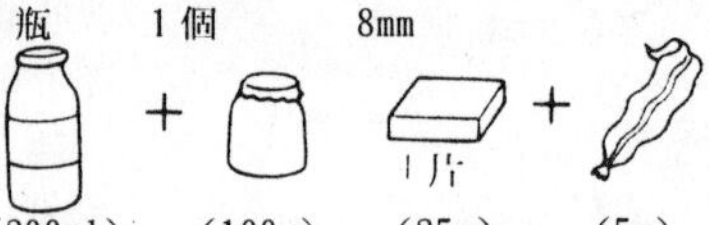 (200ml)　(100g)　(25g)　(5g)	乳酪、脫脂奶粉、酸乳酪羊栖菜、海苔、昆布
	主要為維他命	黃綠色蔬菜：菠菜　胡蘿蔔　南瓜（合計 150g） 其他蔬菜：茄子　高麗菜　白蘿蔔（合計 150g） 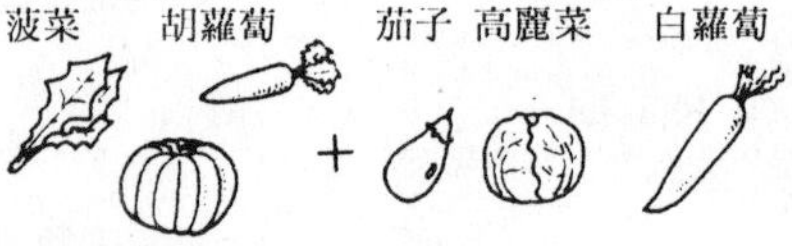	菠菜、小油菜、綠蘆筍(生)花椰菜、韮菜、細香蔥、萵苣、高麗菜、花菜、蓮藕、冬蔥
		橘子1個　草莓大8～10顆 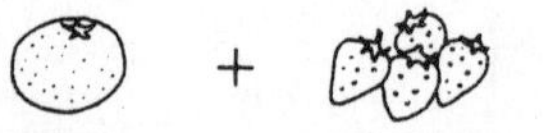 (100g)　(110g)	李子乾、杏仁乾、香蕉哈蜜瓜臍橙、夏橙
調味料		砂糖2大匙強　味噌湯1碗分的味噌  鹽分為10g以下 (20g)(15G)	

（請利用醣類源和脂質源調整熱量）

才能增加鐵質、維他命B_{12}、葉酸等的攝取量。有的人喜歡吃肝臟，有的人不喜歡。如果能巧妙處理，利用香味蔬菜調味，就容易吃了。當成常備菜多做一點，每天都必須吃一次。

「大豆及大豆製品」的豆腐⅓塊（一〇〇g）與大豆（乾燥）二〇g具有同樣的熱量。大豆和牛蒡、蓮藕、昆布等一起煮，當成常備菜使用非常方便。納豆五〇g具有與豆腐⅓塊同樣的熱量，吃納豆所攝取的維他命B_2為吃豆腐時的十倍。

成為『醣類源』的食品，不只是白吐司麵包，有時黑麥麵包或全麥麵包也不錯。與白吐司相比，含有較多的維他命B_1及B_6。此外，燕麥片含有葉酸、維他命B_1也是吐司麵包的三倍。但是，煮太久會使葉酸的效果減少，所以最好用熱牛奶沖泡，當成早餐的主食。

飯和麵包同樣都是成為醣類源的食品。吐司麵包九十g相當於一碗半的飯（一六五g）的熱量。米飯不只是白米，也可以利用胚芽米和七分搗米，可以攝取到較多的維他命B群。

麵粉二十g具有和義大利粉及義大利麵（乾燥）二十g同樣的熱量。主食如果吃麵類，一糰烏龍麵（二五〇g）相當於一碗半米飯的熱量，所以還可以再吃半碗米飯。

當成『脂質源』的蛋黃醬十二g與一大匙半的調味醬具有同樣的熱量。核桃和芝麻等種籽類也是脂肪含量較多食物，不過也含有大量的礦物質。二顆核桃、一又三分之二大匙芝麻、十五顆杏仁、十五顆花生，每一種都相當於一大匙的油的份量。

『礦物質源』的牛乳，最適合用以攝取鈣質，尤其是青春期和妊娠中的人，一天要喝一瓶牛乳和攝取乳製品（酸乳酪、乳酪等）。海藻類在最近的飲食生活中是被人遺忘的食品。不過一定要每天利用。

成為『維他命源』的代表性食品就是蔬菜。尤其菠菜等深綠色蔬菜含有豐富的葉酸及維他命C。一天一定要攝取一次菠菜或小油菜等綠葉。

此外，許多年輕女性喜歡吃生菜。生菜一天必須吃三〇〇g以上。利用「煮」、「燙」等調理法，就能減少其龐大的體積，而容易攝取到必要量。

有些人以喝果菜汁的方式代替吃蔬菜，果菜汁的纖維較少，無法代替蔬菜。吃蔬菜時必須咀嚼，咀嚼這種行為就能促進唾液的分泌，使醣類源容易消化，同時也能使牙齒、下顎保持正常的功能。

水果中含有豐富維他命C的柑橘類（橘子等），及含有食物纖維較多的蘋果和草莓等，都是每天必須吃的食品。吃得太多時果糖攝取過多，因此吃三顆橘子、蘋果小一個、香蕉小一根即可。如果想同時吃蘋果和香蕉時，就各吃一半就好了。

調味料中的「砂糖」調味量一天為七g左右。吃甜點也會攝取到砂糖。吃¼個鬆餅會攝取到二〇g的砂糖。½塊羊羹、三塊巧克力、果汁飲料和一罐二〇〇ml的汽水，各自相當於二〇g砂糖的熱量。甜食攝取過多時會消耗過多的鈣質，這點必須注意。

外食的高明攝取法

最近，午餐在外吃東西的人較多。尤其貧血的人更有這種傾向。應盡可能避免外食，可是因為工作的緣故，有時不得不在外吃東西。外食時到底應該如何攝取，這是非常重要的一點。外食的選擇方法必須注意以下的事項。

單品料理必須注意材料的搭配

午餐的外食，由於考慮到短暫的休息時間，一般人大都會選擇迅速、方便，能夠快點吃完的東西。像涼麵或義大利麵、咖哩飯等以醣類和油脂等熱量源為主體，幾乎不含蛋白質，也不含蔬菜，易導致維他命和礦物質缺乏。單品料理中的中式蓋飯和牛肉蓋飯、鍋燒烏龍麵、什錦麵等，多多少少含有一些蛋白質源和蔬菜。必須仔細觀察到底使用哪些材料而加以選擇。

選擇定食或套餐

定食或套餐是將醣類源的主食搭配蛋白質的魚和肉及蔬菜組合而成的。不過，大都是使用半調理加工品（漢堡或炸肉丸子等），因此價格便宜，有的素材內容物不明，而且脂質及醣類含量比蛋白質更多。所以像烤魚、炸豬排、油炸食品、燒肉定食等到底是使用哪些材料，必須弄清楚後再挑選。

韮菜炒豬肝定食，或是烤內臟使用豬肝的午餐可以選擇。此外，也可以當成一品料理搭配組合。

外食一天只限於一次

最近外食產業發達，因此有的人午餐、晚餐都在外吃東西。午餐在外吃飯，晚上又購買價格便宜的市售便當食用。如此一來，一天所需要的蛋白質、維他命和礦物質都會缺乏。尤其對貧血

製作美味肝臟料理

肝臟含有豐富的蛋白質、鐵質、維他命B群、葉酸等與造血有關的營養素，對於貧血的人而言是非常有效的食品。

不喜歡吃肝臟的人作肝臟料理時，必須注意以下的事項。

●第一條件為選擇新鮮的肝臟

鮮豔的紅，色具有彈性才是新鮮的肝臟。在經常購買的店中盡可能整塊購買。購買回來後立刻烹調也是保持鮮度的條件之一。

●先醃過以去除腥味，是較容易吃的秘訣

[雞肝]

①去除黃色的油脂，切開綠色的部分和帶黑色血的部分要去除，用水洗淨。

②放在加入蔥薑的滾水中略煮後再調理。

③要炸或炒時，進行①的處理後，撒上洋蔥屑或蒜粉等，或浸泡於牛乳中，淋上葡萄酒擱置一會兒再進調理。

[豬肝、牛肝]

①用指尖沾鹽揉捏肝臟表面的薄膜。

②切成配合料理的大小，用稀釋的食鹽水（1杯水加1小匙鹽）醃 10～20 分鐘去除血液。

③參照雞肝的③的作法去除腥味。

●調理的工夫

①香辛料（咖哩粉、花椒、胡椒等）或香味蔬菜（洋蔥、韮菜、西洋芹葉、薑等）用味噌等調理。

②肝臟的脂肪較少，和培根一起炒等，可使用油脂類烹調。

③新鮮肝臟可以生吃。用火煮太久時會變得太硬，必須注意。

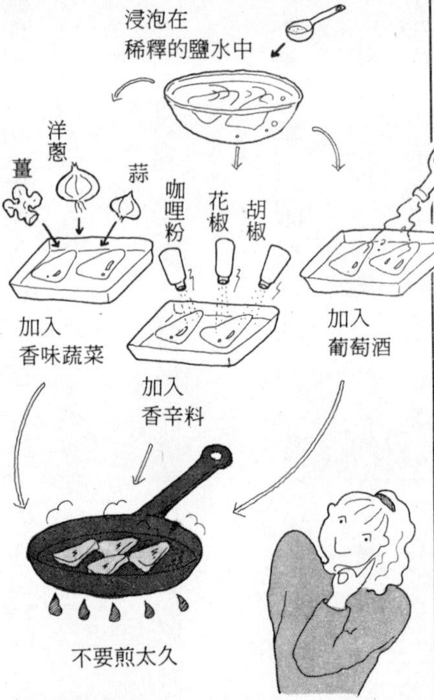
浸泡在
稀釋的鹽水中
洋蔥
薑
蒜
咖哩粉
花椒
胡椒
加入
香味蔬菜
加入
香辛料
加入
葡萄酒
不要煎太久

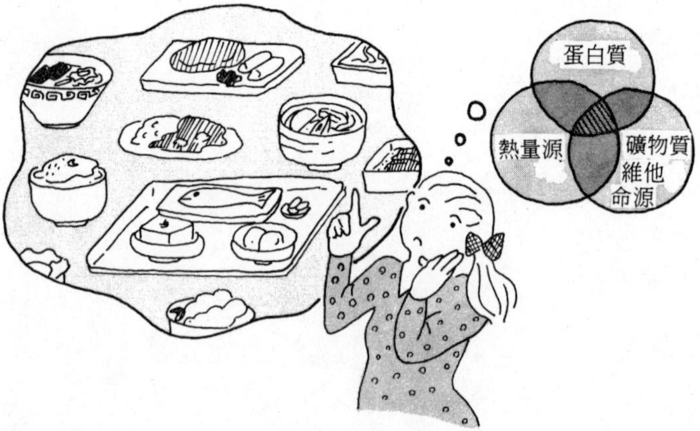
蛋白質
熱量源
礦物質
維他命源

●外食選擇

有效的鐵質和維他命 B_{12}、葉酸等根本就攝取不到。所以外食一天只限於一次。如果午餐在外吃東西時，早餐、晚餐最好能在自宅攝取均衡的營養，尤其是外食缺乏的蔬菜料理一定要準備二～三盤。

型態別貧血改善的建議

青春期的人

青春期一般是指十歲到十八歲為止。這個時期的男女身材都急速成長。身高長高、體重增加，因此需要大量的血液。

平常的飲食生活如果未配合這個增加的趨勢而攝取足夠的蛋白質、鐵質和熱量時，就會出現貧血。

此外，這個年齡的女子有初經來臨，因月經的出血而失去了鐵質，所以比男性的貧血傾向更高。缺鐵性貧血以中學時代較多。五位女子中就有一人有貧血的現象。

到了青春期以後，男女都開始意識到異性的存在。尤其女子可能會因男子無心的話而受傷，會過於在意自己的體型而不吃早餐，或者光是以生菜沙拉為主，如此一來就會導致供需失調。

這個時期的飲食重點，是充分攝取蛋白質、礦物質、維他命，所以三餐一定要好好地吃，同時，副食的量和種類都必須豐富。

營養素均衡、蛋白質較多的飲食，當然以親手做的便當比較好。

點心不可偏重於脂肪和醣類較多的甜點或零嘴，可以利用水果和乳製品。親手做一些簡單的點心，也可以轉換學習時的心情。在準備應付考試時所吃的消夜，也必須考慮容易消化、營養素均衡的飲食。

成人女性

捐血時有貧血傾向而無法捐血的人，男性約一％，女性約一〇％，其中四七％的人是潛在性貧血。

二十幾歲的單身女性為了使外表好看而減肥，因此減少用餐次數，在衣服和美食上投資太多金錢，因為沒什麼錢所以不吃午餐，或是只吃一些簡單的東西，這些都是錯誤的作法。

尤其一個人過單身生活時，容易偏向於吃自己喜歡吃的東西，而且為了節省烹調的時間，可能會利用速食品或調理食品等（右圖）。因此，要補充每個月流失血液的營養成分不足。考慮將來的結婚、生產等問題，必須努力培養健康的飲食習慣。

●這些飲食必須注意

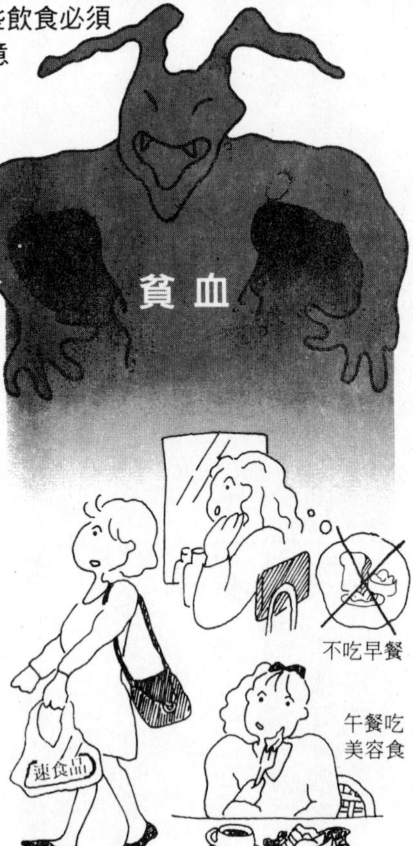

家庭主婦中，有些忙著為丈夫和孩子做早餐和晚餐，可是自己的午餐只吃一些剩菜、剩飯或

麵類，或者有些人只吃一些零嘴點心，這作法都不好。應該要吃簡單但營養均衡的午餐。

孕產婦

一旦妊娠，隨著胎兒的發育。子宮、胎盤也不斷地發育，為了使生產後乳腺發達、提供必要的營養成分，所以血液量會增加，造血機能旺盛。但是，因為造血而導致蛋白質或鐵等營養素不足時，蓄積在體內的鐵就會消耗掉，而出現貧血的現象。

尤其妊娠中期以後，胎兒急速發育及胎兒造血所需要的鐵質需要亢進，而使貧血的頻度增高，妊娠後期的孕婦大約二五%有貧血的現象。

妊娠的貧血是流產、早產的原因，也是妊娠中毒症的誘因。此外，貧娩時陣痛微弱或大量出血也與此有關。母體的貧血程度較強時，體內的鐵質貯存不夠，也可能使新生兒出現貧血的現象。

妊娠時貧血的原因，是因為孕吐而使得蛋白質、鐵質、葉酸等攝取不足，這時可以選擇喜歡吃的食品吃。吃一些冰涼的食物或帶有酸味、爽口的料理，或將一天的用餐量分為五次，少量多餐地攝取飲食也不錯。

因為妊娠而胃液酸度減退，使鐵質的吸收不良，也會成為貧血的誘因。所以，必須選擇含有豐富維他命C和必須氨基酸含量多的食品。此外，也可以使用帶有酸味的食品和調味料。

高齡者

高齡者的貧血大都是惡性腫瘤或感染症、腎臟病等疾病的原因而二次性地出現貧血，所以，只要治療疾病就能改善貧血的症狀。

但是，最近與疾病無關的缺鐵性貧血也出現了。這時因為隨著高齡化，胃粘膜萎縮，胃液分泌量減少，胃液的酸度減退，因此很難由食物中攝取鐵質來利用，因為這個原因而引起貧血。

胃酸的減退，以六十歲以後的男性較為顯著。由此可知，貧血具有極大的個人差，養成攝取均衡營養飲食習慣的人，幾乎不會出現貧血現象。但是，對於食物的好惡偏差極大，不喜歡吃能促進鐵質吸收的動物性食品的人，或是不懂得作菜而有偏食傾向的單身男子較常罹患貧血。

對於貧血放任不管的話，會增加心臟的負擔，引起心不全。此外，免疫能力減退，容易罹患感染症，而且容易慢性化。

高齡者要改善常年的飲食習慣當然會產生抵抗感，但是還是要努力攝取均衡的營養。如果過單身生活，可以利用市場或超級市場所賣的配菜。這時不要光是偏重自己的喜好，必須考慮主菜、副菜的搭配。買一些「煮雞肝」，每天稍微吃一點也是改善貧血的對策之一。而「蘿蔔泥」則是維他命C的補給源。

「骨髓移植與骨髓銀行」

一九九一年創設於日本的全國骨髓銀行，到了一九九四年一月時登錄者數已經突破三萬人，表示眾人對於骨髓移植的關心度已經逐漸增高了。

利用骨髓移植，有效的疾病，包括急性白血病、慢性白血病、骨髓異形成症候群、再生不良性貧血，先天性免疫不全等。白血病或骨髓異形成症候群等是利用抗癌劑或放射線根絕的白血病細胞和異常造血作用之後，用健康的骨髓細胞替換，但是再生不良性貧血或免疫不全、代謝異常等，則骨髓移植的目的是為了進行正常的造血作用。

骨髓當中好像海棉一樣，而其縫隙是由成為血球的細胞填塞。而且紅血球、白血球和血小板全都是由稱為多能性幹細胞這種不成熟的細胞所產生增殖同時分化而來的。骨髓液中，大約含有一%的幹細胞。骨髓移植聽起來好像將整個骨埋入身體，但是事實上只不過是將幹細胞固定於患者的骨髓內，使其增殖，也就是使其產生血液細胞的意思。

實際方法是，進行全身麻醉，利用注射器由腰骨吸取骨髓液，這個骨髓液的外觀上看起來和普通的血液相同。採取量依患者的體重而決定，成人約八百～一千ＣＣ，取得的骨髓細胞只不過是全身的百分之幾，不到一個月的時間就能恢復。而接受移植的

服用鐵劑的人

綠茶、咖啡、紅茶等，含有會減弱鐵離子作用的丹寧酸成分。服用鐵劑三十分鐘前後不可以攝取這些食品。空腹時服用鐵劑容易引起胃腸障礙，所以一定要在飯後服用鐵劑。

不能因為服用鐵劑就忽略了飲食。為了改善貧血，一定要遵守飲食原則才能提高鐵劑的效果。

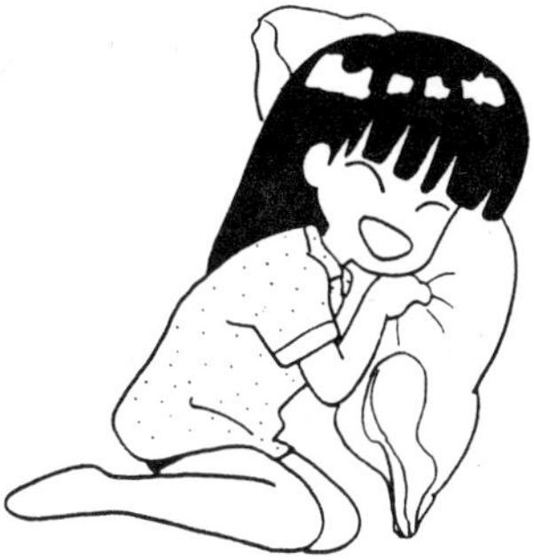

患者如果使用大量抗癌劑和放射線，自己的骨髓已經完全空了，則必須將抽取的骨髓細胞由靜脈注入。這個細胞能夠進入已經空了的患者的骨髓中，製造出新的血球。

骨髓提供者（捐贈者），包括採取骨髓當日在內，大約需要住院一週。伴隨採取骨髓的合併症，就是因為麻醉而引起的事故，或是發燒、採取部位的疼痛、採取後的感染等，不過大都是輕微且暫時性的現象。不過遺憾的是，在日本也有伴隨採取骨髓的偶發症而引起的血親捐贈者中有一人死亡的例子，雖然是比較安全的方法，但是實際上目前仍不能達到百分之百的安全。

並不是任何人的骨髓細胞都可以利用。就好像紅血球的血型一樣，每一個白血球都有不同的型態，如果型態不合時，所得到的骨髓細胞會使得身體出現排斥反應，或是固定於骨髓所產生的白血球產生想要擊潰身體的反應（移植片對宿主病）。通常，兄弟四人中，有一人的型態吻合，但是即使是他人，只要型態吻合就能進行移植。

骨髓移植並不是萬能的治療法。但是，藉著移植可以期待完全治癒，能夠從痛苦的治療中解放出來，過著普通的生活。如果要找出適合所有患者的骨髓提供者，至少需要五萬到十萬名的骨髓銀行登錄者。希望解救因血液疾病而煩惱的人，必須有更多人了解骨髓移植的好處才行。

青春期女子菜單①的作法

早餐

[油菜沙拉淋豆腐調味醬]

①去除油菜硬的葉和莖，用鹽水燙過，切成易吃的大小。

②西洋芹和烤火腿切絲。野山藥切成寬五公釐的短條狀。羊栖菜用水浸泡還原，瀝乾水分，切成易吃的長度。

③①與②撒上少量鹽，充分混合。

④作法式調味醬。醋、沙拉油、鹽、胡椒混合調拌。

⑤豆腐放入簍子裡瀝乾水分後搗碎，拌入法式調味醬及檸檬汁。

⑥盤中放入③，再淋上⑤的豆腐調味醬。

午餐

[炸紫蘇鰺魚・炸竹筍]

①魚切成三～四片，竹筍切成薄片。

②魚和竹筍淋上醬油和酒略醃。

③瀝乾魚和竹筍的汁液，撒上麵粉。青紫蘇一側沾水捲魚。

④放入一七五～一八〇度的油中炸二～三分鐘。

[煮豬肝]

①豬肝浸泡在冷水中，換水二～三次，去除血液，用水沖洗。切成二公分正方形，放入滾水中煮到變色撈起，放入簍子裡瀝乾水分。

②洋蔥切成五公釐厚片，蒜和薑切成薄片。辣椒去籽。

③在鍋中放入①、②，加入正好蓋過食物的水和米酒、醬油、芝麻油，煮滾之後改為小火煮十五分鐘。

↑參考4頁

[小油菜拌芥末]

①小油菜放入滾水中略燙，取出擰乾水分。

②高湯、醬油、芥末醬調拌，涼拌①。

[印度豆芽菜]

①豆芽菜充分洗淨，瀝乾水分。

②滾水中加入咖哩粉溶化之後，加入豆芽菜用大火煮一～二分鐘，撈起放入簍子裡瀝乾水分，撒上鹽。

晚餐

[中肉八幡卷]

①乳酪和胡蘿蔔切成一公分正方形的短條狀，四季豆切成與乳酪同樣的長度。胡蘿蔔和四季豆用滾水煮過。

②攤開牛肉，鋪上乳酪、胡蘿

萄、四季豆捲起，用牙籤固定。
③花椰菜分為小株，用鹽水煮過。
④熱沙拉油煎②。將番茄醬和英國辣醬油混合後，加入其中。
⑤盤中盛上③與④，③淋上蛋黃醬。

[奶油蔬菜]

①番茄去蒂，放入滾水中三十秒後，放入冷水裡浸泡，去皮切塊。
②馬鈴薯去皮，切成寬一公分的圓片。高麗菜切成五公分正方形。蔥切段。
③鍋中熱奶油，放入②炒過。加入①略炒後，加入一又二分之一杯的水及搗碎的湯塊，煮到蔬菜變軟為止。用鹽、胡椒調味。
④鮮奶油輕輕打至起泡。
⑤③盛盤，淋上鮮奶油。

[洋蔥薄片]

①紫洋蔥切成薄片，放入水中浸泡。
②①的辣味去除後撈起，瀝乾水分盛盤，撒上柴魚片，淋上醬油。

點心

[香蕉杏仁片]

①香蕉去皮斜切。
②煎鍋中熱奶油，放入香蕉炸。淋上蘭姆酒、葡萄酒，用大火煮，使酒精飛散，撒上紅糖。
③杏仁片乾煎，產生香味後撒在②上。

材料・1人份

早餐

油菜沙拉淋豆腐調味醬
- 油菜——40g　西洋芹——20g
- 烤火腿——10g　野山藥——50g
- 羊栖菜——3g　鹽——0.5g
- 法式調味醬（完成後為1大匙分）
  - 醋——1小匙（5g）　沙拉油——2小匙（8g）
  - 鹽.胡椒——各少量
- 豆腐——50g　檸檬汁——少量
- 葡萄麵包——1片（80g）
- 牛乳——1杯
- 蘋果——¼個（50g）

午餐

炸紫蘇鰺魚・炸竹筍
- 鰺魚——60g　煮過的竹筍——30g
- 醬油——½小匙（3g）　酒——½小匙（3g）
- 麵粉——適量　青紫蘇——4片
- 炸油——適量

煮豬肝
- 豬肝——30g　洋蔥——50g
- 蒜.薑.辣椒——各少量
- 米酒.醬油——各1小匙（6g）
- 芝麻油——½小匙（2g）

小油菜拌芥末
- 小油菜——60g　高湯——1小匙
- 醬油——½小匙（3g）　芥末醬——少量

印度豆芽菜
- 豆芽菜——40g
- 咖哩粉——1小匙（2g）　鹽——1/5小匙（1g）
- 飯——2碗（220g）

晚餐

牛肉八幡卷
- 薄片牛腿肉——80g
- 乳酪——12g
- 胡蘿蔔——30g
- 四季豆——4根（30g）
- 沙拉油——1小匙（4g）
- 番茄醬——2小匙（12g）
- 英國辣醬油——1小匙（5g）
- 花椰菜——3株（60g）
- 蛋黃醬——1小匙（5g）

奶油蔬菜
- 番茄——中¼個（50g）
- 馬鈴薯——中1個（100g）
- 高麗菜——80g
- 蔥——⅓根（20g）
- 奶油——1小匙（4g）　湯塊——½個（2g）
- 鹽.胡椒——各少量　鮮奶油——1⅓小匙（20g）

洋蔥薄片
- 紫洋蔥——60g　柴魚片——2g
- 醬油——⅔小匙（4g）

飯——2碗（220g）

點心

香蕉杏仁片
- 香蕉——中1根(100g)
- 蘭姆酒——1小匙(5g)
- 白葡萄酒——1大匙(15g)
- 奶油——1½小匙(7g)
- 杏仁片——5g
- 紅糖——1½小匙(6g)

紅茶
- 紅茶——¾杯　砂糖——1小匙(4g)

青春期女子菜單②的作法

早餐

[納豆淋蛋黃醬加洋蔥薄片]

①納豆略微拍過，混合蛋黃醬與醋。

②蛋煮熟後泡入冷水中剝殼，切成花形。

③洋蔥切成薄片，放入水中去除辣味，瀝乾水分。青紫蘇切絲，與洋蔥混合。

④盤中放入納豆，薄片洋蔥、煮蛋，納豆上淋芥末醬。

[鹽漬蕪菁葉]

蕪菁葉的鹽分沖洗掉之後擰乾水分，切成四~五公分的長度。

[油炸甘薯片、小油菜味噌湯]

①油炸甘薯片放入滾水中去除油分，切成薄片。

②小油菜切成三公分長度。

③鍋中煮滾高湯，放入油炸甘薯片和小油菜續煮，煮熟之後，倒入味噌煮滾即可。

午餐

[蕈類明太子義大利麵]

①鍋中放入大量的水，煮滾之後加入少量鹽及義大利麵，煮熟後撈起，放入簍子裡瀝乾水分。

②玉蕈切除根部，分成小株。蘑菇切成薄片。明太子去除薄皮，取出內容物，混合白葡萄酒掰開。

③鍋中熱沙拉油和奶油，炒蘑菇和玉蕈，加入義大利麵拌炒，加入明太子一起拌炒。

④盛盤，擠上檸檬汁，用荷蘭芹裝飾。

[日式牛肉沙拉]

①撕開每一片牛肉，放入滾水中煮，變色後撈起放入簍子裡，冷卻後切細。

↑參考6頁

②番茄用滾水燙過去皮，切成一公分正方形。小黃瓜和蘘荷切絲，放入水中浸泡一會兒，撈起瀝乾水分。海帶芽浸泡還原，切成一口的大小。

③薑汁、醋、砂糖、醬油混合，拌①與②。

[哈蜜瓜]

哈蜜瓜去皮去籽，切成易吃的大小。

晚餐

[炸南瓜丸子]

①南瓜切二~三塊，去籽。煮軟之後去皮搗碎。

②雞肝用水沖洗去除血液，煮過之後切成五公釐正方形。

③洋蔥切碎，乳酪切成五公釐正方形。

④南瓜混合雞肝、洋蔥、乳酪

，作成草包形。依序沾麵粉、蛋汁、麵包粉，用一七〇度的油炸三分鐘。

⑤高麗菜切絲，荷蘭芹切成碎屑混合。

⑥盤中放入南瓜丸子，添加上小番茄和⑤。

【青江菜蟹肉羹】

①青江菜用滾水略煮，切成易吃的大小。取出罐頭中的蟹肉，瀝乾汁液掰開。

②鍋中放入雞湯和青江菜，煮滾後用酒、砂糖、低鹽醬油調味，加入蟹肉，倒入太白粉水。

③淋上芝麻油盛盤。

【芝麻醋拌馬鈴薯】

①馬鈴薯去皮切絲，略煮後放入簍子裡瀝乾水分。鴨兒芹煮過之後切成四公分長度。

②芝麻搗碎，混合醋、砂糖、低鹽醬油，拌①的馬鈴薯和鴨兒芹。

點心

【麵包布丁淋李子醬】

①於吐司麵包表面劃幾道，浸泡在a中。讓麵包充分吸收液體後，放入塗抹少量沙拉油的模型中，用蒸籠蒸十五～二十分鐘後使其冷卻。

②麵包從模型中取出，切成易吃的大小，淋上李子醬。

材料・1人份

早餐

納豆淋蛋黃醬加洋蔥薄片

- 納豆 30g
- 蛋黃醬 ½大匙（7g）　醋 1小匙（5g）
- 蛋 中½個分（25g）　洋蔥 35g
- 青紫蘇 ½片　芥末醬 少量

鹽漬蕪菁葉 30g

油炸甘薯片・小油菜味噌湯

- 油炸甘薯片 ⅓片（15g）　小油菜 20g
- 高湯 ¾杯　味噌 ½大匙（9g）

飯 2碗（220g）

午餐

蕈類明太子義大利麵

- 義大利麵 80g
- 玉蕈 20g
- 蘑菇 15g
- 明太子 ¼包（20g）　白葡萄酒 1小匙（5g）
- 沙拉油.奶油 各1小匙（4g）
- 檸檬 ⅙個　荷蘭芹屑 少量

日式牛肉沙拉

- 薄片牛肉 60g
- 番茄 ¼個（50g）　小黃瓜 ⅓根（30g）
- 蘘荷 ½（8g）　乾海帶芽 5g
- 薑汁 ½小匙（3g）　醋 2小匙（10g）
- 砂糖 1小匙（3g）　醬油 ½小匙（3g）

酸乳酪（市售） 1個（100g）

哈蜜瓜 ⅓個（100g）

晚餐

炸南瓜丸子

- 西洋南瓜 90g
- 雞肝 30g
- 洋蔥 20g
- 乳酪 10g
- 麵粉 2小匙（6g）　蛋 10g
- 麵包粉 3大匙（9g）　炸油 適量
- 高麗菜 40g　荷蘭芹 少量
- 小番茄 3個（30g）

青江菜蟹肉羹

- 青江菜 小1株（100g）
- 蟹肉（罐頭） 25g
- 雞湯 ¾杯
- 酒 1小匙（5g）　砂糖 ⅓小匙（1g）
- 低鹽醬油 1小匙（6g）
- 太白粉 1小匙（3g）　芝麻油 ½小匙（2g）

芝麻醋拌馬鈴薯

- 馬鈴薯 70g
- 鴨兒芹 15g
- 黑芝麻 1小匙（3g）　醋 1小匙（5g）
- 砂糖½小匙（1.5g）　低鹽醬油½小匙（3g）

飯 1碗（165g）

點心

麵包布丁淋李子醬

- 吐司麵包（切成6片）½片（30g）
- a 蛋 中½個（25g）　牛乳 ½杯
- a 砂糖 1大匙（9g）　白蘭地 少量

李子醬

- 李子萃取劑（瓶裝） 2小匙（10g）
- 砂糖 ½小匙（3g）

含果粒橘子汁 1罐（200g）

青春期女子菜單③的作法

↑參考8頁

早　餐

【鹹牛肉炒蔬菜】

①取出罐頭中的鹹牛肉，掰開。高麗菜切塊，青椒去蒂和籽後切塊。

②煎鍋中熱油，依序放入鹹牛肉、高麗菜、青椒拌炒。鹹牛肉本身已有鹹味，如果覺得不夠鹹可以撒上少量鹽。

【燕麥片】

鍋中放入燕麥片、蜂蜜、牛乳，煮成個人喜歡的硬度。

午　餐

【炸蝦】

①蝦去除泥腸和頭部，在腹部劃二～三刀，瀝乾水分。

②蝦依序沾麵粉、蛋汁、麵包粉，用一七〇度的油炸成金黃色為止。

③去除②的油，添加切成梳形的檸檬。

【燉菜】

①油豆腐包用滾水略燙後略切。牛蒡切塊，浸泡在水中去除澀液，煮過。

②胡蘿蔔、蓮藕切塊，略煮。

③鍋中放入高湯、胡蘿蔔、牛蒡，煮滾後加入蓮藕。油豆腐包用砂糖、醬油調味加入，煮到蔬菜柔軟為止。

④加入青豆煮滾即可。

【菠菜拌芝麻】

①菠菜用鹽水煮過，擰乾水分切成三公分長度。

②芝麻乾炒後放入研缽中，研碎後加入砂糖、醬油混合，放入菠菜中涼拌。

【碎蛋飯】

①作炒蛋。蛋打散之後用低鹽醬油調味。在鍋中熱沙拉油放入蛋，用小火炒蛋。

②飯盛入便當盒中，鋪上柴魚片、海苔、炒蛋。飯放入½量，撒上柴魚片及海苔，再加上剩下的飯，用炒蛋裝飾也可以。

【蘋果】

蘋果切成梳形去芯。皮側劃上山形的刀痕，劃刀痕處的皮剝除，浸泡在鹽水中。

晚　餐

【咖哩豬肉豬肝】

①豬肝切成薄片，浸泡在水中，去除血液後洗淨。在大碗中加入a的材料，放入豬肉與豬肝，醃十五分鐘。

②去除①的汁液，撒上太白粉

材料・1人份

早餐

鹹牛肉炒蔬菜
- 鹹牛肉（罐頭）……小1罐（20g）
- 青椒……80g
- 高麗菜……大½個（20g）
- 沙拉油……1小匙（4g）

燕麥片
- 燕麥片……⅔杯（50g）
- 蜂蜜……2小匙（15g）　牛乳……1杯

番茄汁……1罐（195g）
柿子……½個（80g）

午餐

炸蝦
- 蝦……中3尾（35g）
- 麵粉、蛋汁、麵包粉……各適量
- 炸油……適量　檸檬……⅛個

燉菜
- 油豆腐包……½塊（20g）
- 牛蒡……30g
- 胡蘿蔔・蓮藕……各20g
- 青豆（罐頭）……½大匙（5g）
- ｛高湯……適量　砂糖……1小匙（3g）
- 　醬油……1小匙（6g）｝

菠菜拌芝麻
- 菠菜……60g　白芝麻……1小匙（3g）
- 砂糖……⅓小匙（1g）　醬油……½小匙（3g）

碎蛋飯
- 飯……220g
- ｛蛋……中1個（50g）　低鹽醬油……½小匙（3g）
- 　沙拉油……1小匙（4g）｝
- 五香海苔……½片（1g）
- 柴魚片……3g
- 蘋果……¼個（50g）

晚餐

咖哩豬肉豬肝
- 豬里肌肉（薄片）……50g
- 豬肝……30g
- a｛醬油……1小匙（6g）　砂糖……½小匙（2g）
- 　酒……1小匙（5g）　咖哩粉……½小匙（1g）
- 　芝麻油……¼小匙（1g）｝
- 太白粉……⅓小匙（1g）
- 沙拉油……1½小匙（6g）
- 花菜……70g　生菜……2片（15g）

煮芋頭
- ｛芋頭……大2個（80g）
- 　太白粉……1大匙（9g）　炸油……適量｝
- 竹輪……20g
- 萬能蔥……½根（10g）
- ｛高湯……1小匙
- 　醬油……½大匙（10g）　米酒……1小匙（6g）｝

豆芽菜拌芥末醋
- 豆芽菜……60g
- 小黃瓜……20g
- 胡蘿蔔……10g
- ｛醋……2小匙（10g）　砂糖……1小匙（3g）
- 　芥末醬……少量　醬油……½小匙（3g）｝

飯……220g

點心

蛋奶烘餅……1個(60g)

薄荷茶
- 紅茶……¾杯
- 薄荷葉……1片

。熱煎鍋，倒入沙拉油，炒豬肉與豬肝。

③花菜分為小株，用鹽水煮過。生菜用冷水沖洗，瀝乾水分。

④盤中放入②，添上③。

[煮芋頭]

①芋頭去泥、去皮切成二半。用水清洗，放入簍子裡瀝乾水分。

②①沾太白粉，用一五〇度的油慢慢地炸，竹籤能夠穿透時就可以取出。

③竹輪斜切，萬能蔥切成三公分長度。

④鍋中放入醬油、高湯、米酒，煮滾後放入②的炸芋頭及③的竹輪和萬能蔥，淋上佐料汁。

[豆芽菜拌芥末醋]

①豆芽菜去除根部，用鹽水煮三分鐘，撈起放入簍子裡瀝乾水分。

②小黃瓜切絲，撒上鹽，軟化後略微擰乾水分。胡蘿蔔切絲，用滾水略煮。

③醋、砂糖、芥末醬、醬油調拌後，拌①與②。

點心

[薄荷茶]

薄荷葉放入杯中，倒入熱紅茶。依照個人的喜好可加入蜂蜜。

青春期女子菜單④的作法

早餐

[小油菜拌碎蛋]

①小油菜煮過，切成三~四公分長度，擰乾。高湯和醬油調和，涼拌小油菜。

②蛋打散，煎鍋中熱沙拉油，放入蛋汁炒蛋。

③①與②混合盛盤。

[金平蓮藕]

①蓮藕去皮切成薄片，洗過瀝乾水分。

②熱沙拉油，炒蓮藕，用砂糖、醬油調味。

③加入蝦米拌炒，即可盛盤。

[豆芽菜味噌湯]

①豆芽菜充分洗淨，瀝乾水分。萬能蔥切成小段。

②鍋中煮高湯，滾後放入豆芽菜煮過。

③調溶味噌，放入②中，煮滾後盛盤，撒上萬能蔥。

午餐

[麵包捲]

①切除吐司麵包的邊，塗上調成奶油狀的奶油和芥末醬。

②小黃瓜切成薄片，蘿蔔苗去除根，煮蛋切碎，用蛋黃醬涼拌。胡蘿蔔切成五公釐正方形的短條狀，煮過。

③作三種麵包捲。每種各自放入a燻鮭魚、小黃瓜、檸檬汁，b薄片乳酪、海苔、蘿蔔苗，c煮蛋拌蛋黃醬、青紫蘇、胡蘿蔔，用保鮮膜捲起。

④形狀固定後，撕除保鮮膜後切成兩半。

[炸雞肝配蔬菜]

①雞肝浸泡在水中去除血液。↑參考10頁洋蔥切絲，混合牛乳一起浸泡雞肝。

②去除①的汁液，沾麵粉、蛋汁、麵包粉油炸。

③花菜煮過之後，沾用醋、砂糖、鹽、咖哩粉調成的調味醬。

晚餐

[牡蠣培根蔬菜鐵板燒]

①牡蠣放入簍子裡，充分洗淨後瀝乾水分。

②豆腐放入簍子裡瀝乾水分，對半縱切為二，再橫切為一公分的厚度。新鮮香菇去軸，青椒去籽切塊。

③明太子用a調拌，作成調味醬。

④鐵板上熱油，煎切成長三~四公分的培根，直到產生油脂後，再鋪上①與②煎，盛盤時加上③的

調味醬和檸檬即可。

[馬鈴薯炒煮蒟蒻]

①蒟蒻切成易吃的大小，用滾水略煮。馬鈴薯去皮切塊。

②鍋中熱沙拉油，放入①炒過，加入高湯煮五分鐘。用砂糖、醬油調味，煮十五～二十分鐘，直到入味為止。

③盛盤，添加木芽。

[醋漬菜]

①蘿蔔和胡蘿蔔切成短條狀，撒上少量鹽揉捏。海帶芽浸泡還原後，切成易吃的大小。

②將醋、砂糖、低鹽醬油調和後，涼拌①。

點心

[酸乳酪凍配桃子醬]

①明膠放入水中五分鐘左右，直到泡軟為止。

②鍋中加入牛乳和砂糖，保持溫熱但不要煮滾。

③大碗中放入蛋，用打蛋器攪拌，慢慢加入②，再倒入①的明膠溶解，用過濾器過濾。用冰水保持周圍冷卻，產生粘性時加入酸乳酪混合。

④將③倒入用手打溼的模型中，放入冰箱中冷卻凝固。

⑤作調味醬。黃桃連汁液一起放入果汁機中打碎。

⑥器皿中鋪上調味醬，將果凍由模型中取出盛盤。

材料・1人份

早餐

小油菜拌碎蛋

小油菜 ---------- 70g
高湯 ---------- 1小匙　醬油 ---------- ½小匙（3g）
蛋 ---------- 中½個分（25g）沙拉油 ---------- ½小匙（2g）

金平蓮藕

蓮藕 ---------- 40g　蝦米 ---------- 3大匙（3g）
砂糖 ---------- ⅔小匙（2g）　醬油 ---------- 1小匙（6g）
沙拉油 ---------- 1小匙（4g）

豆芽菜味噌湯

豆芽菜 ---------- 40g　萬能蔥 ---------- 5g
高湯 ---------- ¾杯　味噌 ---------- ½大匙（9g）

飯 ---------- 2碗（220g）

午餐

麵包捲

吐司麵包（三明治用，切成薄片）---------- 3片（90g）
奶油 ---------- 1大匙（13g）　芥末醬 ---------- 少量
{燻鮭魚 ---------- 1片（15g）
{小黃瓜 - ⅕根（20g）　檸檬汁 ---------- ½小匙（3g）
{薄片乳酪 ---------- 1片（20g）
{五香海苔 - ¼片（0.5g）　蘿蔔苗 ---------- 5g
{煮蛋 ---------- 中1個（25g）蛋黃醬 ---------- ½小匙（7g）
{青紫蘇 ---------- 1片（1g）　胡蘿蔔 ---------- 20g

炸雞肝配蔬菜

{雞肝 ---------- 40g
{牛乳 - 1⅔小匙（10g）　洋蔥 ---------- 3g
麵粉、蛋汁、麵包粉 ---------- 各適量
炸油 ---------- 適量
炸排骨醬 ---------- 1小匙（5g）
花菜 ---------- 3株（60g）
{醋 ---------- 1小匙（5g）　砂糖 ---------- ⅔小匙（2g）
{鹽 ---------- ⅕小匙（1g）　咖哩粉 ---------- ¼小匙（0.5g）
小番茄 ---------- 40g
橘子 ---------- 2個（120g）　番茄汁 ---------- 1罐（195g）

晚餐

牡蠣培根蔬菜鐵板燒

牡蠣 ---------- 大5個（80g）培根 ---------- 1片（20g）
木棉豆腐 - ¼塊（70g）　新鮮香菇 ---------- 2朵（20g）
青椒 ---------- 中½個（15g）
油 ---------- 2小匙（8g）
明太子 ---------- ⅛包（10g）
a {酒 ---------- ½小匙（3g）　米酒 ---------- ½小匙（3g）
a {醬油 - ½小匙（3g）　高湯 ---------- 1小匙（5g）
切片檸檬 ---------- 1片

馬鈴薯炒煮蒟蒻

馬鈴薯 ---------- 70g　蒟蒻 ---------- ¼塊（40g）
沙拉油 ---------- 1小匙（4g）　高湯 ---------- 1小匙（5g）
砂糖 ---------- 1小匙（3g）　醬油 ---------- 1小匙（6g）
木芽 ---------- 適量

醋漬菜

白蘿蔔 ---------- 50g　胡蘿蔔 ---------- 7g
乾海帶芽 ---------- 2g
醋 ---------- 1½小匙（7g）　砂糖 ---------- ⅔小匙（2g）
低鹽醬油 ---------- ½小匙（3g）

飯 ---------- 2碗（220g）

點心

酸乳酪凍配桃子醬

明膠粉 ---------- ⅔小匙（2g）　水 ---------- 1大匙
牛乳 ---------- ¼杯　砂糖 ---------- ½大匙（5g）
蛋黃 ---------- 4g　純酸乳酪 ---------- ¼杯（50g）
黃桃（罐頭）---------- 20g

成人女性菜單①的作法

參考12頁

早餐

[鰹魚拌蘿蔔泥]

①鰹魚略為掰開，用滾水澆淋去除腥味。白蘿蔔擦碎瀝乾水分。鰹魚和蘿蔔泥混合。

②五香海苔切細。

③盤中鋪上①，淋上醬油，再鋪上海苔。

[豆芽菜拌芝麻]

①豆芽菜去根，放入滾水中煮，放入簍子裡瀝乾水分，並攤開冷卻。

②茼蒿煮過，瀝乾水分後切成易吃的長度。

③芝麻用研缽研出香氣，混入高湯和醬油。

④豆芽菜和茼蒿加入③，涼拌盛盤。

[豆腐海帶芽味噌湯]

①豆腐切丁，海帶芽浸泡還原，切成一口大小。

②高湯中加入海帶芽，溫熱後加入豆腐，倒入溶化的味噌，煮滾即可盛盤。撒上辣椒即可。

午餐

[煎牛肉餅]

①攤開薄片牛肉，切成一口大小。

②高麗菜切絲，萬能蔥切小段。野山藥去皮擦碎。

③大碗中加入蛋，打散後加入麵粉、高麗菜、野山藥混合，放入一～二大匙水調拌。

④熱煎鍋，倒入沙拉油，將③倒入，鋪上牛肉，煎成金黃色後翻面煎表面。牛肉熟後再翻面略煎。

⑤表面塗調味醬，撒上柴魚粉和青紫蘇。

⑥盛盤，鋪上紅薑即成。

☆菜碼除了使用牛肉外，也可以使用豬肉，花枝等個人喜好的食物。

[番茄沙拉]

①番茄切成二公分正方形。

②野薤切碎，混合法式調味醬。細香蔥切碎。

③盤中盛上番茄，淋上野薤調味醬，用細香蔥裝飾。

晚餐

[烤霸魚]

①霸魚撒上少量鹽，擱置一會兒瀝乾水分。

②蛋黃混合米酒與鹽。

③將霸魚放在鐵絲網上烤，用烤肉刷塗抹②的蛋黃。

④盛盤，添加薑。

【炸羊栖菜】

①羊栖菜放入水中浸泡還原。雞肉切成一公分正方形。冷凍混合蔬菜解凍。

②麵粉中加入冷水，略微混合後加入①混合。用木勺撈起，放入一七〇度的熱油中，方法是沿著鍋邊慢慢地放入。炸好後取出瀝乾油分。

③作蘸汁。將高湯、米酒、醬油一起煮滾。蘿蔔作成蘿蔔泥瀝乾水分。

④將炸好的羊栖菜放入盤中，添上蘿蔔泥和蘸汁。

【煮蕪菁】

①蕪菁帶有少許莖的葉部切除、去皮。用高湯煮軟後，以低鹽醬油調味。

②去除蟹肉罐頭的汁液，加入①，煮滾後倒入太白粉水芶欠關火。

③鴨兒芹切成三公分長度煮過。

④盛中盛入②，以鴨兒芹裝飾。

【燙菠菜】

①菠菜用鹽水煮過之後，切成四～五公分長度，擠乾水分。

②高湯和醬油混合，⅓量放入菠菜中混合，擠乾汁液，再加入剩下的汁調拌。

③盛盤，撒上柴魚片。

點心

【桃子奶】

黃桃去除罐頭汁，和牛乳、砂糖一起放入果汁機中絞拌即成。

材料・1人份

早餐

鰹魚拌蘿蔔泥
鰹魚 40g
蘿蔔 50g
五香海苔 ⅙片　醬油 少量

豆芽菜拌芝麻
豆芽菜 80g　茼蒿 20g
芝麻 1小匙（3g）
高湯 1小匙（5g）醬油 ⅔小匙（4g）

豆腐海帶芽味噌湯
豆腐 ⅙塊(40g)　乾海帶芽 2g
高湯 ¾杯　味噌 ½大匙（9g）
辣椒粉 少量
飯 1碗（150g）

午餐

煎牛肉餅
薄片牛肉（帶有油脂）40g
高麗菜 60g
萬能蔥 ½根（10g）
{野山藥 40g
蛋 中1個（50g）
麵粉 ½杯強（60g）}
沙拉油 1小匙（4g）
炸排骨醬 1大匙（16g）
柴魚粉 2g
青紫蘇・紅薑 各適量

番茄沙拉
番茄 ½個（70g）
{醋漬野薤 15g
法式調味醬 1大匙（15g）}
細香蔥 5g
奇異果 中1個（70g）

晚餐

烤霸魚
{霸魚 小1塊（70g）
鹽 少量}
{蛋黃 4g
米酒 ⅔小匙（2g）　鹽 ⅕小匙（1g）}
甜醋漬薑 1根（8g）

炸羊栖菜
羊栖菜（乾燥）3g
雞胸肉・混合蔬菜 各20g
麵粉 1大匙（8g）　冷水 1大匙弱
炸油 適量
蘿蔔 50g
{高湯 2大匙（30g）　米酒 ⅔小匙（4g）
醬油 ⅔小匙（4g）}

煮蕪菁
蕪菁 80g
高湯 ¾杯　低鹽醬油 ½大匙（9g）
蟹肉（罐頭）20g
太白粉 ⅔小匙（2g）
鴨兒芹 7g

燙菠菜
菠菜 70g　高湯 1小匙（5g）
醬油 ⅔小匙（4g）　柴魚片 2g
飯 1碗（150g）

點心

桃子奶
黃桃（罐頭）60g
牛乳 ¾杯　砂糖 1小匙（3g）
蘇打餅乾 5片（15g）

成人女性菜單②的作法

參考14頁

早餐

[奶油捲三明治]

①奶油捲橫劃幾刀，塗抹奶油和芥末醬。

②烤火腿切成二片，萵苣瀝乾水分切半，夾入①的奶油捲中。

[乳酪蔬菜沙拉]

①花菜煮過瀝乾水分，番茄去蒂切成梳形，乳酪切成易吃的大小。

②盤中放入①，撒上鹽，添加切成梳形的檸檬。食用時擠上檸檬汁。

[玉米湯]

①取出罐頭中的玉米，放入鍋中加熱，再加入牛乳溫熱。

②用鹽、胡椒調味，加入用水調溶的雞湯塊。

③盛盤，撒上荷蘭芹屑。

午餐

[煮鰹魚]

①鰹魚切成2塊。款冬沾鹽，用手揉搓，煮出美麗的顏色。去皮，切成四~五公分的長度。海帶芽浸泡還原，切成易吃的大小，瀝乾水分。

②高湯煮滾後，用砂糖、酒、醬油調味，放入鰹魚煮十分鐘。加入款冬，續煮到入味後，加入海帶芽即關火，使其吸收高湯。

③盤中盛入②，以木芽裝飾。

[炒茄子]

①茄子切成二公分厚的圓片，浸泡在水中去除澀液，青椒去籽和蒂，切塊。

②將醬油、米酒、豆瓣醬混合。

③煎鍋中熱沙拉油，放入瀝乾水分的茄子和青椒拌炒，倒入②調味。

[小油菜拌芝麻]

①小油菜煮過，切成四公分長度。

②芝麻醬混合高湯和醬油，拌小油菜。

晚餐

[咕咾肉]

①豬肉切成一口的大小，淋上酒、醬油。瀝乾汁液沾太白粉炸過。冬粉也炸過。

②鳳梨切成三公分寬的大小，萬能蔥切成四公分長度。

③將番茄醬、醋、砂糖、鹽調和。

④鍋中熱沙拉油，放入鳳梨、萬能蔥炒過之後，倒入③的調味料，加入肉湯，太白粉水，再加入炸

過的豬肉混合。

⑤冬粉鋪入盤中，盛上④。

［蛋豆腐冷盤］

①掛麵的一端用橡皮筋或繩子綁住煮過。秋葵撒上鹽，煮過之後縱切。

②蛋打散，加入高湯和低鹽醬油，倒入模型中，放入冒著蒸氣的蒸籠中。先用大火蒸一～二分鐘，再用小火蒸十五～二十分鐘，即可從模型中取出。

③作蘸汁。將高湯、米酒、醬油混合。

④解開掛麵綁起的一端。盤中盛入蛋豆腐、掛麵、秋葵，淋上蘸汁。

［山藥淋山葵醬油］

①山藥切絲。

②盤中放入山藥，淋上醬油。用山葵和揉海苔裝飾。

［即席漬高麗菜］

①高麗菜切絲，小黃瓜切成薄圓片。胡蘿蔔切成短條狀。

②①撒上鹽，混合後用重石壓住，擱置一會兒。

③出水柔軟後擠乾水分，盛盤，加上檸檬皮絲。

點心

［蛋蜜乳］

將蛋、牛乳、蜂蜜放入果汁機中攪拌，然後倒入玻璃杯中。

材料・1人份

早餐

奶油捲三明治
- 奶油捲……2個（60g）
- 奶油……2小匙（8g）　芥末醬……少量
- 烤火腿……1片（20g）　萵苣……1片（15g）

乳酪蔬菜沙拉
- 花菜……3株（60g）
- 番茄……中¼（40g）　乳酪……25g
- 鹽……少量　檸檬……⅛個

玉米湯
- 玉米（罐頭）……½小罐（100g）
- 牛乳……½杯　雞湯塊……少量
- 鹽・胡椒……各少量
- 荷蘭芹……少量

午餐

煮鰹魚
- 鰹魚……1小片（60g）
- 款冬……40g　鹽……少量
- 乾海帶芽……4g
- 高湯……½杯　砂糖……1小匙（3g）
- 酒……1小匙（5g）　醬油……1小匙（6g）
- 木芽……適量

炒茄子
- 茄子……中1個（70g）　青椒……中½個（15g）
- 沙拉油……1小匙（4g）
- 醬油……½小匙（3g）　米酒……1小匙（6g）
- 豆瓣醬……少量

小油菜拌芝麻
- 小油菜……70g　芝麻醬……1½小匙（7g）
- 高湯……½小匙（3g）　醬油……⅓小匙（2g）

飯……1碗（150g）

晚餐

咕咾肉
- ｛豬腿肉（肉塊）……80g
- 　酒……½小匙（2.5g）　醬油……½小匙（3g）｝
- 太白粉……1大匙（9g）
- 冬粉……5g　炸油……適量
- 鳳梨（罐頭）……60g　萬能蔥……1根（20g）
- ｛番茄醬……1½大匙（30g）　醋……1小匙（5g）
- 　砂糖……1小匙（3g）　鹽……少量｝
- 沙拉油……1小匙（4g）　肉湯……2大匙
- 太白粉……⅓小匙（1g）

蛋豆腐冷盤
- 掛麵（乾燥）……⅕束（10g）　秋葵……1根（8g）
- ｛蛋……中½個分（25g）　高湯……1⅔大匙
- 　低鹽醬油……½小匙（3g）｝
- ｛高湯……2大匙（30g）　米酒……½小匙（3g）
- 　醬油……1小匙（6g）｝

山藥淋山葵醬油
- 山藥……50g　揉海苔・山葵……各適量

醬油……⅔小匙（4g）

即席漬高麗菜
- 高麗菜……50g　小黃瓜……20g
- 胡蘿蔔……10g　鹽……1g
- 檸檬皮……少量

飯……1碗（150g）

點心

蛋蜜乳
- 蛋……中½個分（25g）
- 牛乳……¾杯
- 蜂蜜……2小匙（14g）

奇異果……大1個（100g）

成人女性菜單③的作法

↑參考16頁

早餐

[鳥巢蛋]

①菠菜煮軟後，切成四～五公分長度，擠乾水分。

②煎鍋中熱奶油，炒菠菜，用鹽、胡椒調味。

③在耐熱皿中鋪上菠菜，中央壓凹，打個蛋，整盤放入烤箱中，烤到蛋白熟了為止。

④整盤端出即可上桌。

[魩仔魚拌蘿蔔泥]

①魩仔魚用滾水澆淋，瀝乾水分。

②蘿蔔泥拌柚子汁，加入①混合。

③盛盤，淋上醬油。

[茄子味噌湯]

①茄子對半縱剖為二，切成一公分的半月形。浸泡於水中五～十分鐘去除澀液。

②鍋中放入高湯，加入茄子煮軟。

③倒入味噌，煮滾之後盛盤，撒上辣椒粉。

午餐

[雞肉淋梅蛋黃醬]

①雞肉去除油脂，洋蔥切成梳形。全部的肉放入滾水中，加入洋蔥和肉桂、鹽、胡椒，煮十分鐘。

②取出肉冷卻，斜切，煮汁可當成雞湯使用。

③作梅蛋黃醬。梅肉剁碎，混合蛋黃醬。

④花椰菜分為小株，用鹽水煮過。豆芽菜放入滾水中煮過，冷卻後撒入少量鹽，與青紫蘇絲混合。

⑤盤中放入雞肉，淋上梅蛋黃醬，添加瀝乾水分的花椰菜和豆芽菜。

[雞湯]

①馬鈴薯去皮。較小的馬鈴薯切成厚一公分的圓片，較大的切成半月形。

②利用雞肉淋梅蛋黃醬剩下的煮雞湯。去除雞湯中的肉桂及浮起的油脂，加入馬鈴薯煮軟，用鹽調味。

③盛盤，撒上荷蘭芹屑。

[梨子]

梨子去籽、剝皮，浸泡在鹽水中。瀝乾水分盛盤。

晚餐

[日式鰺魚]

①鰺魚切成三塊。

②去除鰺魚的水分，沾太白粉，用一六〇～一七〇度的油炸過，去除油分。

材料・1人份

早餐

鳥巢蛋

- 菠菜 ---- 70g
- 奶油 ---- 1小匙（4g）
- 鹽・胡椒 ---- 各少量
- 蛋 ---- 中1個（50g）

魩仔魚拌蘿蔔泥

- 魩仔魚 ---- 2大匙（10g）
- 白蘿蔔 ---- 70g
- 柚子汁 ---- 少量　醬油 ---- ½小匙（3g）

茄子味噌湯

- 茄子 ---- 中½個（40g）
- 高湯 ---- ¾杯　醬油 ---- ½大匙（9g）

飯 ---- 1碗（150g）

午餐

雞肉淋梅蛋黃醬

- 雞腿肉 ---- ⅓塊（80g）
- 洋蔥 ---- 50g
- 鹽・胡椒 ---- 各少量
- 肉桂 ---- 1片
- 梅肉 ---- ½小匙（3g）
- 蛋黃醬 ---- 1大匙（14g）
- 花椰菜 ---- 3株（60g）　鹽 ---- 少量
- 豆芽菜 ---- 70g　鹽 ---- 少量
- 青紫蘇 ---- ½片

雞湯

- 馬鈴薯 ---- 50g
- 雞腿肉的煮汁 ---- 1杯
- 鹽 ---- ½小匙（2g）
- 荷蘭芹 ---- 適量

法國麵包 ---- ¼條（60g）

梨 ---- 大½個（160g）

晚餐

日式鰺魚

- 鰺魚 ---- 1尾（60g）
- 太白粉 ---- 2小匙（6g）
- 炸油 ---- 適量
- 胡蘿蔔・玉蕈・蓮藕 ---- 各10g
- 蔥 ---- 5g
- 紅辣椒 ---- 1根
- 高湯 ---- 1大匙（15g）
- 砂糖 ---- ½大匙（5g）
- 鹽 ---- ⅕小匙（1g）
- 低鹽醬油 ---- ½小匙（3g）
- 醋 ---- 1大匙（15g）

油豆腐煮小蕪菁

- 油豆腐 ---- 40g
- 小蕪菁 ---- 1個（80g）
- 高湯 ---- 1杯
- 砂糖 ---- 1小匙（3g）
- 酒 ---- 1小匙（5g）
- 低鹽醬油 ---- 1小匙（6g）

茼蒿拌黑芝麻

- 茼蒿 ---- 60g
- 黑芝麻 ---- 1小匙（3g）
- 砂糖 ---- ⅓小匙（1g）
- 醬油 ---- ⅓小匙（2g）

飯 ---- 1碗（150g）

點心

油酥餅 ---- 6片（40g）

牛乳 ---- 1杯

③胡蘿蔔去除薄片，做成花形或短條狀。玉蕈去根，分為小株，蓮藕切成銀杏形，蔥切絲，紅辣椒切成小段。胡蘿蔔和蓮藕用滾水略煮。

④高湯中加入砂糖、鹽、低鹽醬油、紅辣椒，煮滾後加入胡蘿蔔、蓮藕及玉蕈一起煮，煮到蔬菜入味後再加入蔥和醋，煮滾後即可關火。

⑤盤中盛上煎好的鰺魚，淋上熱騰騰的④。

［油豆腐煮小蕪菁］

①油豆腐切成易吃的大小，蕪菁去皮切成四塊。

②高湯中放入油豆腐和蕪菁。煮到蕪菁軟了之後加入砂糖、油、低鹽醬油，用中火繼續煮。

③盤中盛上油豆腐和蕪菁。

［茼蒿拌黑芝麻］

①茼蒿取葉和莖前端柔軟的部分，用滾水煮過，浸泡在冷水中，撈起切成三～四公分的長度，瀝乾水分。

②研碎的芝麻混合砂糖、醬油。水太少時可加入少量高湯調拌。

③用②拌茼蒿即可盛盤。

成人女性菜單④的作法

早餐

[酒炒雞肝]

①雞肝浸泡在水中，中途換水二～三次，或是用水沖洗去除血液，瀝乾水分後對半縱切為二。

②洋蔥切成厚一公分的圓片，青椒去蒂和籽，切成薄圓片。

③剝開生菜，用冷水沖洗。

④雞肝沾上麵粉。煎鍋中熱沙拉油炒雞肝。雞肝熟後加入洋蔥和青椒繼續拌炒，加入紅葡萄酒和炸排骨醬調味。

⑤盤中鋪上生菜，添上④。

[吐司]

將吐司麵包烤成金黃色，塗抹乳瑪琳。

午餐

[蒲燒沙丁魚飯]

①剖開沙丁魚，瀝乾水分。

②沙丁魚沾上麵粉。煎鍋中熱沙拉油，煎沙丁魚，兩面煎過之後加入米酒和醬油調味。

③大碗中盛飯，鋪上②，撒上芝麻和花椒粉，再用甜醋漬薑裝飾。

[芥末醬拌高麗菜]

①高麗菜切成寬三～四公分大小。胡蘿蔔切成短條狀。

②高麗菜和胡蘿蔔煮過之後放入簍子裡攤開冷卻。

③高湯中溶入芥末醬和醬油，拌②。

[煮蛋湯]

①作煮蛋。在較深的鍋中放入高五公分的湯。煮滾後加½大匙的醋再煮滾，靜靜地打入蛋。用筷子使蛋白和蛋黃靠攏，使蛋白包住蛋黃。煮二～三分鐘，蛋煮硬之後浸泡在冷水中，撈起瀝乾水分。

②鴨兒芹切成四公分的長度。

③鍋中放入高湯，溫熱後用低鹽醬油調味。加入①，煮滾後放入鴨兒芹關火。

☆也可以在調味過的高湯中直接打入蛋。

⬆參考18頁

晚餐

[牡蠣鍋]

①牡蠣放入簍子裡用清水沖洗。油豆腐切成一口的大小。冬粉略煮後，切成易吃的長度。蔥斜切。白菜分成軸與葉，軸斜切，葉切塊。茼蒿摘取葉和莖前端柔軟的部分。

②紅味噌和白味噌混合，加入酒和米酒調溶，塗抹在鍋邊。

③加熱②的鍋，味噌表面乾了之後，放入高湯和昆布，煮滾後加

入蔥、白菜、茼蒿、冬粉，煮軟後放入油豆腐和牡蠣。

④可直接享用。

[芋頭拌花生醬]

①芋頭煮過去皮，切成厚七～八公釐的圓片。

②花生醬用高湯調溶，拌①的芋頭。

[菠菜拌芝麻]

①菠菜煮過，瀝乾水分，切成四～五公分長度。

②芝麻用菜刀略切，與高湯、醬油調拌，拌①。

點心

[抹茶糰子]

①甘薯去皮，切成厚圓片。鍋中加水煮甘薯。倒掉水，趁熱搗碎甘薯。

②①中加入砂糖和抹茶，加入少量栗子甘露煮糖漿，保持適當的硬度。

③栗子甘露煮切成七～八公釐正方形。

④攤開保鮮膜，將②各放一半，鋪上③，用茶巾擠。

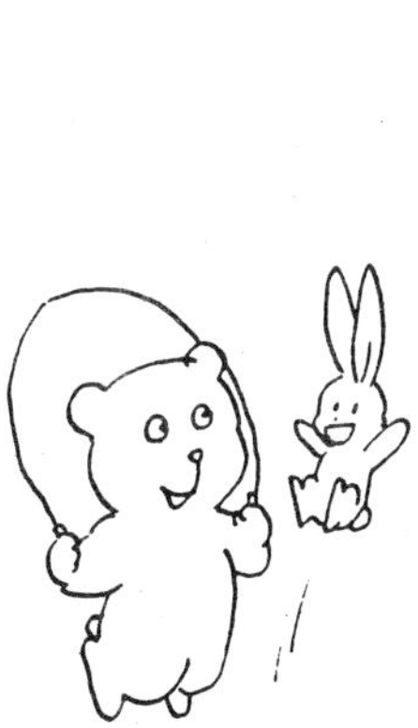

材料・1人份

早餐

酒炒雞肝
- 雞肝……50g
- 麵粉……1小匙（3g）
- 洋蔥……70g
- 青椒……大½個（20g）
- 沙拉油……1小匙（4g）
- 紅葡萄酒……1小匙(5g)　炸排骨醬……2小匙(12g)
- 生菜……2片(20g)

吐司
- 吐司麵包（切成4片）……1片（90g）
- 乳瑪琳……1小匙（4g）

牛乳……1杯

臍橙……中1個（180g）

午餐

蒲燒沙丁魚飯
- 沙丁魚……小2尾（60g）
- 麵粉……1小匙（3g）　沙拉油1½小匙（6g）
- 米酒・醬油……各2小匙（12g）

飯……220g
- 芝麻……⅓小匙（1g）　花椒粉……少量
- 甜醋漬薑……7g

芥末醬拌高麗菜
- 高麗菜……70g
- 胡蘿蔔……10g
- 高湯……1小匙　芥末醬……少量
- 醬油……1小匙（6g）

煮蛋湯
- 蛋……中1個（50g）
- 鴨兒芹……1根（7g）
- 高湯……¾杯　低鹽醬油……2小匙（12g）

晚餐

牡蠣鍋
- 牡蠣肉……100g
- 油豆腐……¼塊（70g）
- 冬粉……50g
- 蔥……1根（20g）
- 白菜……100g　茼蒿……30g
- 高湯……適量
- 昆布……適量
- 紅味噌・白味噌……各¾大匙（15g）
- 酒……1大匙（15g）
- 米酒……½大匙（10g）

芋頭拌花生醬
- 芋頭……60g
- 花生醬……1小匙（6g）
- 高湯……1小匙（5g）

菠菜拌芝麻
- 菠菜……80g
- 芝麻……2小匙（6g）
- 高湯……1小匙
- 醬油……⅔小匙（4g）

飯……1碗（150g）

點心

抹茶糰子
- 甘薯……50g
- 砂糖……1小匙（3g）
- 抹茶……少量
- 甘露煮栗子（瓶裝）……5g

煎茶
- 煎茶葉……適量

妊娠前期菜單的作法

↑參考20頁

早 餐

[烤柳葉魚]

烤柳葉魚鋪上青紫蘇盛盤。

[日式高麗菜絲沙拉]

①高麗菜、胡蘿蔔切絲，放入冷水中浸泡。

②海帶芽用水浸泡還原，用滾水煮過，切成易吃的大小。

③作日式調味醬。調味醬加入薑汁和醬油混合。

④高麗菜、胡蘿蔔、海帶芽瀝乾水分，用日式調味醬涼拌。

[馬鈴薯味噌湯]

①馬鈴薯切成七~八公釐厚的銀杏形，蔥切成小段。

②用高湯煮馬鈴薯，煮軟後加入蔥，倒入味噌。

③盛盤，撒上辣椒粉。

午 餐

[義大利涼麵]

①義大利麵用大量鹽水煮過之後放入簍子裡淋冷水，使其冷卻並瀝乾水分。

②蛋煮好之後分開蛋黃與蛋白，蛋白略切，蛋黃搗碎。

③烤火腿切絲，小黃瓜切成薄圓片，蔥切成薄片，浸泡在水中。

④蛋黃醬混合檸檬汁，拌①、③與②的蛋白。

⑤盛盤。撒上蛋黃及荷蘭芹屑。

[南瓜湯]

①南瓜去皮去籽，切成一公分厚度。

②鍋中放入牛乳，壓碎的湯塊及南瓜，煮到南瓜柔軟為止。

③②放入果汁機中攪拌。

④湯碗中盛③，倒入鮮奶油。

[葡萄柚]

葡萄柚對半橫切，皮與肉之間用菜刀劃幾刀。穿過正中央的薄皮部分。

晚 餐

[烤味噌漬豬肝]

①豬肝浸泡於水中去除血液。瀝乾水分，切成一公分厚度。

②紅味噌、酒、米酒、薑汁一起作成味噌汁。

③用廚房紙巾包住①，醃漬在②中一小時以上。

④番茄切成梳形。萵苣切成五公釐寬的細絲，浸泡在水中。

⑤取出③，用鐵絲網烤熟。盛盤添上番茄、萵苣、梳形檸檬。

[炸茄子]

①茄子對半縱剖，浸泡在水中

去除澀液。

②瀝乾①的水分，用一六〇～一七〇度的油炸，瀝乾油分。

③作蘸汁。將高湯、米酒、醬油混合煮滾。

④白蘿蔔和薑作成泥狀，瀝乾水分。

⑤盤子放入炸茄子，鋪上蘿蔔泥和薑泥，淋上蘸汁。

[小油菜煮油豆腐]

①小油菜用滾水略煮，瀝乾水分，切成五公分的長度。

②油豆腐用滾水煮過去除油分，對半縱剖後切成一公分的寬度。

③鍋中加入高湯、砂糖、醬油煮滾，加入擰乾水分的小油菜和油豆腐，煮到入味即可關火。

④盛盤，淋上煮汁。

點心

[奶凍]

①鍋中放入玉米澱粉和砂糖，慢慢加入牛乳混合。

②將①用火煮熟。煮滾後關火冷卻。

③②中加入切成骰子狀的黃桃，放入塗好薄層沙拉油的模型中。放入冰箱中冷卻凝固。

材料・1人份

早餐

烤柳葉魚
- 柳葉魚……2尾（45g）
- 青紫蘇……1片

日式高麗菜絲沙拉
- 高麗菜……40g
- 胡蘿蔔……10g
- 乾海葉芽……3g
- 調味醬……1大匙（15g）
- 薑汁・醬油……各½小匙（3g）

馬鈴薯味噌湯
- 馬鈴薯……½個（50g）　蔥……5g
- 高湯……¾杯　味噌……½大匙（9g）
- 辣椒粉……少量

飯……1碗（150g）

午餐

義大利涼麵
- 義大利麵……80g
- 蛋……中1個（50g）
- 烤火腿……1片（20g）
- 小黃瓜……小½根（40g）
- 洋蔥……20g
- 蛋黃醬……1大匙（14g）　檸檬汁……1小匙（5g）
- 荷蘭芹……少量

南瓜湯
- 西洋南瓜……80g
- 牛乳……¾杯
- 湯塊……½個（2g）
- 鮮奶油……1大匙（15g）

葡萄柚……½個（100g）

晚餐

烤味噌漬豬肝
- 豬肝……60g
- 紅味噌……1大匙（18g）
- 酒……1小匙（5g）
- 米酒……1小匙（6g）
- 薑汁……5g
- 番茄……50g
- 萵苣……30g
- 檸檬……⅛個

炸茄子
- 茄子……中1個（70g）
- 炸油……適量
- 高湯……2大匙（30g）
- 米酒・醬油……各1小匙（6g）
- 白蘿蔔……50g
- 醬油……3g

小油菜煮油豆腐
- 小油菜……80g
- 油豆腐……15g
- 高湯……少量
- 砂糖……½小匙（2g）
- 醬油……1小匙（6g）

飯……1碗（165g）

點心

奶凍
- 玉米澱粉……1大匙（7g）
- 砂糖……1大匙（9g）
- 牛乳……½杯
- 黃桃（罐頭）……1塊（40g）
- 沙拉油……少量

妊娠後期菜單的作法

↑參考22頁

早餐

[奶油煎番茄配碎蛋]

①番茄切成一・五公分厚的圓片，煎鍋中熱奶油煎番茄。

②作碎蛋。先將蛋在大碗中打碎，再加入牛乳和鹽。煎鍋中熱沙拉油，倒入蛋汁，用叉子或筷子混合炒。

③盤中鋪上番茄，再鋪上②，撒上荷蘭芹碎屑。

[花菜漬小黃瓜]

①花菜分為小株，煮硬。

②小黃瓜切成一口大小。

③醋、砂糖、鹽、咖哩粉充分調和，醃漬花菜和小黃瓜，擱置一會兒。

④花菜變成黃色、入味後，取出盛盤。

午餐

[什錦燴飯]

①豬肉切成一口大小。

②竹筍對半縱剖為二，再切成薄片。胡蘿蔔切成短條狀。白菜分成軸與葉，軸斜切，葉子切片。青椒切成一口大小。

③乾香菇用水浸泡還原，略切。蔥切成小段，浸泡在水中。

④熱炒鍋，倒入沙拉油炒豬肉。炒到豬肉變色後放入胡蘿蔔、竹筍、白菜、香菇、青椒一起炒，倒入湯，加入鹽、胡椒、醬油、砂糖、酒調味，煮滾後倒入太白粉水勾芡。

⑤碗中盛飯，鋪上④。

[菠菜拌花生]

①菠菜用鹽水煮過，浸泡於冷水中，撈起切成易吃的長度，擠乾水分。

②花生放入研缽中研碎，加入高湯、砂糖、醬油調拌。

③②中放入菠菜涼拌。

晚餐

[煎白肉魚配蠶豆]

①二片魚瀝乾水分，沾麵粉，去除多餘的粉。煎鍋中熱沙拉油，將魚放入，煎至二面呈金黃色為止。

②蛋黃醬和鬆軟白乾酪混合後，淋在①上，放入烤箱中，烤至表面呈淡金黃色後取出。

③蠶豆煮過後剝除薄皮。煎鍋中熱奶油，放入蠶豆炒熟，用鹽調味。

④器皿中盛上②，撒上荷蘭芹碎屑，再添加③。

材料・1人份

早餐

奶油煎番茄配碎蛋
- 番茄……中1/3個（60g）
- 奶油……1小匙（4g）
- 蛋……中1個（50g）
- 牛乳……1 1/2大匙（20g）　鹽……少量
- 沙拉油……1小匙（4g）　荷蘭芹……適量

花菜漬小黃瓜
- 花菜……60g
- 小黃瓜……1/2根（25g）
- 醋……1大匙（15g）　砂糖……1 1/2小匙（5g）
- 鹽……1/5小匙（1g）　咖哩粉……1/3小匙（1g）

吐司麵包（切成4片的）……1片（90g）
牛乳……1杯弱

午餐

什錦燴飯
- 薄片豬瘦肉……70g
- 竹筍（水煮罐頭）・胡蘿蔔……各20g
- 白菜……1/2片（50g）
- 青椒……1/2個（15g）
- 乾香菇……1/2朵（2g）
- 蔥……10g
- 沙拉油……1 1/2小匙（6g）
- 雞架子湯……1/4杯
- 鹽……1/5小匙（1g）　醬油……1小匙（6g）
- 胡椒……少量　砂糖……2/3小匙（2g）
- 酒……1小匙（5g）　太白粉……1小匙（3g）

飯……2碗（220g）

菠菜拌花生
- 菠菜……70g
- 花生……8g
- 高湯……1/2小匙強
- 砂糖……1/2小匙（1.5g）　醬油……2/3小匙（4g）

枇杷……3個（90g）

晚餐

煎白肉魚配蠶豆
- 白肉魚……1片（80g）
- 麵粉……2小匙（6g）　沙拉油……1小匙（4g）
- 蛋黃醬・鬆軟白乾酪……各2/3大匙（10g）
- 蠶豆……40g　奶油……1小匙（4g）
- 鹽……1/5小匙（1g）
- 荷蘭芹……適量

燙蘆筍
- 綠蘆筍……中2根（35g）
- 柴魚片……2g　醬油……1/2小匙（3g）

煮羊栖菜
- 羊栖菜……15g　油豆腐包……1/2塊（20g）
- 高湯……1/4杯
- 砂糖……2/3小匙（2g）　醬油……1小匙（6g）

飯……2碗（220g）
草莓……5個（80g）

點心

甜甘薯
- 甘薯……70g
- 砂糖……2小匙（6g）　奶油……1/2小匙（2g）
- 蛋黃……4g
- 香草精・肉桂……各少量
- 鮮奶油……1大匙（15g）

抹茶奶
- 牛乳……1杯
- 抹茶……少量
- 砂糖……1小匙（3g）

［燙蘆筍］

①去除綠蘆筍根部較硬的部分，放入鹽水中煮硬後，放入水中浸泡，撈起瀝乾水分後斜切。

②在①上撒上柴魚片和醬油。

［煮羊栖菜］

①羊栖菜浸泡在水中，擱置三十分鐘，使其充分還原。

②油豆腐包用滾水煮過去除油分，對半縱切為二，再切成粗絲。

③①放入滾水中略煮，撈起瀝乾水分，切成容易吃的長度。

④高湯中放入②與③，煮五分鐘後，用砂糖和醬油調味，煮到汁收乾為止。

點　心

［甜甘薯］

①甘薯切成厚二～三公分的圓片，煮過去皮搗碎。

②①中加入砂糖、奶油，蛋黃混合，加入肉桂和香草精，再加入鮮奶油調拌。

③將②放入擠出袋中，擠入鋁杯中。用烤箱烤到表面呈金黃色為止。

［抹茶奶］

在牛乳中加入抹茶和砂糖，用果汁機攪拌。

授乳期菜單的作法

↑參考24頁

早餐

[清雞肝]

①雞肝用清水沖洗，浸泡在水中去除血液。切成一口的大小，瀝乾水分。

②煎鍋中熱沙拉油炒①。

③將番茄醬和英國辣醬油混合，醃漬③，擱置一晚。

④洋蔥切成梳形，煎鍋中熱沙拉油炒洋蔥，用少量鹽調味。盛盤，鋪上③。

[涼拌菠菜]

①菠菜用鹽水煮過，放入冷水中冷卻後撈起，切成三公分的長度，擰乾水分。

②①用醬油拌勻盛盤，上方用海苔裝飾。

[高麗菜味噌湯]

①高麗菜切成粗絲。

②高湯煮滾後煮高麗菜，倒入已溶化的味噌，煮滾後關火。

午餐

[鍋燒烏龍麵]

①烏龍麵用滾水燙過。年糕放在鐵絲網上略烤。

②作炸蝦。用竹籤去除蝦的泥腸，在腹部內側劃二～三刀。瀝乾水分後沾上用冷水調溶的麵粉，放入一八〇度的油中炸。

③白菜略切，蔥斜切。茼蒿摘取葉的部分。

④乾香菇用水浸泡還原。鍋中放入浸泡香菇的水、砂糖及醬油，再加入香菇，煮到汁收乾為止。

⑤鍋中放入高湯、米酒、低鹽醬油，煮滾後加入烏龍麵、白菜、蔥，蓋上蓋子，煮滾後打個蛋、放入茼蒿，再加蓋繼續煮。煮到蛋具有適當的硬度時，加上香菇、甜不辣略煮，即可關火。

[炒蘿蔔葉]

①蘿蔔菜切碎。魩仔魚用滾水澆淋。

②鍋中加入沙拉油炒①。全部都沾上油後用醬油調味混合。

晚餐

[鮭魚排]

①鮮鮭魚上撒少量鹽，擱置一會兒去除水分，撒上胡椒。熱煎鍋，倒入奶油煎鮭魚。兩面煎成金黃色後取出。

②作配菜。馬鈴薯去皮，切成一公分厚的圓片，浸泡在水中。和水一塊煮過之後，撈起放入簍子裡瀝乾水分，撒上鹽。花椰菜分為小株，用鹽水煮過。

③盤中放入①、②，再添加梳

形檸檬即成。

[海藻沙拉]

①海帶芽和雞冠海苔用水清洗，用滾水燙過還原。放入冷水中浸泡後，切成二～三公分的大小。

②在法式調味醬中加入甜味噌混合。

③將①盛盤，淋上②。

[糰子湯]

①大碗中放入麵粉，慢慢加入牛乳混合，直到硬度適合為止。

②豬肉切成二公分的寬度。白蘿蔔和胡蘿蔔切成銀杏形，蔥切成小段。

③鍋中放入高湯和豬肉，煮滾後撈除浮在上方的澀液，加入白蘿蔔和胡蘿蔔，煮軟之後加入蔥。用湯匙撈①放入湯中繼續煮。

④糰子煮熟浮上來之後，用低鹽醬油調味，再煮滾即可。

點心

[安倍川凍豆腐]

①凍豆腐用滾水浸泡還原，切成易吃的大小。瀝乾水分後用一八〇度的油炸過，放入滾水中去除油分。

②混合黃豆粉和砂糖，撒在①上。

[抹茶]

抹茶放入器皿中，加入滾水沖泡。

材料・1人份

早餐

漬雞肝
- 雞肝 ---- 50g
- 沙拉油 ---- ½小匙（2g）
- 番茄醬 ---- 1小匙（6g）
- 英國辣醬油 ---- 1小匙（5g）
- 洋蔥 ---- 40g
- 沙拉油 ---- ½小匙（2g）　鹽 ---- 少量

涼拌菠菜
- 菠菜 ---- 70g
- 五香海苔 ---- ¼片　醬油 ---- ⅔小匙（4g）

高麗菜味噌湯
- 高麗菜 ---- 40g
- 高湯 ---- ¾杯　味噌 ---- ½大匙（9g）

飯 ---- 2碗（250g）

午餐

鍋燒烏龍麵
- 烏龍麵（煮過的） ---- 1糰（200g）
- 年糕 ---- 1個（35g）
- 蝦 ---- 1尾（15g）
- 麵粉 ---- 2小匙（6g）　炸油 ---- 適量
- 白菜 ---- ½片（50g）
- 蔥・茼蒿 ---- 各10g
- 乾香菇 ---- 1朵（2g）
- 砂糖 ---- ⅔小匙（2g）　醬油 ---- ½小匙（3g）
- 高湯 ---- 1½杯　米酒 ---- 1小匙（6g）
- 低鹽醬油 ---- 1⅔小匙（10g）
- 蛋 ---- 中1個（50g）

炒蘿蔔葉
- 蘿蔔葉 ---- 70g
- 魩仔魚 ---- 1大匙（5g）
- 沙拉油 ---- 1小匙（4g）　醬油 ---- ½小匙（3g）

水果酸乳酪（市售） ---- 130g

晚餐

鮭魚排
- 新鮮鮭魚 ---- 1塊（80g）
- 鹽・胡椒 ---- 各少量
- 奶油 ---- 1小匙（4g）
- 馬鈴薯 ---- 中1個（80g）　花椰菜 ---- 50g
- 鹽 ---- 少量　檸檬 ---- ⅙個

海藻沙拉
- 乾海帶芽（浸泡過） ---- 60g
- 雞冠海苔（浸泡過） ---- 10g
- 法式調味醬 ---- 1大匙（15g）
- 甜味噌 ---- ½大匙（10g）

糰子湯
- 麵粉 ---- ⅓杯弱（30g）
- 牛乳 ---- ¼杯
- 豬腿肉薄片 ---- 15g
- 白蘿蔔 ---- 50g
- 胡蘿蔔・蔥 ---- 各10g
- 高湯 ---- ¾杯　低鹽醬油 ---- 1大匙強（10g）

飯 ---- 2碗（250g）

點心 I

- 香蕉 ---- 1根（90g）
- 牛乳 ---- 1杯

點心 II

安倍川凍豆腐
- 凍豆腐 ---- ½個（10g）　炸油 ---- 適量
- 黃豆粉 ---- 1大匙（8g）　砂糖 ---- 1大匙（10g）

抹茶
- 抹茶 ---- 1g　滾水 ---- ¼杯

高齡者菜單①的作法

⇧參考26頁

早餐

[日式羊栖菜鰹魚沙拉]

①羊栖菜用水浸泡還原，用滾水略煮後瀝乾水分，切成易吃的長度。

②鰹魚用滾水煮過，略為掰開。

②細香蔥切成小段，蘿蔔苗去除根。

④法式調味醬與芥末醬、醬油混合。

⑤①、②、③混合，用④的調味醬涼拌。

[燙青江菜]

①青江菜煮過，切成三~四公分的長度。

②以高湯調醬油。

③①撒上柴魚片，淋上②盛盤。

[蕪菁味噌湯]

①將蕪菁葉分開，蕪菁去皮，切成二半，再切為五公釐厚度，葉子切為四公分長。

②熱高湯，加入①煮軟。加入味噌煮滾。

③盛盤，撒上辣椒粉。

午餐

[蘿蔔泥五目麵]

①麵煮過，放入冷水中浸泡，撈起瀝乾水分。麵湯擱置一旁。

②油豆腐包用滾水煮過去除油分。高湯、砂糖、醬油調拌後煮油豆腐包。

③白蘿蔔擦碎成蘿蔔泥，瀝乾水分。細香蔥切成小段。

④高湯中加入鹽、醬油、米酒，加熱後放入麵略煮。

⑤盤中放入④，鋪上油豆腐包、滑子蕈、蘿蔔泥。打入鵪鶉蛋，撒上細香蔥。

⑥將麵湯加熱，用另碗盛出即成。

[雞肝煮牛蒡]

①雞肝用水浸泡去除血液，切丁。

②牛蒡去皮，對半縱剖為二，再斜切成薄片。放入水中煮到變軟為止。

③薑切絲。

④高湯中加入砂糖、醬油、酒調味，放入①、②、③，煮到汁收乾為止。

[梅肉拌百合根]

①將百合根一片片剝開，用滾水略煮。鴨兒芹切成一公分的長度，用熱水煮過。

②梅肉拍碎，加入低鹽醬油和

米酒調拌。

③用②涼拌①即成。

晚餐

[日式煎蛋捲]

①將蟹肉掰開。

②萬能蔥切成小段。

③蛋打散，加入蟹肉和萬能蔥，利用醬油調味。

④煎鍋中熱沙拉油，倒入③。用筷子調拌成半熟狀。朝煎鍋的對面側靠攏，兩端重疊。再將蛋翻過來煎成金黃色。

⑤用水打濕擰乾的布，包住④整形。

⑥盤中放入⑤，添加梳形番茄及生菜裝飾。

[炸蓮藕]

①蓮藕去皮，擦碎後瀝乾水分。加入蝦米、切絲的青紫蘇、麵粉、薑汁、酒、鹽、醬油混合調拌。

②將①用湯匙撈起，放入一六○～一七○度的熱油中炸。

[南瓜煮四季豆]

①南瓜切成梳形，用湯匙挖除籽，再切成二～三塊。

②四季豆去筋，用鹽水煮過，再切成二段。

③南瓜放入高湯中煮五分鐘，用砂糖、醬油調味，南瓜煮軟後加入四季豆即可關火。

材料・1人份

早餐

日式羊栖葉鰹魚沙拉

羊栖葉 3g　鰹魚 20g
細香蔥 3g　蘿蔔苗 10g
{法式調味醬 1大匙（15g）
{芥末醬 少量　醬油 ½小匙（3g）

燙青江菜

青江菜 60g　柴魚片 2g
高湯 ½小匙強（3g）　醬油 ⅔小匙（4g）

蕪菁味噌湯

蕪菁 40g　蕪菁菜 10g
高湯 ¾杯　味噌 ½大匙（9g）
辣椒粉 少量

飯 1碗（110g）

午餐

蘿蔔泥五目麵

麵（乾燥） ½束（60g）
{油豆腐包 20g　高湯 ½杯
{砂糖 ⅔小匙（2g）　醬油 ½小匙（3g）
白蘿蔔 70g
細香蔥 10g
{高湯 1杯　鹽 ½小匙弱（2g）
{醬油・米酒 各1大匙弱（15g）
滑子蕈（水煮罐頭） 10g
鵪鶉蛋 1個（10）

雞肝煮牛蒡

雞肝 30g
牛蒡 30g　薑 5g
高湯 ¼杯　砂糖 ⅔小匙（2g）
醬油 1小匙（6g）　酒 1小匙（5g）

梅肉拌百合根

百合根 30g
鴨兒芹 7g
梅肉 ⅔小匙（4g）
低鹽醬油・米酒 各½小匙（3g）

麵湯 ½杯

晚餐

日式煎蛋捲

蟹肉（罐頭） 30g　萬能蔥 5g
蛋 大1個（60g）
醬油 ½小匙（3g）　沙拉油 1小匙（4g）
番茄 小¼個（40g）　生菜 1片（7g）

炸蓮藕

{蓮藕 60g　蝦米 3g
{青紫蘇 ½片　麵粉 1大匙（8g）
{薑汁・酒・醬油 各½小匙（3g）
{鹽 少量
炸油 適量
檸檬 ⅛個

南瓜煮四季豆

南瓜 60g
四季豆 20g　鹽 少量
高湯 ½杯
砂糖 1小匙（3g）　醬油 1小匙（6g）

飯 1碗（110g）

點心 I

草莓 100g
牛乳 1杯

點心 II

櫻餅（市售品） 1個

抹茶

抹茶 1g　滾水 ¼杯

高齡者菜單②的作法

↑參考28頁

早餐

[佃煮兔肝]

①兔肝用薄鹽水清洗後，撈起放入簍子裡瀝乾水分。

②鍋中煮滾酒、米酒、醬油，加入①，煮到汁收乾為止。

③盛盤，添上木芽。

[白菜茼蒿拌芝麻]

①將白菜分成葉與軸，切成粗絲。用滾水煮過，放入簍子裡，冷卻後擠乾水分。茼蒿摘下葉子，用鹽水煮過後，泡在冷水中冷卻，擠乾水分。

②芝麻炒過之後放入研缽中研碎。加入砂糖和醬油混合。

③①放入②混合即成。

[番茄沙拉]

①番茄去蒂，用熱水燙三十秒後，浸泡在冷水中剝皮。切成一公分厚的半月形。

②蛋黃醬、牛乳、檸檬汁調拌均勻。

③盤中盛上①，淋上②即成。

[蜆味噌湯]

①如掏米般磨擦、搓洗蜆，去除污垢。

②鍋中放入水和①，用火煮到蜆開口後，撈除澀液，倒入味噌。

午餐

[柳川飯]

①牛肉切成一口大小。牛蒡削皮，斜切後浸泡在水中。鴨兒芹切成三公分長度。蛋打散。

②鍋中放入高湯，米酒、醬油，煮滾後加入牛蒡。再煮滾之後放入牛肉，煮到變色後將牛肉翻過來，倒入蛋汁。

③煮到蛋半熟後，加入鴨兒芹關火。

④盤中盛飯，鋪上③，撒上花椒粉。

[拌小油菜]

①小油菜用滾水煮過，擠乾水分，切成三公分長度。魚板切成短條狀。

②法式調味醬與醬油調拌，涼拌①。

[山藥汁]

①山藥去皮擦碎。放入研缽中研碎，加入蛋混合。加入高湯和低鹽醬油調拌。

②器皿中盛上①，撒上青紫蘇。

晚餐

[燙雞肉]

①雞胸肉去筋，從中央朝左右切開。沾上太白粉，用刀背輕拍，

直到拍平為止。

②將①放入滾水中，煮熟後放入簍子裡瀝乾水分，切成一口大小。

③小黃瓜切絲，泡在冷水中。蘘荷切絲泡在冷水中。高湯用醬油調拌。

④器皿中盛上瀝乾水分的小黃瓜和蘘荷，鋪上青紫蘇，再鋪上②，添上山葵，再用另外一個器皿盛蘸汁，附在一旁備用。

[青菜絲油豆腐煮芋頭莖]

①青菜絲油豆腐用滾水煮過去除油分。芋頭莖用水清洗煮三分鐘，再用水清洗，瀝乾水分，切成三公分長度，豌豆片去筋，用鹽水煮過，浸泡在鹽水中。

②鍋中放入高湯，砂糖、醬油，煮滾後加入青菜絲油豆腐，煮到汁收乾為止。

③將②盛盤，添上豌豆片。

[田樂米茄]

①茄子切成圓片，浸泡在水中，再用一八〇度的油炸熟。

②鍋中放入高湯，甜味噌、酒，用火煮溶為止。

③將去除油的①盛盤，淋上②，撒上黑芝麻。

[三杯海蘊]

①將海蘊放在簍子裡清洗。用醋、砂糖、醬油調拌而成的調味醬涼拌海蘊。

②將①盛盤，鋪上薑屑。

材料・1人份

早餐

佃煮兔肝
- 兔肝------50g
- 酒------1小匙（5g）　米酒------1小匙（6g）
- 醬油------⅔小匙（4g）　木芽------適量

白菜茼蒿拌芝麻
- 白菜------70g　茼蒿------20g
- 芝麻------2小匙（6g）　砂糖------⅓小匙（1g）
- 醬油------⅔小匙（4g）

番茄沙拉
- 番茄------60g
- { 蛋黃醬------½大匙（7g）　牛乳------1小匙（6g）
- { 檸檬汁------少量

蜆味噌湯
- 蜆（帶殼）------30g
- 水------¾杯　紅味噌------½大匙（9g）

飯------1碗（110g）

午餐

柳川飯
- 薄片牛腿肉------50g
- 牛蒡------30g　鴨兒芹------10g
- 蛋------40g　高湯------¼杯
- 米酒------½小匙（3g）　醬油------1½小匙（9g）
- 飯------1碗（110g）　花椒粉------適量

拌小油菜
- 小油菜------70g　魚板------20g
- { 法式調味醬------1大匙（15g）
- { 醬油------1小匙（3g）

山藥汁
- 山藥------70g　蛋------10g
- 高湯------½～¾杯　低鹽醬油------⅔小匙（4g）
- 青紫蘇------少量

草莓------100g

晚餐

燙雞肉
- { 雞胸肉------50g
- { 太白粉------1小匙（3g）
- 小黃瓜------30g　蘘荷------7g
- 高湯------½小匙　醬油------1小匙（6g）
- 青紫蘇------1片　山葵------少量

青菜絲油豆腐煮芋頭莖
- 青菜絲油豆腐------1個（20g）　芋頭莖------80g
- 豌豆片------3片（5g）
- { 高湯------½～¾杯
- { 砂糖------1小匙（3g）　醬油------1小匙（6g）

田樂米茄
- 米茄------70g　炸油------適量
- 高湯------2大匙　甜味噌------½大匙強（10g）
- 酒------1小匙（5g）　黑芝麻------少量

三杯海蘊
- 海蘊------30g
- { 醋------1小匙（5g）
- { 砂糖------⅔小匙（2g）　醬油------½小匙（3g）
- 薑------2g

飯------1碗（110g）

點心 I

牛乳------1杯

點心 II

奶油泡芙（市售品）------1個

紅茶
- 紅茶------¾杯
- 方糖------1個（5g）　薄片檸檬------1片

高齡者菜單③的作法

↑參考30頁

早 餐

[年糕豆腐皮飯]

①飯放入簍子裡用水洗淨。豆腐皮切成易吃的大小。

②年糕放在鐵絲網上烤。梅肉剁碎。細香蔥切成小段。

③鍋中放入高湯、酒、醬油，煮滾後加入飯續煮。加入豆腐皮，煮滾後關火，鋪上年糕。

④盛盤。添上梅肉及細香蔥。

[溫泉蛋]

①將蛋放入有蓋子的器皿中，倒入滾水，蓋上蓋子。擱置二十五分~三十分鐘。

②調拌高湯、米酒、醬油，煮滾後冷卻。

③盤中打入①，淋上②即成。

[羊栖菜拌高麗菜]

①羊栖菜用水或溫水浸泡還原，切成二公分長度。高麗菜胡蘿蔔切成短條狀。

②鍋中放入水，煮滾後加入少量鹽，放入高麗菜和胡蘿蔔煮軟，撈起放入簍子裡瀝乾水分。鍋中放入羊栖菜，煮二分鐘後取出。

③蛋黃醬中加入醋、芥末醬及醬油混合。

④將②瀝乾水分，用③涼拌即成。

午 餐

[日式燉菜]

①豬肉切成二公分寬。芋頭、胡蘿蔔切成一公分厚的圓片。蕪菁和洋蔥切成梳形。

②奶油和麵粉混合調拌。

③鍋中加入水和壓碎的湯塊，煮滾後加入豬肉、芋頭、胡蘿蔔、洋蔥一起煮。煮滾後加入蕪菁，用中火煮十分鐘。加入②再煮十分鐘，煮到竹籤能穿透芋頭後加入牛乳和味噌煮滾，加上青豆關火。

[燙小油菜]

①小油菜用鹽水煮過，浸泡在冷水中，撈起擠乾水分。切成三公分長度。

②魩仔魚用滾水澆淋。

③①與②用醬油涼拌後盛盤。

[炸蔬菜]

①小茄子去蒂，表皮上劃二~三刀。南瓜去籽，切成五公釐厚的梳形。

②新鮮香菇去蒂，蓮藕去皮切成圓片。青辣椒縱劃一刀。

③大碗中加入蛋和水調拌，加入麵粉充分混合。

④油加熱至一六○度~一七○度，炸裹上③的麵衣的①與②。

⑤將高湯、米酒、醬油調拌煮滾。蘿蔔作成蘿蔔泥瀝乾水分。

⑥盤中擺好④，添加蘸汁及蘿蔔泥即成。

[拌正鰹]

①正鰹切成一公分正方形。

②蘘荷切成小段，放入水中浸泡。細香蔥切成小段。海苔捏碎。

③盤中盛上①，鋪上②，食用時淋上醬油涼拌。

[蘿蔔乾煮蛤仔]

①蘿蔔乾用水或溫水浸泡還原。瀝乾水分，切成三～四公分的長度。蛤仔瀝乾水分。

②高湯、砂糖、醬油調拌，煮滾後加入①，煮到汁收乾為止。加入薑汁關火。

點心

[乳酪咖啡凍]

①將明膠放入水中，擱置五分鐘使其膨脹，溶化明膠。

②鬆軟白乾酪調成奶油狀，依序加入砂糖、蛋黃混合。慢慢加入牛乳調拌，混入①。用少量水溶解的咖啡和白蘭地也加入其中，一起混合調拌。

③將②倒入用水打溼的模型中，放入冰箱中冷卻凝固。

④盛盤，淋上略為打起泡的鮮奶油。

材料・1人份

早餐

年糕豆腐皮飯
- 飯------1碗（110g）
- 年糕------½個（20g）
- 豆腐皮------20g
- 梅乾------1個　細香蔥------5g
- { 高湯------1杯
- 酒-----1小匙（5g）　醬油------1½小匙（9g）}

溫泉蛋
- 蛋------大1個（60g）
- 高湯-----1大匙　米酒.醬油------各½小匙（3g）

羊栖菜拌高麗菜
- 羊栖菜------3g
- 高麗菜------40g　胡蘿蔔------10g
- { 蛋黃醬-----1大匙（14g）　芥末醬------少量
- 醋・醬油------各½小匙（3g）}

午餐

日式燉菜
- 薄片豬瘦肉------60g
- 芋頭------中2個（70g）
- 蕪菁------50g　胡蘿蔔------20g
- 洋蔥------40g
- 青豆（罐頭）------1大匙（10g）
- 麵粉-1大匙強（9g）　奶油------1小匙（4g）
- 水------1杯　湯塊------½個（2g）
- 牛乳------¾杯　味噌------½大匙強（10g）

燙小油菜
- 小油菜------70g　魩仔魚------½大匙（3g）
- 醬油------½小匙（3g）

飯------1碗（110g）

橘子------1個（70g）

晚餐

炸蔬菜
- 小茄子------1個（30g）　西洋南瓜------30g
- 新鮮香菇---1個（10g）　蓮藕------20g
- 青辣椒------2個（6g）
- { 蛋------10g　水------2大匙
- 麵粉------1大匙（9g）}
- 炸油------適量
- { 高湯------2大匙（30g）
- 米酒.醬油------各1小匙（6g）}
- 白蘿蔔------50g

拌正鰹
- 正鰹（生魚片用）-----60g　蘘荷------½個（7g）
- 細香蔥------3g　五香海苔------¼片
- 醬油------1小匙（6g）

蘿蔔乾煮蛤仔
- 蘿蔔乾------10g　蛤仔（水煮罐頭）------20g
- 高湯------2大匙
- 砂糖---⅔小匙（2g）　醬油------1小匙（6g）
- 薑汁------½小匙強（3g）

飯------1碗（110g）

點心 I

葡萄柚------½個（80g）

點心 II

乳酪咖啡凍
- 明膠粉------1.5g　水------1大匙弱
- 鬆軟白乾酪------25g　砂糖------1大匙強（10g）
- 蛋黃------7g　牛乳------1⅔大匙（25g）
- 即溶咖啡------1小匙（1g）
- 白蘭地------少量　鮮奶油-----1大匙（15g）

預防疾病的四群點數法的基本內容

家族中如果有成員採取食物療法時，則全家人在餐桌上吃同樣的食物是非常重要的。貧血者的食物療法，基本上是「營養均衡的飲食」，因此，是全家人可以一起吃的飲食。但是，家庭是年齡、工作不同的男女集合體，因此，同樣的料理也必須配合個人的必要量而決定飲食量。

以下介紹的「四群點數法」，是任何人都能輕易地攝取到營養均衡的飲食方法。學會四群點數法的基本原則，就可以「自己做出營養均衡的菜單」、「適合個人的菜單」。

何謂四群點數法

將食品分為四群

我們將周遭的食品的營養類似者歸為一類，共可分為四群。

這四群各別命名為第一群、第二群、第三群、第四群。四種食品群中，將必要的分量加以組合，應用在食物上，不必考慮困難的營養素平衡問題，就能自然地成為營養平衡的菜單。

配合患者和每位家人，從必要營養素含量較多的食品群中增加必須攝取的食品；或是必須限制的營養素，則要控制食品群中的食品攝取量。以這個方式加以調節，這時，營養的過與不足要以一天所吃的食品來考量，不只是三餐，也包括點心在內一起考慮。

其次，介紹四大食品群的營養特徵。

♠第一群

乳．乳製品／蛋

這一群食品的特徵是，均衡地含有國人的飲食生活中較容易缺乏的營養素。

含有蛋白質，為氨基酸均衡的蛋白質。米或小麥等的蛋白質在體內的利用效率不佳，如果能與這一群的食品搭配組合，就能彌補缺乏的氨基酸，或是提升其利用效率。

此外，含有豐富的維他命、礦物質，是維他命A、B_2、鐵質、鈣質等的良好供給源。

牛乳中的鈣質如果與磷達到平衡時，就更容易被吸收利用，所以可說是國人的飲食生活中容易缺乏之鈣質的良好供給源。

這一群的食品，是能夠使每天的營養達到完美境界的食品群，所以一定要優先考慮。其象徵的標誌是樸克牌的♠記號。

♥第二群

魚貝／肉／豆、豆製品

每天的菜單中，成為主菜的就是這一群食品。含有豐富的良質蛋白質，是製造身體、肌肉、血液的食品。

考慮菜單時，主菜是肉或是魚，以及其調理法到底是中式、西式、或日式等，會使飲食的展開富於變化。重視個人的喜好當然必要，但是每天的飲食絕對不能偏食。

以良質蛋白質的觀點而言，肉和魚等動物性食品較佳，但是有「菜園之肉」之稱的大豆，是大家容易忽略的蛋白質源。尤其偏重肉食的現代飲食生活，攝取過多肉中所含的飽和脂肪酸時，有罹患成人病的危險。

將豆、豆製品包括在主菜的材料中，能使餐桌上更富於變化。

這一群的象徵標誌就是代表血和肉的♥。

♣第三群

蔬菜／芋／水果

蔬菜含有豐富的維他命A、B、C、鉀、鐵等礦物質，以及纖維。這些營養素能夠調整身體的規律，強化皮膚和血管，而且根據報告顯示，也能夠預防癌及成人病。

蔬菜中尤其以黃綠色蔬菜最佳，不僅含維他命A，也含有維他命C及各種礦物質，因此必須積極攝取。

芋類含醣類較多，因此會被誤以為是穀物的同類。但是，芋

♠第一群（圖中的分量為每一點的概量）

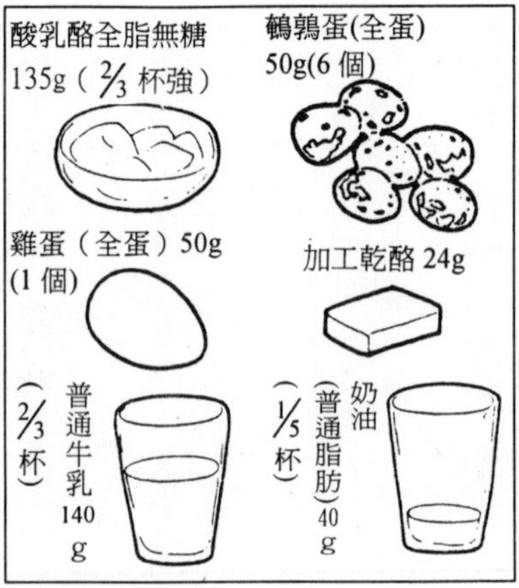

♥第二群

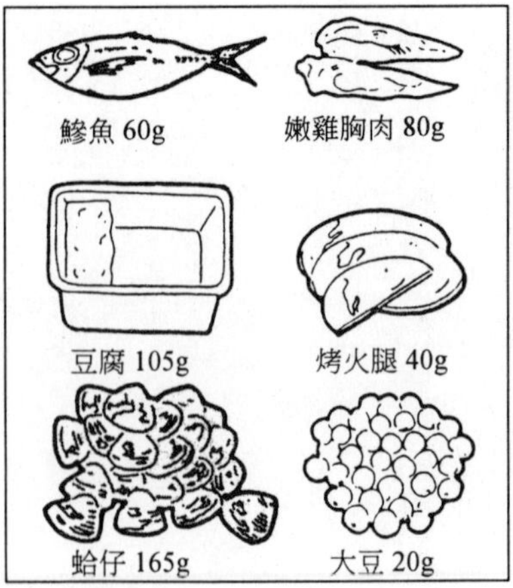

類中所含的維他命C不亞於水果，維他命C非常豐富，同時經過加熱也不會被破壞，不容易流失到水中，因此，因為調理而造成的損失較少。

此外，含有很多纖維和鉀，所以營養素方面較接近蔬菜而非穀物。

水果是維他命C的方便供給源。生吃就不必考慮烹調所造成的耗損問題。但是，水果含有很多的醣類，而且含有容易吸收的果糖和葡萄糖，攝取過多會成為肥胖的原因，所以必須注意不可攝取過多。

這一群在菜單中是成為副菜或甜點的一群。蔬菜和水果的顏色也能增添餐桌的豪華氣氛。象徵標誌為♣。

◆第四群

穀物／砂糖／油脂／其他

支撐每天活動的熱量源就是這一群食品。每天一定要確保一定量的攝取，但是吃得過多會導致肥胖，所以也是必須注意的食品群。

飯、麵包、麵類等穀物，在菜單中成為主食，穀物含有很多成為熱量源的醣類，因為吃的比較多，所以可以期待得到蛋白質。

♣第三群

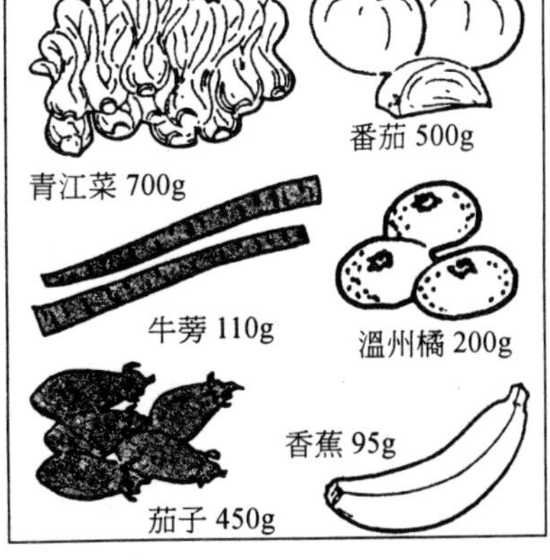

◆第四群

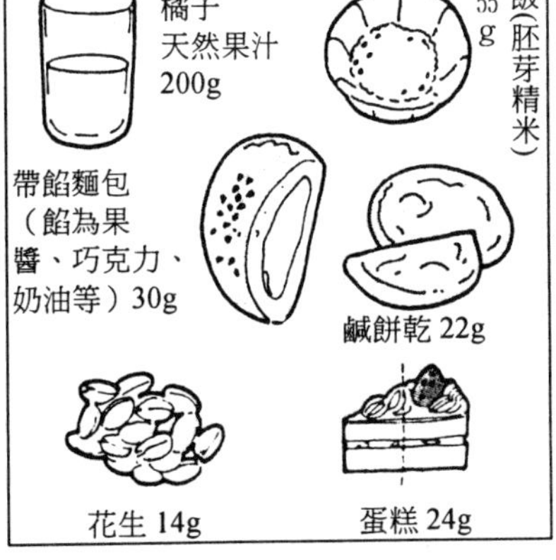

調理時所使用的砂糖和油脂，是日常飲食生活中所需要的物質，但是必須維持最低程度的使用量，蔬菜的維他命A等是能溶於油的維他命，所以，使用油調理的蔬菜才能提高維他命A的利用效率。

嗜好品方面如點心或清涼飲料、酒等都包含在內。這些食品如果在一天的總攝取熱量中仍有餘裕時，就可以攝取。光吃點心而減少主食的方法並不好。

象徵的標誌為◆。

80 Kcal ＝一點 用點數來決定適合自己的量

我們平常習慣於若無其事地選擇食品或吃東西。但是，卻會成為偏重於特定的食品或某些食品完全不吃的失去平衡的飲食生活。

如果能牢牢記住四種食品群的作用，從各群中挑選出一些食品食用，就能使得飲食生活達到均衡。

但是，光是這樣還沒有辦法成為適合個人的均衡飲食，因為不知道到底應該吃多少。

輕易解決量的問題的方法就是點數法。將食品所具有的熱量每八十kcal換算為一點。各食品的熱量不要以一百公克來計算，應以一

●第一～三群的3・3・3攝取基本型態

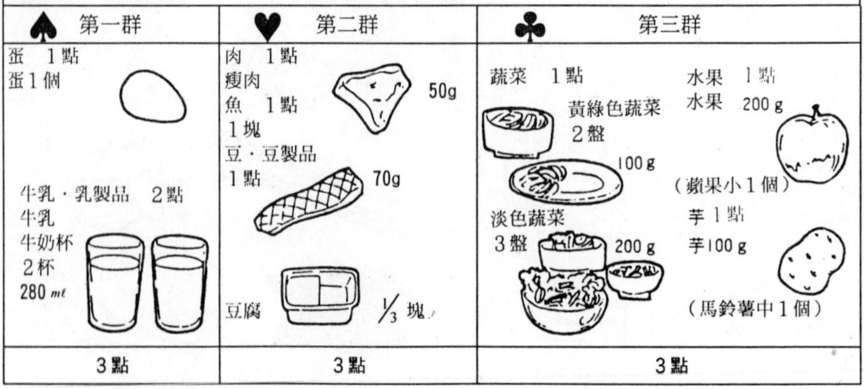

點＝八十kcal的方式來記錄。

例如，蛋一個為六十公克，去殼後為五十公克，相當於八十kcal＝一點的熱量。同樣地，瘦肉五十～六十公克、一塊魚、三分之一塊豆腐、馬鈴薯中一個等大約為一點，以這樣的方式計算，較能與我們在日常生活中一次所需要的量一致。

一、二、三群 3、3、3點為基本

要學會食品的概量，最初可以使用秤來計量。平常經常食用的食品並不多，很自然地就會記住一點左右的概量。記住食品一點左右的重量後，利用點數法就很簡單了。

首先，四大食品群中第一群到第三群為止的食品各三點，總計每天的飲食生活中必須優先攝取九點。這是一般的例子，不過仍需依照各家庭、家人的嗜好、家計及季節等而加以考量，從三群中挑出十五～二十項食品攝取。

備齊這些食品的材料，早餐、午餐、晚餐的主菜、副菜、湯、甜點等巧妙分配而設計菜單，如此一來就能確保每天所必要的蛋白質、維他命、礦物質了。

第一群到第三群為止的三點攝取法，從兒童到成人、不分男女，都是必須確實攝取的量。以這個原則為主，不論是小家庭或三代同堂的家庭，即使使用同樣的菜單，全家人也能享受快樂的飲食，同時可維持健康。

利用第四群做性別、年齡的調節

第一群到第三群總計九點，但光靠這九點沒有辦法攝取到一天所需要的熱量。因此，要配合個人而決定第四群的點數。

第四群就是主食飯、麵包、麵類等，利用這些量來調節。以飯而言，家人中有的人會再吃一碗，有的人卻不會再吃一碗。年輕的一代和同居的老年人即使吃的菜相同，但是可以控制飯量，調節適合個人的量。大致的標準如左頁的表所示。

當然，成長期的青少年或是工作量大的人，需要更多的熱量，所需要的部分如果全部由第四群中攝取時，會使飲食的平衡失調。在成長期不僅要維持體力，還需要創造骨骼或肌肉等身體成長所需營養的第一群飲食及第二群飲食，所以，第一群、第二群可以增加為三點五～四點五為止。

相反地，太胖或是擔心成人病的人，必須控制熱量的攝取，這時可以控制第四群，但第一群到第三群總計九點的量絕對不能缺少。

家中有病人時，也可以應用四群點數法

對於貧血患者而言，攝取營養均衡的飲食是最重要的一點，同時要積極選擇含鐵質較多的食品。

鐵質在國人的飲食生活中，是容易缺乏的營養素，即使健康人也要下意識多攝取，不必特別考慮家人或病人的差距。

生病的人和家人同樣的菜單攝取飲食較好。貧血者大都是因為以往偏差的飲食生活而成為病因之一。過著正確的飲食生活就能有效地改善貧血，對家人而言，正確的飲食生活也是成人病的預防食。利用本書所介紹的正確飲食生活使全家人獲得健康是較好的方法。

一四六頁圖是健康人的性別，年齡別點數分配。以此作為參考，希望能夠製作全家人的健康食。

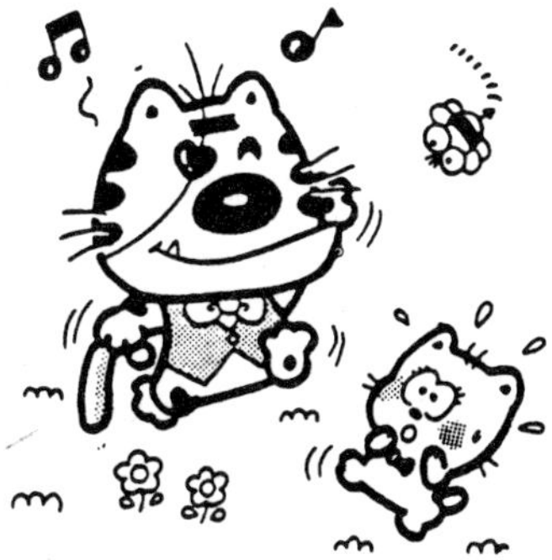

●性別、年齡別　四種食品群的點數分配

	第一群		第二群		第三群		第四群		合計	
	男	女	男	女	男	女	男	女	男	女
5歲	4	4	2.3	2.3	1.9	1.9	10	8.5	18.2	16.7
6歲	4	4	2.7	2.3	2.1	2.1	10	10	18.8	18.4
7歲	4	4	3	2.7	2.1	2.1	11	10	20.1	18.8
8歲	4	4	3	3	2.1	2.1	12	10	21.1	19.1
9歲	4	4	3	3	3	3	12	10	22	20
10歲	4	4	3	3	3	3	12.5	11.5	22.5	21.5
11歲	4	4	3.5	3.5	3	3	13	13	23.5	23.5
12歲	4	4	4	4	3	3	15	14	26	25
13歲	4	4	4.5	4	3	3	16.5	14.5	28	25.5
14歲	4	4	4.5	3.5	3	3	18	14.5	29.5	25
15歲	4	4	4.5	3	3	3	20	14	31.5	24
16歲	4	4	4	3	3	3	20	13	31	23
17歲	4	4	4	3	3	3	20	13	31	23
18歲	4	3.5	4	3	3	3	19	13	30	22.5
19歲	4	3.5	3.5	3	3	3	18.5	12.5	29	22
20歲～	3	3	3	3	3	3	19.5	12.5	28.5	21.5
30歲～	3	3	3	3	3	3	18.5	12.5	27.5	21.5
40歲～	3	3	3	3	3	3	17	12.5	26	21.5
50歲～	3	3	3	3	3	3	15.5	12	24.5	21
60歲～	3	3	3	3	3	3	14	10	23	19
65歲～	3	3	3	3	3	3	13	10	22	19
70歲～	3	3	3	3	3	3	11.5	8	20.5	17
75歲～	3	3	3	3	3	3	10.5	8	19.5	17
80歲～	3	3	3	3	3	3	9.2	6.7	18.2	15.7

★這個表是基於第四次改定『日本人的營養所需量』而製作成的表。

貧血者的四群別食品選擇法

♠第一群 牛乳／乳製品／蛋

牛乳、乳製品一天必須攝取二點。牛乳一點為一四〇公克，一大杯（二〇〇*ml*的包裝約一·四點）。

最近，除了低脂牛乳和濃厚牛乳外，還有添加鈣質或鐵質的牛乳（標示為乳飲料）。牛乳中的鐵質和鈣質是體內容易利用的型態，可依照個人的喜好選擇，一天喝二〇〇*ml*。

不喜歡喝牛乳的人，可以攝取酸乳酪。不要吃一般的點心，可以吃使用牛乳作的點心或酸乳酪。

此外，攝取一塊乳酪也不錯。

一天吃一個（一點分）的蛋。蛋和牛乳一樣，不只含有鐵質，同時也是良質蛋白質源。第一群食品對任何人而言都是非常重要的食品，對於貧血的人而言，是重要的食品。

♥第二群 肉／魚貝／豆·豆製品

成為主菜的食品，為良質蛋白質源，而貧血者大都未好好地攝取這一群食品。這一群食品一天至少要攝取三點。今天光靠肉攝取到三點，明天光靠魚攝取到三點的營養也可以，不過在一週的周期中，為了達成營養均衡的目的，最好不要偏重肉、魚、豆製品中的任何一項。

肉必須選擇瘦肉（一點重量較多者）。同樣是一點，而脂肪較多的肉缺少蛋白質和鐵質。談到貧血，一般人認為一定要吃肝臟。肝臟中含有豐富的鐵質，對於貧血的人而言是重要的食品，但是，除了肝臟以外其他的內臟類也含有礦物質，可選擇新鮮的內臟，納入飲食生活中。魚帶血的部分含有豐富鐵質和維他命 B_{12}。不要只偏重於吃白肉魚。牡蠣和蛤仔等貝類也含有豐富的鐵質。

年輕人很容易疏忽大豆製品的攝取。豆腐或納豆、水煮大豆等，都是容易利用的加工品。一天要攝取一點。

♣第三群 蔬菜／芋／水果

這是經常外食的人較容易缺乏的一群食品。尤其黃綠色蔬菜和芋容易忘了攝取。黃綠色蔬菜中，像菠菜和小油菜等葉菜類含有鐵質和葉酸。一天必須攝取一百公克。

談及蔬菜，一般人想到生吃，但是一天要攝取三百公克很困難。煮來吃、燙來吃或炒來吃，經過加熱調理時，能夠減少量，較容易吃得多。

尤其黃綠色蔬菜和油脂一起炒時，可使維他命在體內有效地被利用。
海藻和蕈類也屬於這一群的食品。屬於礦物質較多的食品，必須每天攝取。
有些人會利用水果代替蔬菜，但是水果和蔬菜是不同的，每天都必須個別攝取一點分。

◆第四群

穀物／砂糖／油脂／其他

這一群主要是熱量源食品。減肥中的女性會仇視這一群的食品而儘量減少攝取量。但是，如果不好好地攝取這一群食品，特意攝取到的蛋白質和礦物質在體內也無法有效地利用。

攝取過多會成為肥胖或營養偏差的原因，但是，在考慮整個飲食的必要熱量範圍內，一定要好好地攝取。通常一碗飯（一六五公克）為三點，砂糖二大匙強（二一公克）、油一大匙強（九克）各為一點。

不要偏重於砂糖或油脂，飯、麵包、麵類等主食食品一定必須攝取。

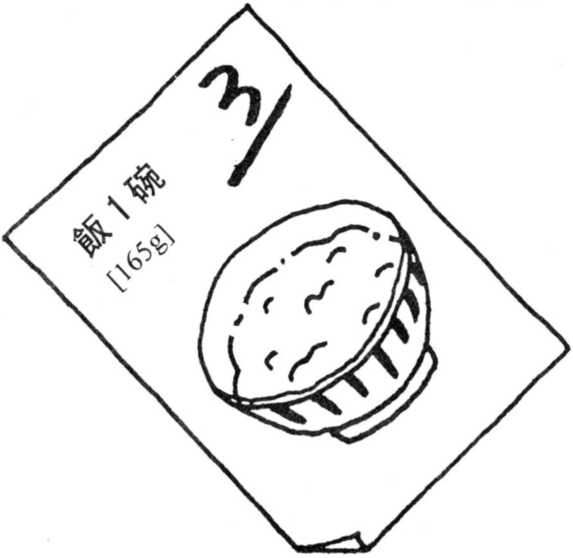

『貧血者飲食』料理一覽表●附帶營養成分值●

這裡所刊載的數值是基於科學技術廳資源調查會編『四訂日本食品標準成分表』的數值計算出來的。該食品如果未刊載於『四訂日本食品標準成分表』中，則是基於女子營養大學出版社發行的『市售食品成分表』，建帛社發行的『美國食品成分表』，雄渾社發行的『中國食品成分表』等的數值為基礎而製作出來的。

營養計算值原則上以１人份來表示。這個數值是大致的標準，供各位在做菜時參考。

●營養計算結果——貧血者的飲食的一日菜單

菜單名		熱量 (kcal)	水分 (g)	蛋白質 (g)	脂質 (g)	醣類 (g)	纖維 (g)	鈣 (mg)	磷 (mg)	鐵 (mg)	鈉 (mg)	鉀 (mg)	維他命A (IU)	維他命B1 (mg)	維他命B1 (mg)	維他命C (mg)	鹽分 (g)	第一群 (點)	第二群 (點)	第三群 (點)	第四群 (點)	合計 (點)	刊載頁數
青春期女子的菜單①	早餐	513	410	19.5	19.2	67.4	1.4	415	368	5.0	937	1179	901	0.32	0.51	61	2.3	1.5	0.7	0.9	3.3	6.4	4（110）
	午餐	672	403	31.7	15.5	97.9	1.7	254	415	8.3	1224	976	1298	0.33	1.41	66	3.1	0.0	1.2	0.7	6.5	8.4	
	點心	232	242	2.4	8.5	33.8	0.4	23	55	0.6	64	471	148	0.04	0.11	10	0.1	0.0	0.0	1.1	1.8	2.9	
	晚餐	810	817	38.1	21.9	111.3	3.1	231	566	5.7	1326	1891	2095	0.50	0.57	178	3.3	1.0	1.3	2.2	5.6	10.1	
	合計	2227	1872	91.7	65.1	310.4	6.6	923	1404	19.6	3551	4517	4442	1.19	2.60	315	8.8	2.5	3.2	4.9	17.2	27.8	
青春期女子的菜單②	早餐	538	426	18.6	13.5	81.7	1.9	204	242	3.9	1162	568	749	0.18	0.45	32	2.9	0.5	1.2	0.3	4.7	6.7	6（112）
	午餐	657	548	35.2	16.3	94.8	1.5	194	477	4.2	1315	1143	619	0.49	0.73	73	3.3	1.1	1.6	0.7	4.8	8.2	
	點心	333	301	10.1	7.4	57.2	0.4	157	196	1.2	241	563	449	0.24	0.38	70	0.6	1.2	0.0	1.3	1.6	4.1	
	晚餐	753	647	26.2	24.9	102.0	2.9	322	470	7.0	964	1556	1597	0.55	1.16	115	2.3	0.5	0.8	2.0	6.2	9.5	
	合計	2281	1922	90.1	62.1	335.7	6.7	877	1385	16.3	3682	3830	3414	1.46	2.72	290	9.1	3.3	3.6	4.3	17.3	28.5	
青春期女子的菜單③	早餐	557	543	20.6	18.4	79.2	1.9	274	463	4.1	757	1360	759	0.32	0.52	141	1.9	1.4	0.9	1.3	3.3	6.9	8（114）
	午餐	771	444	32.0	25.2	100.7	2.1	223	461	6.1	905	1213	2319	0.35	0.56	64	2.2	0.0	0.0	1.1	5.9	9.6	
	點心	154	177	5.2	5.3	21.8	0.1	39	83	0.6	87	102	162	0.04	0.12	0	0.2	0.0	0.0	0.0	1.9	1.9	
	晚餐	765	489	33.1	20.3	107.2	2.0	92	432	8.0	1411	1358	608	1.06	1.53	72	3.5	0.0	1.6	1.1	6.9	9.6	
	合計	2247	1653	90.9	69.2	308.9	6.1	628	1439	18.8	3160	4033	3848	1.77	2.73	277	7.8	2.5	4.0	3.5	18.0	28.0	
青春期女子的菜單④	早餐	510	467	16.2	10.7	83.6	1.5	310	257	3.9	1081	720	1444	0.22	0.37	81	2.6	0.5	0.3	0.6	5.0	6.4	10（116）
	午餐	751	545	33.2	35.4	76.3	2.1	266	556	7.3	1867	1444	2327	0.60	1.27	146	4.7	1.4	0.9	1.4	5.7	9.4	
	點心	116	121	5.5	4.4	13.8	0.1	115	118	0.4	57	165	177	0.05	0.20	0	0.1	0.9	0.1	0.2	0.2	1.4	
	晚餐	760	522	26.9	26.4	101.1	1.4	192	388	5.6	1469	982	390	0.54	0.50	62	3.7	0.0	2.7	0.9	5.9	9.5	
	合計	2137	1655	81.8	76.9	274.8	5.1	883	1319	17.2	4474	3311	4338	1.41	2.34	289	11.1	2.8	4.0	3.1	16.8	26.7	

成人女性的菜單(1)	早餐	409	459	32.65	5.2	55.8	1.6	151	380	4.0	881	694	513	0.33	0.26	14	2.2	0.0	1.8	0.3	3.0	5.1	12 (118)
	午餐	669	434	28.2	19.5	92.4	2.1	261	412	4.6	873	1272	750	0.32	0.61	106	2.2	2.0	0.8	1.4	4.1	8.3	
	點心	215	181	6.0	6.6	33.0	0.3	155	152	0.4	194	288	165	0.06	0.24	1	0.5	1.1	0.0	0.6	1.0	2.7	
	晚餐	617	598	34.1	20.0	70.7	2.2	176	435	6.5	1673	1632	1645	0.39	0.68	71	4.2	0.2	2.1	0.8	4.7	7.8	
	合計	1910	1672	100.9	51.3	251.9	6.2	743	1379	15.5	3621	3886	3073	1.10	1.79	192	9.1	3.3	4.7	3.1	12.8	23.9	
成人女性的菜單(2)	早餐	531	323	21.6	22.8	60.2	1.2	308	470	2.1	1420	794	715	0.31	0.45	64	3.5	1.8	0.5	1.5	2.9	6.7	14 (120)
	午餐	490	458	42.5	6.1	64.2	1.8	341	514	6.1	838	1096	1319	0.43	0.40	70	2.0	0.0	1.9	0.4	3.8	6.1	
	點心	226	239	8.5	8.0	30.6	1.3	191	212	1.0	110	577	361	0.07	0.38	80	0.2	1.6	0.0	0.7	0.5	2.8	
	晚餐	752	505	29.8	21.9	104.1	1.4	106	363	3.6	2097	1137	928	1.18	0.54	45	5.2	0.5	1.4	1.3	6.2	9.4	
	合計	1999	1525	102.4	58.8	259.1	5.7	946	1559	12.8	4465	3604	3323	1.99	1.77	259	10.9	3.9	3.8	3.9	13.4	25.0	
成人女性的菜單(3)	早餐	409	466	18.7	10.6	56.6	1.7	161	294	4.9	1455	958	1595	0.22	0.48	59	3.6	1.0	0.5	0.5	3.2	5.2	16 (122)
	午餐	558	623	29.3	17.8	69.2	2.8	79	374	4.7	1677	1317	370	0.42	0.65	128	4.1	0.0	1.6	2.0	3.4	7.0	
	點心	304	179	8.2	13.0	38.2	0.0	208	206	0.4	184	332	256	0.09	0.34	0	0.4	1.5	0.0	0.0	2.3	3.8	
	晚餐	523	579	22.7	15.0	70.4	1.5	233	310	3.4	1272	973	1565	0.28	0.34	34	3.2	0.0	1.5	0.5	4.5	6.5	
	合計	1794	1847	78.9	56.4	234.4	6.0	681	1184	13.4	4588	3580	3787	1.01	1.81	221	11.3	2.5	3.6	3.0	13.4	22.5	
成人女性的菜單(4)	早餐	618	520	26.0	19.0	85.6	1.1	295	463	7.2	923	1156	694	0.49	1.38	142	2.2	1.5	0.7	1.4	4.1	7.7	18 (124)
	午餐	675	488	27.1	21.7	84.8	0.9	130	359	3.3	2149	637	804	0.19	0.58	33	5.4	1.0	1.6	0.3	5.5	8.4	
	點心	85	136	1.1	0.2	20.5	0.5	23	28	0.6	9	279	161	0.06	0.07	20	0.0	0.0	0.0	0.8	0.3	1.1	
	晚餐	565	579	30.3	13.8	77.8	2.6	421	471	11.0	1148	1890	2002	0.54	0.74	90	2.8	0.0	2.1	1.0	3.9	7.0	
	合計	1943	1723	84.5	54.7	268.7	5.1	869	1321	22.1	4229	3962	3661	1.28	2.77	285	10.4	2.5	4.4	3.5	13.8	24.2	
妊娠前期的菜單	早餐	458	421	17.7	11.8	68.9	1.0	246	333	2.0	1346	606	713	0.15	0.29	31	3.4	0.0	1.2	0.7	3.8	5.7	20 (126)
	午餐	744	542	27.9	28.6	90.7	1.6	261	467	3.5	1296	950	1064	0.46	0.68	92	3.2	2.5	0.5	1.3	4.9	9.2	
	點心	151	121	3.1	3.3	27.5	0.2	102	95	0.2	52	183	110	0.03	0.16	1	0.1	0.7	0.0	0.4	0.7	1.8	
	晚餐	582	486	25.5	18.8	72.4	2.3	340	416	12.4	1240	1135	1613	0.44	2.46	102	3.0	0.0	1.9	0.7	4.7	7.3	
	合計	1935	1570	74.2	62.5	259.5	5.1	949	1311	18.1	3934	2874	3500	1.08	3.59	226	9.7	3.2	3.6	3.1	14.1	24.0	
妊娠後期的菜單	早餐	550	400	22.4	23.0	63.4	1.0	294	405	3.1	1226	893	815	0.27	0.70	56	3.0	2.5	0.0	0.4	4.0	6.9	22 (128)
	午餐	642	507	28.5	14.7	97.2	2.2	103	359	5.0	1056	1421	2401	1.06	0.57	78	2.5	0.0	1.2	1.0	5.8	8.0	
	點心	299	239	7.9	12.5	38.9	0.6	245	247	0.9	132	673	592	0.15	0.39	22	0.3	2.0	0.0	1.1	0.6	3.7	
	晚餐	735	419	35.4	23.8	98.7	2.9	328	441	11.6	1414	1521	268	0.38	0.31	75	3.6	0.1	1.8	1.1	6.2	9.2	
	合計	2226	1565	94.2	74.0	298.2	6.7	970	1452	20.6	3828	4508	4076	1.86	1.97	231	9.4	4.6	3.0	3.6	16.6	27.8	
授乳期的菜單	早餐	536	501	21.0	7.6	92.3	1.5	85	316	8.4	1075	1007	1305	0.41	1.15	77	2.7	0.0	0.9	0.5	5.3	6.7	24 (130)
	點心I	196	245	6.8	6.5	29.3	0.3	204	200	0.5	101	651	234	0.10	0.34	9	0.2	1.5	0.0	1.0	0.0	2.5	
	午餐	646	770	26.4	16.5	93.8	1.6	415	435	4.5	1534	885	1499	0.26	0.67	64	3.8	2.2	0.3	0.3	5.2	8.0	
	點心II	265	51	8.2	20.3	12.8	0.5	83	116	1.9	1	183	160	0.07	0.04	1	0.0	0.0	1.1	0.0	2.2	3.3	
	晚餐	875	692	37.4	20.3	134.6	2.0	169	493	3.9	1584	1383	930	0.68	0.50	119	3.9	0.4	2.2	1.3	7.1	11.0	
	合計	2518	2259	99.8	71.2	362.8	5.9	956	1560	19.2	4295	4109	4128	1.52	2.70	270	10.6	4.1	4.5	3.1	19.8	31.5	

高齡者的菜單①	早餐	315	366	19.2	7.3	42.3	1.4	194	232	4.4	1136	741	740	0.18	0.21	40	2.8	0.0	0.9	0.2	2.8	3.9	26（132）
	點心Ⅰ	153	268	6.7	6.6	16.5	0.8	217	208	0.6	101	500	220	0.08	0.33	80	0.2	1.5	0.0	0.4	0.0	1.9	
	午餐	481	611	23.2	10.6	70.0	1.6	141	403	6.4	1935	911	325	0.39	0.80	27	4.9	0.2	1.4	1.0	3.4	6.0	
	點心Ⅱ	101	75	2.0	0.3	23.1	0.3	13	21	0.5	18	40	160	0.02	0.02	1	0.0	0.0	0.0	0.0	1.3	1.3	
	晚餐	569	430	21.5	21.9	68.2	1.6	177	345	3.0	1144	994	911	0.34	0.63	74	2.8	1.2	0.4	1.2	4.3	7.1	
	合計	1619	1750	72.6	46.7	220.1	5.7	742	1209	14.9	4334	3186	2356	1.01	1.99	222	10.7	2.9	2.7	2.8	11.8	20.2	
高齡者的菜單②	早餐	373	434	14.9	12.4	46.9	1.2	170	236	5.1	1085	662	8032	0.30	0.57	33	2.8	0.0	0.9	0.3	3.4	4.6	28（134）
	點心Ⅰ	118	177	5.8	6.4	9.0	0.0	200	180	0.2	100	300	220	0.06	0.30	0	0.2	1.5	0.0	0.0	0.0	1.5	
	午餐	523	605	29.2	14.4	66.2	2.3	300	386	6.2	1535	1361	1744	0.30	0.61	148	3.8	1.0	1.0	1.5	3.0	6.5	
	點心Ⅱ	172	188	5.2	8.8	18.7	0.1	35	83	0.7	63	90	222	0.03	0.16	6	0.2	0.0	0.0	0.0	2.1	2.1	
	晚餐	458	420	22.5	15.7	54.6	1.9	202	258	3.7	1477	926	191	0.17	0.18	15	3.7	0.0	1.5	0.4	3.8	5.7	
	合計	1644	1824	77.6	57.7	195.4	5.5	907	1143	15.9	4260	3339	10409	0.86	1.82	202	10.7	2.5	3.4	2.2	12.3	20.4	
高齡者的菜單③	早餐	468	421	16.9	19.3	53.5	0.9	125	247	4.2	1541	509	834	0.17	0.36	21	3.9	1.0	0.6	0.2	4.1	5.9	30（136）
	點心Ⅰ	29	72	0.6	0.1	7.1	0.2	14	14	0.1	1	112	0	0.05	0.02	32	0.0	0.0	0.0	0.4	0.0	0.4	
	午餐	546	752	28.8	12.7	76.4	2.2	448	450	5.0	1467	1586	2380	1.00	0.69	94	3.5	1.1	1.3	1.5	2.9	6.8	
	點心Ⅱ	147	71	7.0	7.1	12.8	0.0	65	107	0.4	126	119	293	0.03	0.13	0	0.3	1.2	0.1	0.0	0.6	1.9	
	晚餐	519	356	28.6	13.9	66.7	2.1	124	356	5.2	1220	1113	343	0.33	0.34	42	3.1	0.2	1.3	1.0	4.0	6.5	
	合計	1709	1672	81.9	53.1	216.5	5.4	776	1174	14.9	4355	3439	3850	1.58	1.54	189	10.8	3.5	3.3	3.1	11.6	21.5	

●營養計算結果——貧血者飲食的單一料理

料理名	熱量 (kcal)	水分 (g)	蛋白質 (g)	脂質 (g)	醣類 (g)	纖維 (g)	鈣 (mg)	磷 (mg)	鐵 (mg)	鈉 (mg)	鉀 (mg)	維他命A (IU)	維他命B_1 (mg)	維他命B_2 (mg)	維他命C (mg)	鹽分 (g)	第一群 (點)	第二群 (點)	第三群 (點)	第四群 (點)	合計 (點)	刊載頁數
鄉村煎蛋捲	406	178	20.9	28.1	14.1	0.6	168	383	2.6	986	525	1032	0.16	0.56	30	2.5	2.5	0.7	0.5	1.4	5.1	32
煮蛋袋	318	216	18.0	23.3	7.8	0.6	242	259	5.1	728	396	403	0.08	0.33	2	1.8	1.2	2.4	0.1	0.3	4.0	
煎白肉魚	373	235	24.2	21.5	17.8	1.0	134	343	1.9	1343	729	883	0.22	0.35	64	3.4	1.0	0.8	0.4	2.4	4.6	
炸鮮魚豆腐	355	277	20.3	20.7	18.9	0.7	145	231	2.3	316	579	15	0.27	0.33	20	0.8	0.0	1.7	0.3	2.5	4.5	33
煎牛肉	234	165	19.8	5.3	26.7	1.0	43	245	3.0	233	884	289	0.22	0.29	109	0.6	0.1	0.9	1.1	0.8	2.9	
牛肉炒蔬菜	351	212	22.0	20.3	14.5	0.6	52	278	3.1	1165	602	437	0.15	0.41	14	3.0	1.0	0.9	0.2	2.3	4.4	
雞肉煮芋頭	341	319	19.5	15.6	29.4	0.8	62	242	4.6	909	872	1324	0.29	0.77	19	2.3	0.0	1.5	0.7	2.1	4.3	36
豬肉煮梅肉	257	136	18.3	14.7	10.5	0.6	34	189	1.6	1552	515	900	0.94	0.32	14	3.9	0.0	1.3	0.2	1.7	3.2	
烤味噌雞肉	302	162	19.3	18.1	11.1	1.3	59	207	2.7	1264	679	937	0.15	0.26	7	3.2	0.0	2.0	0.2	1.5	3.7	

燉豆	332	418	16.3	21.9	15.0	2.2	97	249	3.3	974	1023	1440	0.39	0.33	37	2.3	0.0	2.9	0.7	0.6	4.2	
豆腐鮪魚沙拉	307	181	18.0	23.4	3.8	0.2	188	222	2.9	348	283	48	0.14	0.10	3	0.9	0.0	2.5	0.1	1.2	3.8	37
中式炒凍豆腐	334	220	14.7	24.0	12.4	0.7	84	200	2.5	582	449	835	0.41	0.25	14	1.4	0.0	1.2	0.4	2.6	4.2	
小油菜炸甘薯片炒蛋	134	170	10.9	6.6	6.5	0.6	244	161	3.4	641	390	1580	0.12	0.43	53	1.6	1.0	0.4	0.2	0.1	1.7	
蔬菜鍋	185	487	15.2	4.8	18.2	1.4	79	186	2.2	815	1055	874	0.22	0.28	34	2.0	0.0	1.1	0.9	0.3	2.3	
鹽燒正鰹	130	84	21.3	1.6	6.4	0.2	16	235	1.7	443	475	62	0.21	0.14	17	1.1	0.0	1.3	0.3	0.1	1.7	41
蠶豆炒花枝	215	165	22.0	5.0	17.5	0.9	60	339	2.9	862	724	173	0.32	0.28	27	2.2	0.0	0.7	1.3	0.7	2.7	
油炸牡蠣	200	151	12.6	9.2	16.2	0.7	99	175	5.9	488	705	1075	0.26	0.47	57	1.2	0.0	1.0	0.3	1.3	2.6	44
蛤仔什錦湯	243	329	10.2	13.5	18.9	0.5	151	242	4.2	795	635	392	0.17	0.27	26	2.0	0.7	0.8	0.6	0.8	2.9	
羊栖菜煮大豆	112	106	9.3	5.4	9.1	1.1	116	102	4.7	471	558	842	0.38	0.12	2	1.2	0.0	0.7	0.1	0.6	1.4	45
鰹魚配菜	192	190	35.9	1.4	7.6	0.5	54	392	4.9	603	861	1021	0.32	0.31	39	1.5	0.0	1.9	0.2	0.3	2.4	
炸納豆	265	102	11.8	16.4	15.8	1.6	79	148	2.2	200	521	116	0.09	0.36	18	0.5	0.2	1.3	0.2	1.6	3.3	48
中式牛肉炒花椰菜	233	149	18.7	12.7	10.8	1.0	41	226	3.1	547	672	280	0.15	0.36	113	1.4	0.0	0.9	0.4	1.6	2.9	
青江菜炒油豆腐包	107	161	5.7	6.7	5.1	0.6	191	88	2.1	396	355	830	0.06	0.11	29	1.0	0.0	1.0	0.2	0.2	1.4	
辣味牡蠣	163	204	10.0	6.6	14.6	0.7	180	155	4.3	1679	563	878	0.18	0.38	33	4.3	0.0	0.8	0.2	1.2	2.1	49
日式烤鮭魚	198	192	19.7	7.0	10.9	0.7	43	224	1.5	658	477	196	0.26	0.22	27	1.6	0.0	1.7	0.3	0.5	2.5	
南蠻漬若	225	105	14.3	12.3	11.9	0.1	607	556	4.2	560	229	89	0.12	0.31	2	1.4	0.0	1.0	0.1	1.8	2.9	
酒糟漬雞肝	249	114	24.5	9.6	8.9	1.2	31	339	10.1	1457	459	95	0.40	1.88	21	3.7	0.0	1.9	0.0	1.2	3.1	52
豬肝沙拉	318	136	13.5	22.3	10.6	0.5	25	234	8.4	268	386	484	0.24	2.18	24	0.6	0.0	1.0	0.2	2.8	4.0	
咖哩雞肝義大利麵	681	424	30.5	23.0	85.6	1.0	149	454	8.4	814	746	419	0.46	1.52	20	1.9	0.7	0.9	0.3	6.6	8.5	
中式炸雞肝	136	68	11.8	7.9	2.4	0.1	11	190	5.7	199	263	110	0.24	1.10	14	0.5	0.0	0.8	0.0	0.8	1.6	53
紅燒豬肝	216	170	22.3	7.5	10.1	0.4	24	379	13.7	942	538	139	0.39	3.66	29	2.4	0.0	1.6	0.2	0.9	2.7	
中式雞胸肉沙拉	66	122	10.5	1.3	2.8	0.5	19	102	0.6	218	364	125	0.09	0.08	13	0.5	0.0	0.5	0.2	0.1	0.8	56
什錦醋飯	575	151	19.8	13.1	87.6	0.9	193	348	3.0	1403	378	607	0.19	0.24	2	3.5	0.6	1.2	0.2	5.2	7.2	
燙鮪魚山藥絲	110	75	22.8	1.1	0.8	0.1	12	229	1.7	43	389	64	0.09	0.08	5	0.1	0.0	1.3	0.0	0.0	1.3	57
涮肉冷盤	212	288	25.2	5.9	16.3	1.5	181	318	4.3	442	953	1247	0.26	0.36	27	1.1	0.0	2.0	0.4	0.3	2.7	
奶油燉雞	461	428	25.0	26.2	26.8	0.8	202	412	4.8	237	999	1769	0.37	1.07	24	0.4	1.6	1.6	0.8	1.8	5.8	60
蒸蕪菁	112	210	17.5	2.1	4.4	0.7	117	212	1.1	539	632	312	0.09	0.15	36	1.3	0.0	1.0	0.3	0.1	1.4	
煮肉餅	181	184	21.2	5.5	7.9	0.2	85	255	3.2	754	366	134	0.21	0.51	7	1.9	0.2	1.5	0.1	0.5	2.3	
牡蠣豆腐煮蛋	262	334	23.5	13.2	9.3	0.3	226	336	6.1	851	560	998	0.28	0.65	10	2.1	1.2	1.7	0.1	0.2	3.2	61
什錦烏龍麵	289	312	20.8	10.7	23.4	0.2	67	243	1.5	780	251	1320	0.25	0.40	2	1.9	0.8	1.4	0.0	1.4	3.6	
焗蛋	333	259	22.4	19.9	12.8	0.5	202	360	4.0	879	837	1746	0.26	0.69	40	2.1	2.1	0.9	0.2	1.0	4.2	

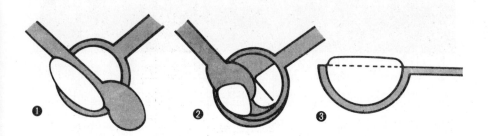

❶材料表的1大匙、2杯等表示，全都是用刮匙計算出來的。計算方法，如果是粉類而非塊狀的狀態，則自然撈起的一勺，以附帶的刮匙延著邊緣刮除後計算。味噌或乳瑪琳也必須塞滿，沒有任何縫隙，同樣必須將隆起的部分刮除。

❷大匙或小匙計算½、¼時，也必須按照上述的要領，先計算1湯匙，然後再用刮匙的彎處筆直插入，去除多餘的部分。

❸液體因為有表面張力的緣故，以邊緣稍微隆起的狀態為1湯匙。

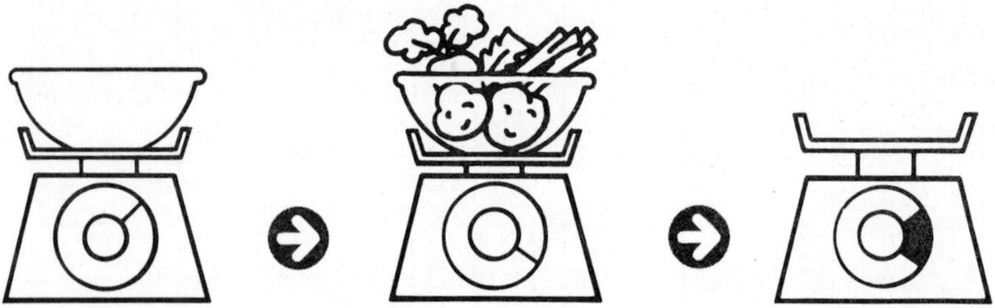

●出現在材料表上的重量，除了特別聲明以外，為實際入口的量（真正重量）。因此，計量是以剛調理好的狀態進行。經常使用的大碗或鍋等，可用油性筆先寫出重量，計算時就比較方便了。

●鹽分、糖分的含量

	鹽（鹽分）	醬油（鹽分）	味噌（鹽分）	砂糖（糖分）	米酒（糖分）
1小匙	5g	1g	0.7g	3g	2g
1大匙	15g	3g	2.5g	9g	6g

標準量杯・量匙、秤的使用方法

●本書所使用的量杯、量匙，杯子為 200CC，1 大匙為 15CC，1 小匙為 5CC，迷你匙為 1CC，並附帶有刮匙。利用這些器具計算的各調味料的重量如表所示。

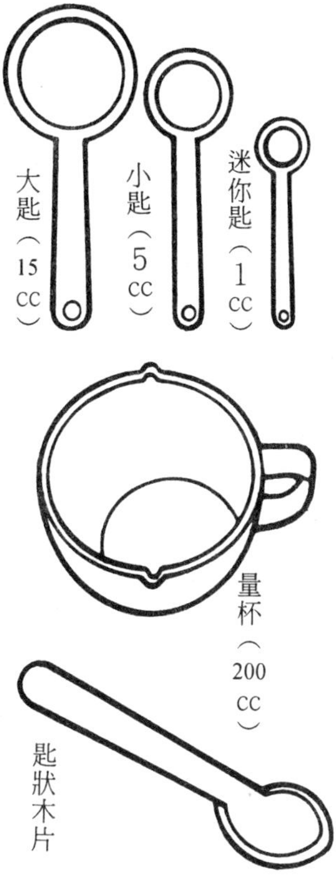

★迷你匙是方便計算食鹽 1g（1 迷你匙）所使用的器具。

◎利用量杯、量匙計算的重量表(g)

食品名	小匙 (5cc)	大匙 (15cc)	量杯 (200cc)
水、醋、酒	5	15	200
醬油	6	18	230
米酒	6	18	230
味噌	6	18	230
食鹽	5	15	210
白糖	3	9	110
砂糖	4	13	170
蜂蜜	7	22	290
果醬	7	22	270
麵粉(低筋麵粉)	3	8	100
太白粉	3	9	110
麵包粉	1	4	45
新鮮麵包粉	1	3	40
燕麥片	2	6	70
普通牛乳	6	17	210
番茄醬	6	18	240
英國辣醬油	5	16	220
蛋黃醬	5	14	190
乳酪粉	2	6	80
鮮奶油	5	15	200
芝麻	3	9	120
油	4	13	180
奶油、乳瑪琳	4	13	180
膨鬆油	4	13	180
米	-	-	160

〔病態解說〕
細田四郎
一九五二年　畢業於京都府立醫科大學
現任・滋賀醫科大學第2內科教授
藤山佳秀
一九七三年　畢業於京都府立醫科大學
現任・滋賀醫科大學第2內科講師
〔菜單製作、營養指導〕
下條都
一九五三年　畢業於大阪市立衛生研究所附設營養學園
曾任職於西陣醫院營養科
〔調理〕
小川久惠
一九六五年　畢業於女子營養大學家政學部
現任・女子營養大學調理學研究室助教

大展出版社有限公司　圖書目錄

地址：台北市北投區(石牌)
致遠一路二段12巷1號
郵撥：0166955～1
電話：(02)28236031
28236033
傳真：(02)28272069

・法律專欄連載・電腦編號 58

台大法學院　法律學系／策劃
法律服務社／編著

1. 別讓您的權利睡著了 1		200元
2. 別讓您的權利睡著了 2		200元

・秘傳占卜系列・電腦編號 14

1. 手相術	淺野八郎著	150元
2. 人相術	淺野八郎著	150元
3. 西洋占星術	淺野八郎著	150元
4. 中國神奇占卜	淺野八郎著	150元
5. 夢判斷	淺野八郎著	150元
6. 前世、來世占卜	淺野八郎著	150元
7. 法國式血型學	淺野八郎著	150元
8. 靈感、符咒學	淺野八郎著	150元
9. 紙牌占卜學	淺野八郎著	150元
10. ESP超能力占卜	淺野八郎著	150元
11. 猶太數的秘術	淺野八郎著	150元
12. 新心理測驗	淺野八郎著	160元
13. 塔羅牌預言秘法	淺野八郎著	200元

・趣味心理講座・電腦編號 15

1. 性格測驗① 探索男與女	淺野八郎著	140元
2. 性格測驗② 透視人心奧秘	淺野八郎著	140元
3. 性格測驗③ 發現陌生的自己	淺野八郎著	140元
4. 性格測驗④ 發現你的真面目	淺野八郎著	140元
5. 性格測驗⑤ 讓你們吃驚	淺野八郎著	140元
6. 性格測驗⑥ 洞穿心理盲點	淺野八郎著	140元
7. 性格測驗⑦ 探索對方心理	淺野八郎著	140元
8. 性格測驗⑧ 由吃認識自己	淺野八郎著	160元
9. 性格測驗⑨ 戀愛知多少	淺野八郎著	160元
10. 性格測驗⑩ 由裝扮瞭解人心	淺野八郎著	160元

11.	性格測驗⑪ 敲開內心玄機	淺野八郎著	140 元
12.	性格測驗⑫ 透視你的未來	淺野八郎著	160 元
13.	血型與你的一生	淺野八郎著	160 元
14.	趣味推理遊戲	淺野八郎著	160 元
15.	行為語言解析	淺野八郎著	160 元

·婦幼天地· 電腦編號 16

1.	八萬人減肥成果	黃靜香譯	180 元
2.	三分鐘減肥體操	楊鴻儒譯	150 元
3.	窈窕淑女美髮秘訣	柯素娥譯	130 元
4.	使妳更迷人	成 玉譯	130 元
5.	女性的更年期	官舒妍編譯	160 元
6.	胎內育兒法	李玉瓊編譯	150 元
7.	早產兒袋鼠式護理	唐岱蘭譯	200 元
8.	初次懷孕與生產	婦幼天地編譯組	180 元
9.	初次育兒 12 個月	婦幼天地編譯組	180 元
10.	斷乳食與幼兒食	婦幼天地編譯組	180 元
11.	培養幼兒能力與性向	婦幼天地編譯組	180 元
12.	培養幼兒創造力的玩具與遊戲	婦幼天地編譯組	180 元
13.	幼兒的症狀與疾病	婦幼天地編譯組	180 元
14.	腿部苗條健美法	婦幼天地編譯組	180 元
15.	女性腰痛別忽視	婦幼天地編譯組	150 元
16.	舒展身心體操術	李玉瓊編譯	130 元
17.	三分鐘臉部體操	趙薇妮著	160 元
18.	生動的笑容表情術	趙薇妮著	160 元
19.	心曠神怡減肥法	川津祐介著	130 元
20.	內衣使妳更美麗	陳玄茹譯	130 元
21.	瑜伽美姿美容	黃靜香編著	180 元
22.	高雅女性裝扮學	陳珮玲譯	180 元
23.	蠶糞肌膚美顏法	坂梨秀子著	160 元
24.	認識妳的身體	李玉瓊譯	160 元
25.	產後恢復苗條體態	居理安·芙萊喬著	200 元
26.	正確護髮美容法	山崎伊久江著	180 元
27.	安琪拉美姿養生學	安琪拉蘭斯博瑞著	180 元
28.	女體性醫學剖析	增田豐著	220 元
29.	懷孕與生產剖析	岡部綾子著	180 元
30.	斷奶後的健康育兒	東城百合子著	220 元
31.	引出孩子幹勁的責罵藝術	多湖輝著	170 元
32.	培養孩子獨立的藝術	多湖輝著	170 元
33.	子宮肌瘤與卵巢囊腫	陳秀琳編著	180 元
34.	下半身減肥法	納他夏·史達賓著	180 元
35.	女性自然美容法	吳雅菁編著	180 元
36.	再也不發胖	池園悅太郎著	170 元

37. 生男生女控制術	中垣勝裕著	220 元
38. 使妳的肌膚更亮麗	楊　皓編著	170 元
39. 臉部輪廓變美	芝崎義夫著	180 元
40. 斑點、皺紋自己治療	高須克彌著	180 元
41. 面皰自己治療	伊藤雄康著	180 元
42. 隨心所欲瘦身冥想法	原久子著	180 元
43. 胎兒革命	鈴木丈織著	180 元
44. NS 磁氣平衡法塑造窈窕奇蹟	古屋和江著	180 元
45. 享瘦從腳開始	山田陽子著	180 元
46. 小改變瘦 4 公斤	宮本裕子著	180 元
47. 軟管減肥瘦身	高橋輝男著	180 元
48. 海藻精神秘美容法	劉名揚編著	180 元
49. 肌膚保養與脫毛	鈴木真理著	180 元
50. 10 天減肥 3 公斤	彤雲編輯組	180 元

·青 春 天 地· 電腦編號 17

1. A 血型與星座	柯素娥編譯	160 元
2. B 血型與星座	柯素娥編譯	160 元
3. O 血型與星座	柯素娥編譯	160 元
4. AB 血型與星座	柯素娥編譯	120 元
5. 青春期性教室	呂貴嵐編譯	130 元
6. 事半功倍讀書法	王毅希編譯	150 元
7. 難解數學破題	宋釗宜編譯	130 元
8. 速算解題技巧	宋釗宜編譯	130 元
9. 小論文寫作秘訣	林顯茂編譯	120 元
11. 中學生野外遊戲	熊谷康編著	120 元
12. 恐怖極短篇	柯素娥編譯	130 元
13. 恐怖夜話	小毛驢編譯	130 元
14. 恐怖幽默短篇	小毛驢編譯	120 元
15. 黑色幽默短篇	小毛驢編譯	120 元
16. 靈異怪談	小毛驢編譯	130 元
17. 錯覺遊戲	小毛驢編著	130 元
18. 整人遊戲	小毛驢編著	150 元
19. 有趣的超常識	柯素娥編譯	130 元
20. 哦！原來如此	林慶旺編譯	130 元
21. 趣味競賽 100 種	劉名揚編譯	120 元
22. 數學謎題入門	宋釗宜編譯	150 元
23. 數學謎題解析	宋釗宜編譯	150 元
24. 透視男女心理	林慶旺編譯	120 元
25. 少女情懷的自白	李桂蘭編譯	120 元
26. 由兄弟姊妹看命運	李玉瓊編譯	130 元
27. 趣味的科學魔術	林慶旺編譯	150 元

28. 趣味的心理實驗室	李燕玲編譯	150元
29. 愛與性心理測驗	小毛驢編譯	130元
30. 刑案推理解謎	小毛驢編譯	130元
31. 偵探常識推理	小毛驢編譯	130元
32. 偵探常識解謎	小毛驢編譯	130元
33. 偵探推理遊戲	小毛驢編譯	130元
34. 趣味的超魔術	廖玉山編著	150元
35. 趣味的珍奇發明	柯素娥編著	150元
36. 登山用具與技巧	陳瑞菊編著	150元

·健康天地·電腦編號 18

1. 壓力的預防與治療	柯素娥編譯	130元
2. 超科學氣的魔力	柯素娥編譯	130元
3. 尿療法治病的神奇	中尾良一著	130元
4. 鐵證如山的尿療法奇蹟	廖玉山譯	120元
5. 一日斷食健康法	葉慈容編譯	150元
6. 胃部強健法	陳炳崑譯	120元
7. 癌症早期檢查法	廖松濤譯	160元
8. 老人痴呆症防止法	柯素娥編譯	130元
9. 松葉汁健康飲料	陳麗芬編譯	130元
10. 揉肚臍健康法	永井秋夫著	150元
11. 過勞死、猝死的預防	卓秀貞編譯	130元
12. 高血壓治療與飲食	藤山順豐著	150元
13. 老人看護指南	柯素娥編譯	150元
14. 美容外科淺談	楊啟宏著	150元
15. 美容外科新境界	楊啟宏著	150元
16. 鹽是天然的醫生	西英司郎著	140元
17. 年輕十歲不是夢	梁瑞麟譯	200元
18. 茶料理治百病	桑野和民著	180元
19. 綠茶治病寶典	桑野和民著	150元
20. 杜仲茶養顏減肥法	西田博著	150元
21. 蜂膠驚人療效	瀨長良三郎著	180元
22. 蜂膠治百病	瀨長良三郎著	180元
23. 醫藥與生活㈠	鄭炳全著	180元
24. 鈣長生寶典	落合敏著	180元
25. 大蒜長生寶典	木下繁太郎著	160元
26. 居家自我健康檢查	石川恭三著	160元
27. 永恆的健康人生	李秀鈴譯	200元
28. 大豆卵磷脂長生寶典	劉雪卿譯	150元
29. 芳香療法	梁艾琳譯	160元
30. 醋長生寶典	柯素娥譯	180元
31. 從星座透視健康	席拉·吉蒂斯著	180元
32. 愉悅自在保健學	野本二士夫著	160元

33.	裸睡健康法	丸山淳士等著	160 元
34.	糖尿病預防與治療	藤田順豐著	180 元
35.	維他命長生寶典	菅原明子著	180 元
36.	維他命 C 新效果	鐘文訓編	150 元
37.	手、腳病理按摩	堤芳朗著	160 元
38.	AIDS 瞭解與預防	彼得塔歇爾著	180 元
39.	甲殼質殼聚糖健康法	沈永嘉譯	160 元
40.	神經痛預防與治療	木下真男著	160 元
41.	室內身體鍛鍊法	陳炳崑編著	160 元
42.	吃出健康藥膳	劉大器編著	180 元
43.	自我指壓術	蘇燕謀編著	160 元
44.	紅蘿蔔汁斷食療法	李玉瓊編著	150 元
45.	洗心術健康秘法	竺翠萍編譯	170 元
46.	枇杷葉健康療法	柯素娥編譯	180 元
47.	抗衰血癒	楊啟宏著	180 元
48.	與癌搏鬥記	逸見政孝著	180 元
49.	冬蟲夏草長生寶典	高橋義博著	170 元
50.	痔瘡・大腸疾病先端療法	宮島伸宜著	180 元
51.	膠布治癒頑固慢性病	加瀨建造著	180 元
52.	芝麻神奇健康法	小林貞作著	170 元
53.	香煙能防止癡呆？	高田明和著	180 元
54.	穀菜食治癌療法	佐藤成志著	180 元
55.	貼藥健康法	松原英多著	180 元
56.	克服癌症調和道呼吸法	帶津良一著	180 元
57.	B 型肝炎預防與治療	野村喜重郎著	180 元
58.	青春永駐養生導引術	早島正雄著	180 元
59.	改變呼吸法創造健康	原久子著	180 元
60.	荷爾蒙平衡養生秘訣	出村博著	180 元
61.	水美肌健康法	井戶勝富著	170 元
62.	認識食物掌握健康	廖梅珠編著	170 元
63.	痛風劇痛消除法	鈴木吉彥著	180 元
64.	酸莖菌驚人療效	上田明彥著	180 元
65.	大豆卵磷脂治現代病	神津健一著	200 元
66.	時辰療法—危險時刻凌晨 4 時	呂建強等著	180 元
67.	自然治癒力提升法	帶津良一著	180 元
68.	巧妙的氣保健法	藤平墨子著	180 元
69.	治癒 C 型肝炎	熊田博光著	180 元
70.	肝臟病預防與治療	劉名揚編著	180 元
71.	腰痛平衡療法	荒井政信著	180 元
72.	根治多汗症、狐臭	稻葉益巳著	220 元
73.	40 歲以後的骨質疏鬆症	沈永嘉譯	180 元
74.	認識中藥	松下一成著	180 元
75.	認識氣的科學	佐佐木茂美著	180 元
76.	我戰勝了癌症	安田伸著	180 元

77. 斑點是身心的危險信號　中野進著　180 元
78. 艾波拉病毒大震撼　玉川重德著　180 元
79. 重新還我黑髮　桑名隆一郎著　180 元
80. 身體節律與健康　林博史著　180 元
81. 生薑治萬病　石原結實著　180 元
82. 靈芝治百病　陳瑞東著　180 元
83. 木炭驚人的威力　大槻彰著　200 元
84. 認識活性氧　井土貴司著　180 元
85. 深海鮫治百病　廖玉山編著　180 元
86. 神奇的蜂王乳　井上丹治著　180 元
87. 卡拉 OK 健腦法　東潔著　180 元
88. 卡拉 OK 健康法　福田伴男著　180 元
89. 醫藥與生活(二)　鄭炳全著　200 元
90. 洋蔥治百病　宮尾興平著　180 元

・實用女性學講座・電腦編號 19

1. 解讀女性內心世界　島田一男著　150 元
2. 塑造成熟的女性　島田一男著　150 元
3. 女性整體裝扮學　黃靜香編著　180 元
4. 女性應對禮儀　黃靜香編著　180 元
5. 女性婚前必修　小野十傳著　200 元
6. 徹底瞭解女人　田口二州著　180 元
7. 拆穿女性謊言 88 招　島田一男著　200 元
8. 解讀女人心　島田一男著　200 元
9. 俘獲女性絕招　志賀貢著　200 元
10. 愛情的壓力解套　中村理英子著　200 元

・校園系列・電腦編號 20

1. 讀書集中術　多湖輝著　150 元
2. 應考的訣竅　多湖輝著　150 元
3. 輕鬆讀書贏得聯考　多湖輝著　150 元
4. 讀書記憶秘訣　多湖輝著　150 元
5. 視力恢復！超速讀術　江錦雲譯　180 元
6. 讀書 36 計　黃柏松編著　180 元
7. 驚人的速讀術　鐘文訓編著　170 元
8. 學生課業輔導良方　多湖輝著　180 元
9. 超速讀超記憶法　廖松濤編著　180 元
10. 速算解題技巧　宋釗宜編著　200 元
11. 看圖學英文　陳炳崑編著　200 元
12. 讓孩子最喜歡數學　沈永嘉譯　180 元

·實用心理學講座·電腦編號 21

1.	拆穿欺騙伎倆	多湖輝著	140 元
2.	創造好構想	多湖輝著	140 元
3.	面對面心理術	多湖輝著	160 元
4.	偽裝心理術	多湖輝著	140 元
5.	透視人性弱點	多湖輝著	140 元
6.	自我表現術	多湖輝著	180 元
7.	不可思議的人性心理	多湖輝著	180 元
8.	催眠術入門	多湖輝著	150 元
9.	責罵部屬的藝術	多湖輝著	150 元
10.	精神力	多湖輝著	150 元
11.	厚黑說服術	多湖輝著	150 元
12.	集中力	多湖輝著	150 元
13.	構想力	多湖輝著	150 元
14.	深層心理術	多湖輝著	160 元
15.	深層語言術	多湖輝著	160 元
16.	深層說服術	多湖輝著	180 元
17.	掌握潛在心理	多湖輝著	160 元
18.	洞悉心理陷阱	多湖輝著	180 元
19.	解讀金錢心理	多湖輝著	180 元
20.	拆穿語言圈套	多湖輝著	180 元
21.	語言的內心玄機	多湖輝著	180 元
22.	積極力	多湖輝著	180 元

·超現實心理講座·電腦編號 22

1.	超意識覺醒法	詹蔚芬編譯	130 元
2.	護摩秘法與人生	劉名揚編譯	130 元
3.	秘法！超級仙術入門	陸明譯	150 元
4.	給地球人的訊息	柯素娥編著	150 元
5.	密教的神通力	劉名揚編著	130 元
6.	神秘奇妙的世界	平川陽一著	180 元
7.	地球文明的超革命	吳秋嬌譯	200 元
8.	力量石的秘密	吳秋嬌譯	180 元
9.	超能力的靈異世界	馬小莉譯	200 元
10.	逃離地球毀滅的命運	吳秋嬌譯	200 元
11.	宇宙與地球終結之謎	南山宏著	200 元
12.	驚世奇功揭秘	傅起鳳著	200 元
13.	啟發身心潛力心象訓練法	栗田昌裕著	180 元
14.	仙道術遁甲法	高藤聰一郎著	220 元
15.	神通力的秘密	中岡俊哉著	180 元
16.	仙人成仙術	高藤聰一郎著	200 元

17. 仙道符咒氣功法	高藤聰一郎著	220 元
18. 仙道風水術尋龍法	高藤聰一郎著	200 元
19. 仙道奇蹟超幻像	高藤聰一郎著	200 元
20. 仙道鍊金術房中法	高藤聰一郎著	200 元
21. 奇蹟超醫療治癒難病	深野一幸著	220 元
22. 揭開月球的神秘力量	超科學研究會	180 元
23. 西藏密教奧義	高藤聰一郎著	250 元
24. 改變你的夢術入門	高藤聰一郎著	250 元

·養 生 保 健· 電腦編號 23

1. 醫療養生氣功	黃孝寬著	250 元
2. 中國氣功圖譜	余功保著	230 元
3. 少林醫療氣功精粹	井玉蘭著	250 元
4. 龍形實用氣功	吳大才等著	220 元
5. 魚戲增視強身氣功	宮 嬰著	220 元
6. 嚴新氣功	前新培金著	250 元
7. 道家玄牝氣功	張 章著	200 元
8. 仙家秘傳袪病功	李遠國著	160 元
9. 少林十大健身功	秦慶豐著	180 元
10. 中國自控氣功	張明武著	250 元
11. 醫療防癌氣功	黃孝寬著	250 元
12. 醫療強身氣功	黃孝寬著	250 元
13. 醫療點穴氣功	黃孝寬著	250 元
14. 中國八卦如意功	趙維漢著	180 元
15. 正宗馬禮堂養氣功	馬禮堂著	420 元
16. 秘傳道家筋經內丹功	王慶餘著	280 元
17. 三元開慧功	辛桂林著	250 元
18. 防癌治癌新氣功	郭 林著	180 元
19. 禪定與佛家氣功修煉	劉天君著	200 元
20. 顛倒之術	梅自強著	360 元
21. 簡明氣功辭典	吳家駿編	360 元
22. 八卦三合功	張全亮著	230 元
23. 朱砂掌健身養生功	楊永著	250 元
24. 抗老功	陳九鶴著	230 元
25. 意氣按穴排濁自療法	黃啟運編著	250 元

·社會人智囊· 電腦編號 24

1. 糾紛談判術	清水增三著	160 元
2. 創造關鍵術	淺野八郎著	150 元
3. 觀人術	淺野八郎著	180 元
4. 應急詭辯術	廖英迪編著	160 元

5.	天才家學習術	木原武一著	160 元
6.	貓型狗式鑑人術	淺野八郎著	180 元
7.	逆轉運掌握術	淺野八郎著	180 元
8.	人際圓融術	澀谷昌三著	160 元
9.	解讀人心術	淺野八郎著	180 元
10.	與上司水乳交融術	秋元隆司著	180 元
11.	男女心態定律	小田晉著	180 元
12.	幽默說話術	林振輝編著	200 元
13.	人能信賴幾分	淺野八郎著	180 元
14.	我一定能成功	李玉瓊譯	180 元
15.	獻給青年的嘉言	陳蒼杰譯	180 元
16.	知人、知面、知其心	林振輝編著	180 元
17.	塑造堅強的個性	坂上肇著	180 元
18.	為自己而活	佐藤綾子著	180 元
19.	未來十年與愉快生活有約	船井幸雄著	180 元
20.	超級銷售話術	杜秀卿譯	180 元
21.	感性培育術	黃靜香編著	180 元
22.	公司新鮮人的禮儀規範	蔡媛惠譯	180 元
23.	傑出職員鍛鍊術	佐佐木正著	180 元
24.	面談獲勝戰略	李芳黛譯	180 元
25.	金玉良言撼人心	森純大著	180 元
26.	男女幽默趣典	劉華亭編著	180 元
27.	機智說話術	劉華亭編著	180 元
28.	心理諮商室	柯素娥譯	180 元
29.	如何在公司崢嶸頭角	佐佐木正著	180 元
30.	機智應對術	李玉瓊編著	200 元
31.	克服低潮良方	坂野雄二著	180 元
32.	智慧型說話技巧	沈永嘉編著	180 元
33.	記憶力、集中力增進術	廖松濤編著	180 元
34.	女職員培育術	林慶旺編著	180 元
35.	自我介紹與社交禮儀	柯素娥編著	180 元
36.	積極生活創幸福	田中真澄著	180 元
37.	妙點子超構想	多湖輝著	180 元
38.	說 NO 的技巧	廖玉山編著	180 元
39.	一流說服力	李玉瓊編著	180 元
40.	般若心經成功哲學	陳鴻蘭編著	180 元
41.	訪問推銷術	黃靜香編著	180 元
42.	男性成功秘訣	陳蒼杰編著	180 元

・精 選 系 列・電腦編號 25

1.	毛澤東與鄧小平	渡邊利夫等著	280 元
2.	中國大崩裂	江戶介雄著	180 元
3.	台灣・亞洲奇蹟	上村幸治著	220 元

4.	7-ELEVEN 高盈收策略	國友隆一著	180 元
5.	台灣獨立（新・中國日本戰爭一）	森詠著	200 元
6.	迷失中國的末路	江戶雄介著	220 元
7.	2000 年 5 月全世界毀滅	紫藤甲子男著	180 元
8.	失去鄧小平的中國	小島朋之著	220 元
9.	世界史爭議性異人傳	桐生操著	200 元
10.	淨化心靈享人生	松濤弘道著	220 元
11.	人生心情診斷	賴藤和寬著	220 元
12.	中美大決戰	檜山良昭著	220 元
13.	黃昏帝國美國	莊雯琳譯	220 元
14.	兩岸衝突（新・中國日本戰爭二）	森詠著	220 元
15.	封鎖台灣（新・中國日本戰爭三）	森詠著	220 元
16.	中國分裂（新・中國日本戰爭四）	森詠著	220 元
17.	由女變男的我	虎井正衛著	200 元
18.	佛學的安心立命	松濤弘道著	220 元

・運動遊戲・電腦編號 26

1.	雙人運動	李玉瓊譯	160 元
2.	愉快的跳繩運動	廖玉山譯	180 元
3.	運動會項目精選	王佑京譯	150 元
4.	肋木運動	廖玉山譯	150 元
5.	測力運動	王佑宗譯	150 元
6.	游泳入門	唐桂萍編著	200 元

・休閒娛樂・電腦編號 27

1.	海水魚飼養法	田中智浩著	300 元
2.	金魚飼養法	曾雪玫譯	250 元
3.	熱門海水魚	毛利匡明著	480 元
4.	愛犬的教養與訓練	池田好雄著	250 元
5.	狗教養與疾病	杉浦哲著	220 元
6.	小動物養育技巧	三上昇著	300 元
20.	園藝植物管理	船越亮二著	200 元

・銀髮族智慧學・電腦編號 28

1.	銀髮六十樂逍遙	多湖輝著	170 元
2.	人生六十反年輕	多湖輝著	170 元
3.	六十歲的決斷	多湖輝著	170 元
4.	銀髮族健身指南	孫瑞台編著	250 元

・飲食保健・電腦編號 29

1. 自己製作健康茶	大海淳著	220 元
2. 好吃、具藥效茶料理	德永睦子著	220 元
3. 改善慢性病健康藥草茶	吳秋嬌譯	200 元
4. 藥酒與健康果菜汁	成玉編著	250 元
5. 家庭保健養生湯	馬汴梁編著	220 元
6. 降低膽固醇的飲食	早川和志著	200 元
7. 女性癌症的飲食	女子營養大學	280 元
8. 痛風者的飲食	女子營養大學	280 元
9. 貧血者的飲食	女子營養大學	280 元
10. 高脂血症者的飲食	女子營養大學	280 元
11. 男性癌症的飲食	女子營養大學	280 元
12. 過敏者的飲食	女子營養大學	280 元
13. 心臟病的飲食	女子營養大學	280 元

・家庭醫學保健・電腦編號 30

1. 女性醫學大全	雨森良彥著	380 元
2. 初為人父育兒寶典	小瀧周曹著	220 元
3. 性活力強健法	相建華著	220 元
4. 30 歲以上的懷孕與生產	李芳黛編著	220 元
5. 舒適的女性更年期	野末悅子著	200 元
6. 夫妻前戲的技巧	笠井寬司著	200 元
7. 病理足穴按摩	金慧明著	220 元
8. 爸爸的更年期	河野孝旺著	200 元
9. 橡皮帶健康法	山田晶著	180 元
10. 三十三天健美減肥	相建華等著	180 元
11. 男性健美入門	孫玉祿編著	180 元
12. 強化肝臟秘訣	主婦の友社編	200 元
13. 了解藥物副作用	張果馨譯	200 元
14. 女性醫學小百科	松山榮吉著	200 元
15. 左轉健康法	龜田修等著	200 元
16. 實用天然藥物	鄭炳全編著	260 元
17. 神秘無痛平衡療法	林宗駛著	180 元
18. 膝蓋健康法	張果馨譯	180 元
19. 針灸治百病	葛書翰著	250 元
20. 異位性皮膚炎治癒法	吳秋嬌譯	220 元
21. 禿髮白髮預防與治療	陳炳崑編著	180 元
22. 埃及皇宮菜健康法	飯森薰著	200 元
23. 肝臟病安心治療	上野幸久著	220 元
24. 耳穴治百病	陳抗美等著	250 元
25. 高效果指壓法	五十嵐康彥著	200 元

26. 瘦水、胖水	鈴木園子著	200 元
27. 手針新療法	朱振華著	200 元
28. 香港腳預防與治療	劉小惠譯	200 元
29. 智慧飲食吃出健康	柯富陽編著	200 元
30. 牙齒保健法	廖玉山編著	200 元
31. 恢復元氣養生食	張果馨譯	200 元
32. 特效推拿按摩術	李玉田著	200 元
33. 一週一次健康法	若狹真著	200 元
34. 家常科學膳食	大塚滋著	200 元
35. 夫妻們關心的男性不孕	原利夫著	220 元
36. 自我瘦身美容	馬野詠子著	200 元
37. 魔法姿勢益健康	五十嵐康彥著	200 元
38. 眼病錘療法	馬栩周著	200 元
39. 預防骨質疏鬆症	藤田拓男著	200 元
40. 骨質增生效驗方	李吉茂編著	250 元

・超經營新智慧・電腦編號 31

1. 躍動的國家越南	林雅倩譯	250 元
2. 甦醒的小龍菲律賓	林雅倩譯	220 元
3. 中國的危機與商機	中江要介著	250 元
4. 在印度的成功智慧	山內利男著	220 元
5. 7-ELEVEN 大革命	村上豐道著	200 元

・心 靈 雅 集・電腦編號 00

1. 禪言佛語看人生	松濤弘道著	180 元
2. 禪密教的奧秘	葉逯謙譯	120 元
3. 觀音大法力	田口日勝著	120 元
4. 觀音法力的大功德	田口日勝著	120 元
5. 達摩禪 106 智慧	劉華亭編譯	220 元
6. 有趣的佛教研究	葉逯謙編譯	170 元
7. 夢的開運法	蕭京凌譯	130 元
8. 禪學智慧	柯素娥編譯	130 元
9. 女性佛教入門	許俐萍譯	110 元
10. 佛像小百科	心靈雅集編譯組	130 元
11. 佛教小百科趣談	心靈雅集編譯組	120 元
12. 佛教小百科漫談	心靈雅集編譯組	150 元
13. 佛教知識小百科	心靈雅集編譯組	150 元
14. 佛學名言智慧	松濤弘道著	220 元
15. 釋迦名言智慧	松濤弘道著	220 元
16. 活人禪	平田精耕著	120 元
17. 坐禪入門	柯素娥編譯	150 元

18. 現代禪悟	柯素娥編譯	130 元
19. 道元禪師語錄	心靈雅集編譯組	130 元
20. 佛學經典指南	心靈雅集編譯組	130 元
21. 何謂「生」阿含經	心靈雅集編譯組	150 元
22. 一切皆空　般若心經	心靈雅集編譯組	180 元
23. 超越迷惘　法句經	心靈雅集編譯組	130 元
24. 開拓宇宙觀　華嚴經	心靈雅集編譯組	180 元
25. 真實之道　法華經	心靈雅集編譯組	130 元
26. 自由自在　涅槃經	心靈雅集編譯組	130 元
27. 沈默的教示　維摩經	心靈雅集編譯組	150 元
28. 開通心眼　佛語佛戒	心靈雅集編譯組	130 元
29. 揭秘寶庫　密教經典	心靈雅集編譯組	180 元
30. 坐禪與養生	廖松濤譯	110 元
31. 釋尊十戒	柯素娥編譯	120 元
32. 佛法與神通	劉欣如編著	120 元
33. 悟（正法眼藏的世界）	柯素娥編譯	120 元
34. 只管打坐	劉欣如編著	120 元
35. 喬答摩・佛陀傳	劉欣如編著	120 元
36. 唐玄奘留學記	劉欣如編著	120 元
37. 佛教的人生觀	劉欣如編譯	110 元
38. 無門關(上卷)	心靈雅集編譯組	150 元
39. 無門關(下卷)	心靈雅集編譯組	150 元
40. 業的思想	劉欣如編著	130 元
41. 佛法難學嗎	劉欣如著	140 元
42. 佛法實用嗎	劉欣如著	140 元
43. 佛法殊勝嗎	劉欣如著	140 元
44. 因果報應法則	李常傳編	180 元
45. 佛教醫學的奧秘	劉欣如編著	150 元
46. 紅塵絕唱	海　若著	130 元
47. 佛教生活風情	洪丕謨、姜玉珍著	220 元
48. 行住坐臥有佛法	劉欣如著	160 元
49. 起心動念是佛法	劉欣如著	160 元
50. 四字禪語	曹洞宗青年會	200 元
51. 妙法蓮華經	劉欣如編著	160 元
52. 根本佛教與大乘佛教	葉作森編	180 元
53. 大乘佛經	定方晟著	180 元
54. 須彌山與極樂世界	定方晟著	180 元
55. 阿闍世的悟道	定方晟著	180 元
56. 金剛經的生活智慧	劉欣如著	180 元
57. 佛教與儒教	劉欣如編譯	180 元
58. 佛教史入門	劉欣如編譯	180 元
59. 印度佛教思想史	劉欣如編譯	200 元

・經 營 管 理・電腦編號 01

◎ 創新經營管理六十六大計(精)	蔡弘文編	780 元
1. 如何獲取生意情報	蘇燕謀譯	110 元
2. 經濟常識問答	蘇燕謀譯	130 元
4. 台灣商戰風雲錄	陳中雄著	120 元
5. 推銷大王秘錄	原一平著	180 元
6. 新創意・賺大錢	王家成譯	90 元
7. 工廠管理新手法	琪　輝著	120 元
9. 經營參謀	柯順隆譯	120 元
10. 美國實業 24 小時	柯順隆譯	80 元
11. 撼動人心的推銷法	原一平著	150 元
12. 高竿經營法	蔡弘文編	120 元
13. 如何掌握顧客	柯順隆譯	150 元
17. 一流的管理	蔡弘文編	150 元
18. 外國人看中韓經濟	劉華亭譯	150 元
20. 突破商場人際學	林振輝編著	90 元
22. 如何使女人打開錢包	林振輝編著	100 元
24. 小公司經營策略	王嘉誠著	160 元
25. 成功的會議技巧	鐘文訓編譯	100 元
26. 新時代老闆學	黃柏松編著	100 元
27. 如何創造商場智囊團	林振輝編譯	150 元
28. 十分鐘推銷術	林振輝編譯	180 元
29. 五分鐘育才	黃柏松編譯	100 元
33. 自我經濟學	廖松濤編譯	100 元
34. 一流的經營	陶田生編著	120 元
35. 女性職員管理術	王昭國編譯	120 元
36. ＩＢＭ的人事管理	鐘文訓編譯	150 元
37. 現代電腦常識	王昭國編譯	150 元
38. 電腦管理的危機	鐘文訓編譯	120 元
39. 如何發揮廣告效果	王昭國編譯	150 元
40. 最新管理技巧	王昭國編譯	150 元
41. 一流推銷術	廖松濤編譯	150 元
42. 包裝與促銷技巧	王昭國編譯	130 元
43. 企業王國指揮塔	松下幸之助著	120 元
44. 企業精銳兵團	松下幸之助著	120 元
45. 企業人事管理	松下幸之助著	100 元
46. 華僑經商致富術	廖松濤編譯	130 元
47. 豐田式銷售技巧	廖松濤編譯	180 元
48. 如何掌握銷售技巧	王昭國編著	130 元
50. 洞燭機先的經營	鐘文訓編譯	150 元
52. 新世紀的服務業	鐘文訓編譯	100 元
53. 成功的領導者	廖松濤編譯	120 元

54. 女推銷員成功術	李玉瓊編譯	130元
55. ＩＢＭ人才培育術	鐘文訓編譯	100元
56. 企業人自我突破法	黃琪輝編著	150元
58. 財富開發術	蔡弘文編著	130元
59. 成功的店舖設計	鐘文訓編著	150元
61. 企管回春法	蔡弘文編著	130元
62. 小企業經營指南	鐘文訓編譯	100元
63. 商場致勝名言	鐘文訓編譯	150元
64. 迎接商業新時代	廖松濤編譯	100元
66. 新手股票投資入門	何朝乾編著	200元
67. 上揚股與下跌股	何朝乾編譯	180元
68. 股票速成學	何朝乾編譯	200元
69. 理財與股票投資策略	黃俊豪編著	180元
70. 黃金投資策略	黃俊豪編著	180元
71. 厚黑管理學	廖松濤編譯	180元
72. 股市致勝格言	呂梅莎編譯	180元
73. 透視西武集團	林谷燁編譯	150元
76. 巡迴行銷術	陳蒼杰譯	150元
77. 推銷的魔術	王嘉誠譯	120元
78. 60 秒指導部屬	周蓮芬編譯	150元
79. 精銳女推銷員特訓	李玉瓊編譯	130元
80. 企劃、提案、報告圖表的技巧	鄭汶譯	180元
81. 海外不動產投資	許達守編譯	150元
82. 八百伴的世界策略	李玉瓊譯	150元
83. 服務業品質管理	吳宜芬譯	180元
84. 零庫存銷售	黃東謙編譯	150元
85. 三分鐘推銷管理	劉名揚編譯	150元
86. 推銷大王奮鬥史	原一平著	150元
87. 豐田汽車的生產管理	林谷燁編譯	150元

・成功寶庫・電腦編號 02

1. 上班族交際術	江森滋著	100元
2. 拍馬屁訣竅	廖玉山編譯	110元
4. 聽話的藝術	歐陽輝編譯	110元
9. 求職轉業成功術	陳義編著	110元
10. 上班族禮儀	廖玉山編著	120元
11. 接近心理學	李玉瓊編著	100元
12. 創造自信的新人生	廖松濤編著	120元
15. 神奇瞬間瞑想法	廖松濤編譯	100元
16. 人生成功之鑰	楊意苓編著	150元
19. 給企業人的諍言	鐘文訓編著	120元
20. 企業家自律訓練法	陳義編譯	100元
21. 上班族妖怪學	廖松濤編著	100元

22. 猶太人縱橫世界的奇蹟	孟佑政編著	110元
25. 你是上班族中強者	嚴思圖編著	100元
30. 成功頓悟100則	蕭京凌編譯	130元
32. 知性幽默	李玉瓊編譯	130元
33. 熟記對方絕招	黃靜香編譯	100元
37. 察言觀色的技巧	劉華亭編著	180元
38. 一流領導力	施義彥編譯	120元
40. 30秒鐘推銷術	廖松濤編譯	150元
41. 猶太成功商法	周蓮芬編譯	120元
42. 尖端時代行銷策略	陳蒼杰編著	100元
43. 顧客管理學	廖松濤編著	100元
44. 如何使對方說Yes	程羲編著	150元
47. 上班族口才學	楊鴻儒譯	120元
48. 上班族新鮮人須知	程羲編著	120元
49. 如何左右逢源	程羲編著	130元
50. 語言的心理戰	多湖輝著	130元
55. 性惡企業管理學	陳蒼杰譯	130元
56. 自我啟發200招	楊鴻儒編著	150元
57. 做個傑出女職員	劉名揚編著	130元
58. 靈活的集團營運術	楊鴻儒編著	120元
60. 個案研究活用法	楊鴻儒編著	130元
61. 企業教育訓練遊戲	楊鴻儒編著	120元
62. 管理者的智慧	程義編譯	130元
63. 做個佼佼管理者	馬筱莉編譯	130元
67. 活用禪學於企業	柯素娥編譯	130元
69. 幽默詭辯術	廖玉山編譯	150元
70. 拿破崙智慧箴言	柯素娥編譯	130元
71. 自我培育・超越	蕭京凌編譯	150元
74. 時間即一切	沈永嘉編譯	130元
75. 自我脫胎換骨	柯素娥譯	150元
76. 贏在起跑點　人才培育鐵則	楊鴻儒編譯	150元
77. 做一枚活棋	李玉瓊編譯	130元
78. 面試成功戰略	柯素娥編譯	130元
81. 瞬間攻破心防法	廖玉山編譯	120元
82. 改變一生的名言	李玉瓊編譯	130元
83. 性格性向創前程	楊鴻儒編譯	130元
84. 訪問行銷新竅門	廖玉山編譯	150元
85. 無所不達的推銷話術	李玉瓊編譯	150元

・處　世　智　慧・電腦編號03

1. 如何改變你自己	陸明編譯	120元
6. 靈感成功術	譚繼山編譯	80元
8. 扭轉一生的五分鐘	黃柏松編譯	100元

10. 現代人的詭計	林振輝譯	100 元
13. 口才必勝術	黃柏松編譯	120 元
14. 女性的智慧	譚繼山編譯	90 元
16. 人生的體驗	陸明編譯	80 元
18. 幽默吹牛術	金子登著	90 元
19. 攻心說服術	多湖輝著	100 元
24. 慧心良言	亦奇著	80 元
25. 名家慧語	蔡逸鴻主編	90 元
28. 如何發揮你的潛能	陸明編譯	90 元
29. 女人身態語言學	李常傳譯	130 元
30. 摸透女人心	張文志譯	90 元
32. 給女人的悄悄話	妮倩編譯	90 元
34. 如何開拓快樂人生	陸明編譯	90 元
36. 成功的捷徑	鐘文訓譯	70 元
37. 幽默逗笑術	林振輝著	120 元
38. 活用血型讀書法	陳炳崑譯	80 元
39. 心　燈	葉于模著	100 元
40. 當心受騙	林顯茂譯	90 元
41. 心・體・命運	蘇燕謀譯	70 元
43. 宮本武藏五輪書金言錄	宮本武藏著	100 元
47. 成熟的愛	林振輝譯	120 元
48. 現代女性駕馭術	蔡德華著	90 元
49. 禁忌遊戲	酒井潔著	90 元
52. 摸透男人心	劉華亭編譯	80 元
53. 如何達成願望	謝世輝著	90 元
54. 創造奇蹟的「想念法」	謝世輝著	90 元
55. 創造成功奇蹟	謝世輝著	90 元
57. 幻想與成功	廖松濤譯	80 元
58. 反派角色的啟示	廖松濤編譯	70 元
59. 現代女性須知	劉華亭編著	75 元
62. 如何突破內向	姜倩怡編譯	110 元
64. 讀心術入門	王家成編譯	100 元
65. 如何解除內心壓力	林美羽編著	110 元
66. 取信於人的技巧	多湖輝著	110 元
68. 自我能力的開拓	卓一凡編著	110 元
70. 縱橫交涉術	嚴思圖編著	90 元
71. 如何培養妳的魅力	劉文珊編著	90 元
75. 個性膽怯者的成功術	廖松濤編譯	100 元
76. 人性的光輝	文可式編著	90 元
79. 培養靈敏頭腦秘訣	廖玉山編著	90 元
80. 夜晚心理術	鄭秀美編譯	80 元
81. 如何做個成熟的女性	李玉瓊編著	80 元
82. 現代女性成功術	劉文珊編著	90 元
83. 成功說話技巧	梁惠珠編譯	100 元

84. 人生的真諦	鐘文訓編譯	100 元
85. 妳是人見人愛的女孩	廖松濤編著	120 元
87. 指尖・頭腦體操	蕭京凌編譯	90 元
88. 電話應對禮儀	蕭京凌編著	120 元
89. 自我表現的威力	廖松濤編譯	100 元
90. 名人名語啟示錄	喬家楓編著	100 元
91. 男與女的哲思	程鐘梅編譯	110 元
92. 靈思慧語	牧風著	110 元
93. 心靈夜語	牧風著	100 元
94. 激盪腦力訓練	廖松濤編譯	100 元
95. 三分鐘頭腦活性法	廖玉山編譯	110 元
96. 星期一的智慧	廖玉山編譯	100 元
97. 溝通說服術	賴文琇編譯	100 元

・健康與美容・電腦編號 04

3. 媚酒傳(中國王朝秘酒)	陸明主編	120 元
5. 中國回春健康術	蔡一藩著	100 元
6. 奇蹟的斷食療法	蘇燕謀譯	130 元
8. 健美食物法	陳炳崑譯	120 元
9. 驚異的漢方療法	唐龍編著	90 元
10. 不老強精食	唐龍編著	100 元
12. 五分鐘跳繩健身法	蘇明達譯	100 元
13. 睡眠健康法	王家成譯	80 元
14. 你就是名醫	張芳明譯	90 元
19. 釋迦長壽健康法	譚繼山譯	90 元
20. 腳部按摩健康法	譚繼山譯	120 元
21. 自律健康法	蘇明達譯	90 元
23. 身心保健座右銘	張仁福著	160 元
24. 腦中風家庭看護與運動治療	林振輝譯	100 元
25. 秘傳醫學人相術	成玉主編	120 元
26. 導引術入門(1)治療慢性病	成玉主編	110 元
27. 導引術入門(2)健康・美容	成玉主編	110 元
28. 導引術入門(3)身心健康法	成玉主編	110 元
29. 妙用靈藥・蘆薈	李常傳譯	150 元
30. 萬病回春百科	吳通華著	150 元
31. 初次懷孕的 10 個月	成玉編譯	130 元
32. 中國秘傳氣功治百病	陳炳崑編譯	130 元
35. 仙人長生不老學	陸明編譯	100 元
36. 釋迦秘傳米粒刺激法	鐘文訓譯	120 元
37. 痔・治療與預防	陸明編譯	130 元
38. 自我防身絕技	陳炳崑編譯	120 元
39. 運動不足時疲勞消除法	廖松濤譯	110 元
40. 三溫暖健康法	鐘文訓編譯	90 元

43. 維他命與健康	鐘文訓譯	150元
45. 森林浴一綠的健康法	劉華亭編譯	80元
47. 導引術入門(4)酒浴健康法	成玉主編	90元
48. 導引術入門(5)不老回春法	成玉主編	90元
49. 山白竹（劍竹）健康法	鐘文訓譯	90元
50. 解救你的心臟	鐘文訓編譯	100元
52. 超人氣功法	陸明編譯	110元
54. 借力的奇蹟(1)	力拔山著	100元
55. 借力的奇蹟(2)	力拔山著	100元
56. 五分鐘小睡健康法	呂添發撰	120元
59. 艾草健康法	張汝明編譯	90元
60. 一分鐘健康診斷	蕭京凌編譯	90元
61. 念術入門	黃靜香編譯	90元
62. 念術健康法	黃靜香編譯	90元
63. 健身回春法	梁惠珠編譯	100元
64. 姿勢養生法	黃秀娟編譯	90元
65. 仙人瞑想法	鐘文訓譯	120元
66. 人蔘的神效	林慶旺譯	100元
67. 奇穴治百病	吳通華著	120元
68. 中國傳統健康法	靳海東著	100元
71. 酵素健康法	楊皓編譯	120元
73. 腰痛預防與治療	五味雅吉著	130元
74. 如何預防心臟病・腦中風	譚定長等著	100元
75. 少女的生理秘密	蕭京凌譯	120元
76. 頭部按摩與針灸	楊鴻儒譯	100元
77. 雙極療術入門	林聖道著	100元
78. 氣功自療法	梁景蓮著	120元
79. 大蒜健康法	李玉瓊編譯	120元
81. 健胸美容秘訣	黃靜香譯	120元
82. 鍺奇蹟療效	林宏儒譯	120元
83. 三分鐘健身運動	廖玉山譯	120元
84. 尿療法的奇蹟	廖玉山譯	120元
85. 神奇的聚積療法	廖玉山譯	120元
86. 預防運動傷害伸展體操	楊鴻儒編譯	120元
88. 五日就能改變你	柯素娥譯	110元
89. 三分鐘氣功健康法	陳美華譯	120元
91. 道家氣功術	早島正雄著	130元
92. 氣功減肥術	早島正雄著	120元
93. 超能力氣功法	柯素娥譯	130元
94. 氣的瞑想法	早島正雄著	120元

・家庭／生活・電腦編號 05

1. 單身女郎生活經驗談	廖玉山編著	100元

國家圖書館出版品預行編目資料

貧血者的飲食／細田四郎等著，劉小惠譯
－初版 －臺北市，大展，民 87
面；21 公分－（飲食保健；9）
譯自：貧血の人の食事
ISBN 957-557-824-4 （平裝）
1. 貧血症　2. 食物治療
415.61　87006093

HINKETSU NO HITO NO SHOKUJI
©SHIROU HOSODA 1995
Originally published in Japan by Joshi Eiyou Daigaku Shuppanbu in 1995
Chinese translation rights arranged through
KEIO CULTURAL ENTERPRISE CO., LTD in 1996

版權仲介／京王文化事業有限公司

貧血者的飲食　ISBN 957-557-824-4

原 著 者／細田四郎、下條　都、小川久惠
編 譯 者／劉　小　惠
發 行 人／蔡　森　明
出 版 者／大展出版社有限公司
社　　址／台北市北投區（石牌）致遠一路 2 段 12 巷 1 號
電　　話／(02) 28236031・28236033
傳　　真／(02) 28272069
郵政劃撥／0166955—1
登 記 證／局版臺業字第 2171 號
承 印 者／國順圖書印刷公司
裝　　訂／嶸興裝訂有限公司
排 版 者／千兵企業有限公司
電　　話／(02) 28812643
初版1刷／1998 年（民 87 年） 6 月

定　　價／280 元

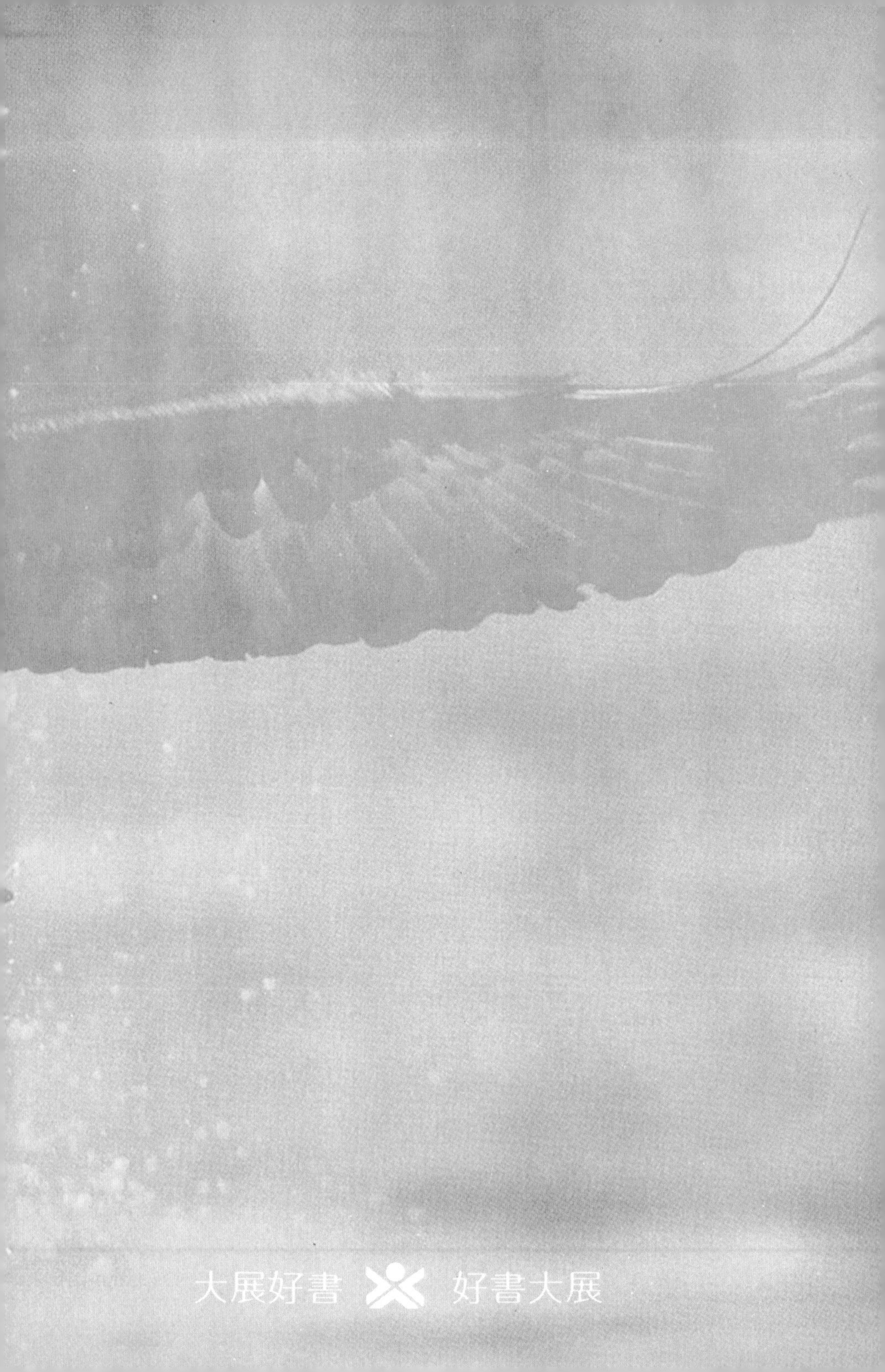
大展好書 好書大展

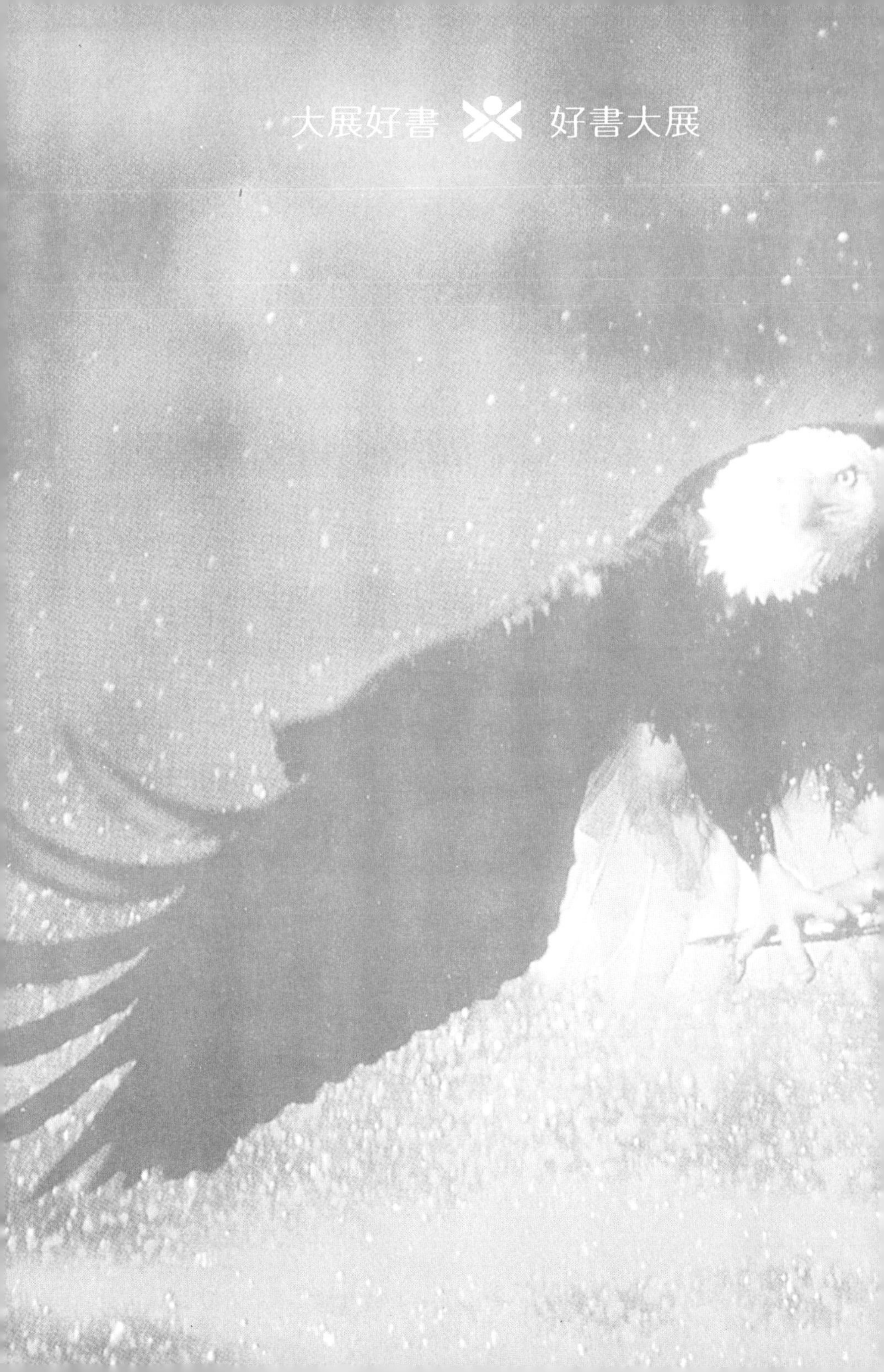
大展好書 好書大展